全国医药类高职高专规划教材

供临床医学、检验、影像、口腔、康复等专业用

预防医学

主　编　陈　青

副主编　杨艳红　王晓晖

编　者（以姓氏笔画为序）

王晓晖　贵阳护理职业学院

吕保良　郑州铁路职业技术学院

纪　颖　首都医科大学燕京医学院

张秀慧　赤峰学院医学院

张洪伟　首都医科大学燕京医学院

杨艳红　赤峰学院医学院

陈　青　安顺职业技术学院

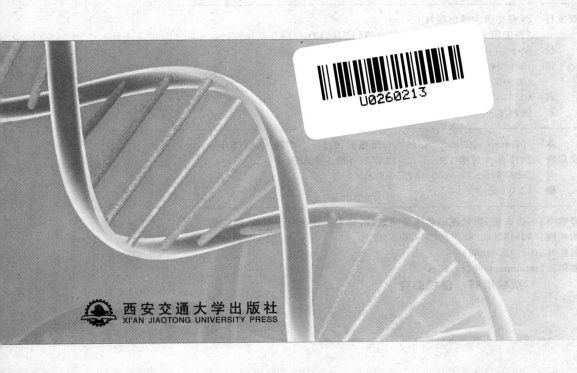

U0260213

西安交通大学出版社

XI'AN JIAOTONG UNIVERSITY PRESS

内容简介

本书包括理论知识篇和实训指导篇,其中,理论知识篇共分五部十六章,内容涵盖环境与健康、医学统计基础、流行病学基础、疾病的预防与控制、突发公共卫生事件等方面。在编写体例上,配有学习目标、预防案例、知识链接以及目标检测等模块,便于对知识点的掌握。本教材适合临床医学、检验、影像、口腔、康复等专业使用。

图书在版编目(CIP)数据

预防医学/陈青主编. —西安:西安交通大学出版社,
2012.8
　ISBN 978-7-5605-4435-9

Ⅰ.①预… Ⅱ.①陈… Ⅲ.①预防医学 Ⅳ.①R1

中国版本图书馆 CIP 数据核字(2012)第 142920 号

书　　名	预防医学	
主　　编	陈　青	
责任编辑	王华丽	

出版发行　西安交通大学出版社
　　　　　(西安市兴庆南路 10 号　邮政编码 710049)
网　　址　http://www.xjtupress.com
电　　话　(029)82668357　82667874(发行中心)
　　　　　(029)82668315　82669096(总编办)
传　　真　(029)82668280
印　　刷　陕西宝石兰印务有限责任公司

开　　本　787mm×1092mm　1/16　　印张　19.5　　字数　469 千字
版次印次　2012 年 8 月第 1 版　　2012 年 8 月第 1 次印刷
书　　号　ISBN 978-7-5605-4435-9/R·235
定　　价　42.00 元

前　言

  本书以高职高专医学诸专业人才培养目标为指导，努力体现培养具有良好职业素养、较强实践能力和岗位适应性的应用性技能型人才的培养模式。本教材的编写充分考虑了高职高专教育的特点，按照"需用为准，够用为度，实用为先"的原则设计安排教学内容，突出对预防医学知识和技能的需求。

  本书体例较为新颖，在编写形式上，分为理论知识和实训指导两篇。理论知识篇在内容的选择和编排上重点突出职业性，力求做到既与职业岗位（群）无缝对接，又与执业（助理）医师资格考试大纲要求的主要内容吻合，注重基础知识、基本理论和基本技能的阐述，还适当降低了理论难度，同时设置了"学习目标"、"预防案例"、"知识链接"、"目标检测"等多个模块，有助于激发学生的学习兴趣和调动学生学习的积极性。

  本书在编写过程中得到了参编单位领导的大力支持，在此一并表示最诚挚的感谢！

  鉴于编者对高职高专教育的理解及学术水平有限，加上编写时间仓促，难免有不足和不妥之处，敬请各位专家、同行及同学们惠予指正。

主编

2012 年 3 月

目 录

上篇 理论知识

疾病的预防与控制

突发公共卫生事件

下篇　实训指导

附表

上 篇

理论知识

环境与健康

第一章　绪论

学习目标

【掌握】 疾病的三级预防；预防医学目前所面临的问题及其发展趋势；健康教育与自我保
健的内容。

【熟悉】 初级卫生保健和千年发展目标；医学模式及其健康观的转变。

【了解】 预防医学的概念、研究对象和方法。

一、预防医学的概念、研究对象和方法

预防医学（preventive medicine）是一门综合性应用医学学科。预防医学的概念一般认为
是：它以人群为主要研究对象，应用基础医学、临床医学、环境医学和社会医学的理论，宏观与
微观相结合的方法，研究环境因素对人群健康和疾病的影响；应用卫生统计学和流行病学的原
理与方法，分析环境因素对人群健康作用的规律；以"预防为主"的思想，制订预防对策和措
施，达到预防疾病、促进健康和提高生命质量为目的的一门学科。

预防医学着重研究环境诸因素对人群健康的影响，这些因素包括生物、物理、化学、社会及
心理因素，并研究人类面临的人口与环境、健康与疾病等关系人类健康与生命的本质问题。

世界卫生组织提出的健康观认为："健康是身体、精神和社会适应上的完好状态，而不仅仅
是没有疾病和虚弱。"这一健康观的提出，标志着医学模式从生物医学模式向"生物-心理-社
会"现代医学模式的转变，这对预防医学理论的发展产生了深远的影响。预防医学观念的发
展，同时体现在三级预防原则和策略的实施上，从而使针对个体和群体在疾病发生前后的各阶
段的全方位预防成为实现全民健康的最高医学目标的核心内容。

调查分析是预防医学的基本研究方法，在调查分析的基础上提出预防的策略和措施。调查
分析需依赖现场观察和实验研究两类手段，前者采用医学统计学和流行病学方法，着眼社会，
面向人群，包括生态学和其他相关领域的研究；而实验研究主要是基础医学实验研究，以阐明
各种健康危险因素的病因作用和原理。

预防医学常与公共卫生（public health）并提，这是因为公共卫生是以预防医学的理论、观
点和技能为基础，针对预防疾病、促进人群健康所采取的社会性实践，一般称为公共卫生措施。
具有社会性的公共卫生工作实践又为预防医学不断补充新的内容，推动其发展。公共卫生工作
的中心是预防。公共卫生措施常需要结合医学以外各种学科的知识和技能，如环境科学、社会
学、心理学、工程学、教育学、经济学、法学等来充实和完善其知识结构和提高其科学水平，还需

动员社会各方面力量来实施完成。所以,目前常用"大卫生观念"一词加以概括,体现了公共卫生实施中必须动员社会各方面力量参与。

随着社会发展,公共卫生内容不断增加,目前可将其内容分为预防性卫生服务、保护人群健康、促进人群健康及卫生管理研究四大类。具体包括:① 环境保护措施:水、食物(包括合理营养)、药品、化妆品、玩具、娱乐设备等的卫生管理,昆虫、鼠类及其他病媒动物的控制,环境污染的预防和噪声的控制,生产性有害因素的控制,国境卫生检疫等;② 疾病防治:计划免疫、疾病、伤残、夭折预防,偏离行为如吸烟、酗酒、吸毒、性乱、非正常死亡、滥用药物等的矫治,精神疾患防治;③ 卫生保健措施:有关促进健康的活动,体育锻炼及体力适应,生命统计资料的处理及利用,健康教育,卫生法规、卫生标准的制订,医学教育等。

二、预防医学的发展简史

预防医学的思想源远流长,早在公元前5世纪就有医学家在《黄帝内经》中提出了"圣人不治已病治未病",古希腊医学家希波克拉底在公元前4世纪也提出了疾病预防的思想。直至今天,预防医学在现代医学中起着越来越重要的作用。其发展过程经历了三个阶段。

(一) 个体预防阶段

从16世纪中叶至19世纪初,由于生物医学和临床医学的飞速发展,特别是发明的牛痘接种法,使预防传染病成为了可能。但当时仅限于针对个体的治疗与预防,因此,该阶段称为个体预防阶段。

(二) 群体预防阶段

19世纪末到20世纪初,人类从战胜天花、鼠疫、霍乱、白喉等烈性传染病的实践中,认识到仅仅从个体进行预防往往效果不佳,必须针对社会群体实施预防,除个人养生、保健外,还需进行免疫接种、检疫监测、消毒、隔离、垃圾粪便无害化处理,食物和饮用水安全等措施,达到预防疾病的目的。于是,防病范围由个体扩大到群体,着重于社会性预防措施和公共卫生,此群体预防阶段又称为第一次卫生革命。

(三) 整体预防阶段

自20世纪50年代以后,传染病的发病率、死亡率明显下降,各种慢性病成为人类最大的威胁,如心脑血管病、糖尿病和恶性肿瘤等。虽然对于这类慢性病的防治目前尚未取得突破性的进展,但人们对这类疾病已有了较深入的认识,明确了慢性病的发生和发展除生物学因素起作用外,还与生活习惯、行为方式、环境污染等有密切关系。因而有学者适时提出了人类已进入慢性病、生活方式病或现代文明病时代。这就意味着预防医学应适应这种变化,从生物医学模式,向生物-心理-社会医学模式为主的转变,研究防治生物、心理、社会因素所致的疾病,这就是始于20世纪60年代预防医学的第二次革命。该整体预防阶段的特点是:健康教育、自我保健等成为人们主要的预防手段与方法;与此同时,卫生保健已成为一个全球性的问题,要求我们更多地从社会角度来考虑健康问题,要求国际社会的全面关注与合作。如在全球范围的合作下,人类已成功地控制住了非典型性肺炎(简称SARS)、高致病性禽流感在世界范围的流行与猖獗。

三、医学模式及其健康观的转变

(一) 医学模式的转变

医学从来就是一种社会文化现象,是人类文明的重要组成部分,它不但是保证人类健康生存和繁衍的基本手段,也是促进社会经济发展的重要因素。医学的社会实践总是对社会生活方式和社会生活质量起着重要的作用,所以研究医学与其他各种社会现象之间的规律性联系,对全面了解医学的性质及社会功能,认识医学模式的形成及其演变的必然性和由此而产生的重要影响都是十分必要的。

1. 医学模式的概念

医学模式实际上就是医学观,是指人们研究、处理健康和疾病问题的观点和方法,是在医学科学发展的各个历史阶段,人类对健康和疾病总体特征及其本质的高度哲学概括。它反映着人们对自身生命、生理、病理、预防、治疗等问题的基本观点,指导着医疗卫生实践活动。

医学模式对医学的实际状况起着形象化、符号化和理想化的认识功能,它是通过理想的形式近似地反映客观事物及其内在关系的一种形式。

医学模式来自医疗卫生实践,又反过来指导并推动着医学科学的发展。因此,它既是回顾性产物,又具有前瞻性功能。医疗卫生工作者在从事医学科研和医疗卫生实践活动中,不管是自觉的还是不自觉的,都是在一定医学模式指导下进行的。最早的医学模式仅作为临床医学的医学观和方法论提出,而今的医学模式已经发展成为正确处理个体医学与群体医学、生物因素与社会因素、微观与宏观、疾病防治与增进健康以及医学科学与卫生管理等关系的重要理论依据。

综上所述,医学模式的作用与影响涉及医学各个领域。因此,深刻理解其理论价值及其对医疗卫生实践的指导意义,已成为国内、外医学界和所有医疗卫生工作者所共同关心的课题。

医学模式总是与一定时代的人类科学技术以及哲学思想的整体水平相适应。因此,医学模式是一动态概念而不是一成不变的,它总是随着医学科学的发展而转变。当一种医学模式对其覆盖领域内发生的变化、产生的新课题已无法作出合理解释和恰当处理时,理所当然地应被一种更富有生命力的医学模式所取代,这就是医学模式演变的理论和实践基础。

2. 历史上的几种主要医学模式

(1) 神灵主义医学模式　远古时代,人们认为主宰世间一切的是超自然的神灵,视疾病为神灵惩罚或妖魔缠身,故依赖巫术驱凶祛邪,构成神灵主义医学模式。

(2) 自然哲学的医学模式　随着生产力的发展和人类对自然界认识能力的不断提高,人类开始以自然哲学理论解释健康与疾病。祖国医学以《内经》为标志,形成了完整的理论体系,体现了以天人相应思想为特色,以阴阳、五行病理学说为理论的整体医学观,提出的内因(喜、怒、忧、思、悲、恐、惊)、外因(风、寒、暑、湿、燥、火)和非内外因病理学说,都已将健康疾病与外界环境以及心理活动联系起来进行观察和思考。在希腊,以医学之父希波克拉底为始,将鬼神巫术从医学领域中驱逐了出去。他指出:"知道患有某些病的人是什么样的人,比知道某些人所患的是什么样的疾病更重要得多。"并提出了类同于现代医学模式中的某些要素。他创立的"四体液学说"认为,体液构成的整体比例关系决定人的性格、气质、体质和疾病。

上述医学观包含了朴素唯物论与自然辩证法的成分,形成了自然哲学的医学模式,它对人类生存、繁衍曾产生过积极作用,但由于它是建立在经验的直观基础上,缺乏实验的支持,有时只能依赖思维推测弥补观察的不足。

(3)机械论的医学模式 15世纪欧洲文艺复兴带来社会变革,机械生产代替了手工生产,经验哲学被实验科学取代。在培根"用实验方法研究机械唯物主义自然观"的思想指导下,医学用机械运动解释一切生命现象,把人当做"是自己发动自己的机器,疾病是机器某部分故障和失灵,需要修补完善",形成了机械论的医学模式。其历史贡献在于以机械唯物主义观点驳斥了唯心主义生命观,并将实验方法引入医学,但未能从本质上全面解释机体的生命活动,忽略了机体的生物及社会复杂性,对疾病健康认识具有片面性、机械性。

(4)生物医学模式   18世纪下半叶到19世纪,细胞学说、进化论和能量守恒定律的发现,动摇了形而上学、机械论的自然观,工业化、都市化导致传染病问题日益突出,推动了细菌学的发展。生物学的长足进步推动医学进入了一个崭新的历史阶段 —— 生物医学时代,人们开始运用生物医学观点认识生命、健康与疾病。从对传染病研究中,人们认识到宿主、环境与病因三者之间的动态平衡遭受破坏即产生疾病。这种疾病观认为,每种疾病必有一种病原,病原体能被纯培养出来;用动物进行实验,同一病原体可引起不同动物个体发生同一种疾病;个体对病原体具特异性反应。由此形成疾病流行的单因单果模式,在一定程度上有助于对急、慢性传染病流行规律的揭示。这种维持生态平衡的医学观所形成的生态学模式,又称生物医学模式,是近代医学发展的标志和核心。

生物医学模式极大地推动了医学科学的发展,其历史作用是不容忽视的,而且可预断在今后医学科研及医疗卫生实践中,生物医学定将继续发挥其重要作用。但由于这一模式中的三因素都是从纯生物学角度理解疾病和健康,即病因是纯生物的,对环境仅限定为自然环境,对机体又单是从生理病理角度理解疾病和健康,对问题采用微观分析方法,忽视了心理、社会因素对疾病和健康的重要乃至决定性作用。

3.现代医学模式

(1)现代医学模式的内容和结构   生物-心理-社会医学模式囊括了目前与人类疾病和健康有关的全部因素。从医学整体论出发,分析了各种因素对健康的综合作用,但其核心是强调、突出社会因素的决定性作用。关于该模式的内容和结构,布卢姆(Broom)所提出的环境健康医学模式认为,环境因素特别是社会环境因素对人类健康具重要作用,并与生物遗传、行为生活方式、卫生服务诸因素相互作用。加拿大的拉隆达(Lalonde)和美国的德弗(Dever)为更深入阐明疾病的发生原因,又对环境健康医学模式中的四因素细分,提出了卫生工作和政策分析相结合的综合健康医学模式。

(2)现代医学模式产生的历史背景

1)医学发展的社会化趋势:医学社会化是指从个人分散的医学活动转变为全社会分工协作开展医学活动的过程,它把医疗卫生事业纳入社会大系统,即大卫生观。这就要求必须做到国家主动承担维护人民的健康权利,每个人同时要为保护自己和他人的健康尽义务,自觉地参加各种社会保健活动,社会各部门共同承担保护与促进人民健康的责任。随着医学发展和卫生服务需求的提高,人们逐步认识到许多疾病的防治和社会卫生问题单靠卫生部门,单靠医学手段是解决不了的,必须全社会参与方能奏效。正如1986年著名寄生虫专家罗杰(Rogers)在第6次国际寄生虫会议上总结百年来防治寄生虫病经验时指出的那样:"控制寄生虫病最有效的办法不是药物和专业卫生服务,而是良好的经济状况、积极的公共卫生教育、适宜的卫生政策和必要的卫生措施。"WHO在总结全世界23个心血管病防治点经验时也曾指出："与其说用传统的医学技术，毋宁说要用政治行动"，即动员全社会参与防治心血管病。

据统计，占世界人口一半以上的不发达国家，每天约有4万儿童死于传染病和营养不良。对此，国际儿童基金会提出不但需要实际技术突破（如口服补液盐，预防接种），而且要实行社会突破（如提高文化卫生知识，建立基础保健网）。由此可见，生物-心理-社会医学模式已成为卫生保健活动的指导思想。

2）疾病谱、死亡谱和人口年龄谱的改变：医学模式转变的根本原因深植于卫生服务需求的改变与生物医学理论的矛盾冲突之中，这一矛盾首先反映在人类疾病谱、死亡谱以及人口年龄改变与生物医学知识结构间的矛盾方面。

由于工业化程度提高、生活节奏加快、行为生活方式改变等原因，社会成员中与心理、社会因素有关的疾病显著增加，不管是发达国家还是发展中国家，其疾病谱、死因顺位以及人口年龄谱都发生了很大变化，呈现出心脑血管疾病、糖尿病、恶性肿瘤等慢性非传染病取代急性传染病而占据疾病和死因主要位置的趋势。

从心脑血管病、恶性肿瘤的致病原因分析中可清楚看出，生活方式在致病因素中已占据显要位置。

但是生物医学模式只承认人的生物属性，而否认其社会属性；只重视机体的生理活动，而忽视心理活动在健康和疾病互相转化中的重要作用，认为所有疾病病因皆可从身体各层次的细微结构上找到，这就局限了医疗卫生工作者的视野。而且生物医学领域不断取得的令人赞叹不已的新成就，又继续加深和巩固了上述认识，使其成为衡量医学家成就的唯一标准和造就医学生的规范。

然而，正如有的学者指出，疾病谱和死因谱的变化对医学界起着振聋发聩的作用，促使人们对医学发展全过程进行反思，医学再也不敢把心理社会因素弃置于被遗忘的角落。越来越多的人逐渐认识到原来生物医学模式指导下的医学，其成就与局限是相伴而行同步发展的，当它取得辉煌成就之际，也正是其固有缺陷暴露之时。另外，医学固有的人道主义精神与传统医德也敦促人们寻求突破生物医学模式的途径，所以新的医学模式一经提出就不胫而走，激起共鸣。

因此从根本上可以说，是卫生服务需求的变化与生物医学理论的矛盾推动了医学模式的转变。

3）人类对生命认识的不断深化：自然科学与社会科学的汇流，医学科学属性认识的变迁，以及医学心理学、社会医学、医学社会学等学科的迅速发展都为医学模式转变奠定了理论基础，使人类对生命活动、对健康和疾病的认识已由单纯生物层次深化到社会心理层次，对人的属性认识也由生物自然人上升到社会经济人具双层属性的层次，从而对健康与疾病认识的思维模式也趋于全方位、多层次与网络化。

（3）现代医学模式的影响和作用

1）对医学发展的导向作用：现代医学模式为医学发展规定了明确的方向。需强调指出，揭示生物医学模式的内在缺陷，并非否定生物医学研究的重要性，而是对其研究提出了更高要求。在当代生物医学成就的基础上，继续研究人体结构与功能在信息传递和识别过程中的一系列反应，对人体各层次取得更精细、更完善的认识仍是医学研究的重要课题。但必须对生物、心理、社会因素给予健康和疾病的作用综合研究，研究社会因素对生物因素、心理因素的作用途径、环节及其相互作用的机制、方式与规律,以及它们对个体、群体健康的正面和负面的综合影响,这些是预防医学以及整个医学的重要内容。

2) 对变革思维方式的作用:生物医学模式将复杂的生命活动还原为单纯的物理、化学现象,以探求生命过程的变化规律,却忽略了人体是一个具有多层次结构的统一整体。现代医学模式更深刻地揭示了医学的本质和发展规律,在研究对象上与旧模式不同的是从单纯生物因素扩大到人的社会、心理因素,而且按三者在客观上的相互联系将其视为一个整体。研究的整体性原则,被视为方法论的首要原则,这必将导致思维方式的变革 —— 从占主导地位的还原论思维方式向系统综合思维方式转变。

3) 对更新卫生保健观念的促进作用:医学史上每次医学模式的转变,无一不引起卫生保健观念的改变,新的医学模式把健康置于从未有过的战略高度,认为健康是每个人的权利和义务,政府、社会各部门均有维护健康的责任和义务,这必然将封闭式"小卫生"观转变为开放式"大卫生"观。大卫生观强调健康的公平性、社会性、控制性以及健康权利和义务的统一性原则,即"健康为人人,人人为健康"。

4) 对发展实践医学的推动作用:新医学模式对医学发展的规范作用必有助于各实践医学挣脱旧模式对它们的束缚而得以迅速发展,如传统预防医学偏重生物医学预防,现代医学模式则促使它扩大到心理、社会、行为的预防。新模式提示临床医学在控制疾病的发生、发展和转归全过程中,要对生物、心理、社会因素作全面控制,而且把预防医学的观点、知识和技术渗透到临床各科实践中;落实三级预防措施,改变临床医生"看病不看人"的做法,对疾病要作出立体诊断,即从生物、心理、社会的三维空间进行诊断。新医学模式要求必须用四个扩大原则(从医疗服务扩大到预防服务,从技术服务扩大到社会服务,从院内服务扩大到院外服务,从生理服务扩大到心理服务)改革卫生服务,要把医疗卫生工作重点放在社区,以全面实施初级卫生保健。

5) 对改革理论医学的积极作用:现代医学模式对医学科学的各个领域都必然产生深刻影响,理论医学各分支也无一例外。如我国现有医学教育模式是按照生物医学模式框架建立起来的,同样具有生物医学模式的内在缺陷,因此,其培养目标、要求、方法、课程设置及内容、观念和教师知识结构都应作相应转变。新的医学模式为这一转变指出了方向,提供了理论依据。

6) 对卫生服务的影响:现代医学模式对卫生服务的影响体现在要求人们从多方面、多层次积极地贯彻预防为主的方针,按照四个扩大原则改革卫生服务,以促进健康,提高生命质量。

(二) 健康观的转变

"健康"和"疾病"是医学的核心问题,也是医学哲学最基本和最独特的两个概念,这是因为它不但具重要理论价值而且具多方面实践意义。

健康是一个动态概念,随着医学的发展而不断深化和完善,它是一个极其复杂的现象。健康观是指人们对健康的看法,它包括两方面内容,一是健康的定义,二是对如何保护和促进健康的认识,前者是后者的前提和理论依据。

1. 健康观的转变

人类对健康的认识大致经历以下三个阶段。

(1) 无病或不虚弱就是健康　这是古老朴素的直观健康观,这一健康定义的产生是由于疾病与健康的密切联系,且较之健康更为形象具体,故人们给健康以定义时很自然地以疾病为参照,而形成"无病或不虚弱就是健康,有病或虚弱就是不健康"的健康观。这种健康观并未明确回答健康的实质,它仅仅是借助健康的对立面——疾病来说明,显然是消极的,对认识、研究、谋求健康不具任何实际意义。因为健康与疾病并不像一块硬币,不正即反、非此即彼,而是在两者之间存在着各种过渡状态,很多情形下常是无病,但也并非健康。

有病与无病之间并不具有明确界限,有时很难截然划分。一个人体内可能潜伏着某种病理性缺陷或功能不全,而尚无症状和体征,表面仍是"健康"的,只有出现症状和体征时才被认为是生病。事实上,诸如肝癌、肺癌等疾病,一旦表现症状时可能是病入膏肓了。又如求医求药是以求得健康为目的的,但却不一定都能满足身体的快适。还有人认为健康是对劳动的胜任,疾病是劳动能力的丧失,这种健康观也不确切,且对医疗卫生实践无更多的实际意义。因为它既未阐明健康的本质,又不能对现实生活中的具体问题给予圆满的解释,如健康存活的年迈老人和哺乳婴儿,虽都难以胜任劳动,但绝不能说他们是处于疾病状态。

(2)机体功能活动正常即为健康 健康概念的一个重要内容是功能正常,所以这一健康定义较客观地反映了健康在生物学方面的本质特征,但却忽视了人的社会属性,未涉及心理、社会方面的内容。如一个功能虽然正常但精神上却处于崩溃的人,显然不能认为是健康者。

(3)积极的健康观 WHO明确指出:"健康不仅是没有疾病或虚弱,而是身体的、精神的健康和社会适应能力的完满状态。"1990年,WHO又在有关文件中提出:健康包括躯体健康、心理健康、社会适应良好和道德健康四个方面。这是四位一体的健康新概念。

1)躯体健康:是指躯体各系统、器官的结构和功能处于正常状态。

2)心理健康:包括智力健康、情绪健康和精神健康。我国心理学工作者王登峰等提出了有关心理健康的8条指标:① 了解自我、悦纳自我;② 接受他人、善与人处;③ 热爱生活、乐于工作;④ 面对现实、接受现实、适应现实、改变现实;⑤ 能协调与控制情绪,心境良好;⑥ 人格和谐完整;⑦ 智力正常;⑧ 心理行为符合年龄特征。

3)社会适应能力:是指人们进行社会参与时的完好状态,即:① 每个人的能力应在社会系统内得到充分发挥;② 作为健康人应有效地扮演与其身份相适应的角色,并执行相关的任务,发挥有效的功能;③ 人的行为与有关的社会、道德规范相一致。

4)道德健康:道德健康是WHO发布的健康定义中增加的内容。现代社会,人们在复杂多变的社会关系中活动,面临着外在的客观挑战与内在主观挑战之间的有效平衡。如果在长期不能达到平衡的状态下,人的道德信念和道德行为将产生矛盾,造成心理紧张,这样的人即使躯体健康仍不能称之为健康。

WHO所提出的衡量个体健康的十大参考标志是:① 精力充沛,能从容不迫地应付日常生活和工作;② 处事乐观,态度积极,乐于助人,乐于承担责任,事无巨细,不挑剔;③ 善于休息,睡眠良好;④ 应变能力强,能适应环境的各种变化;⑤ 对一般性感冒和传染病具抵抗力;⑥ 体重适当,体型匀称,站立时头、肩、臀位置协调;⑦ 眼睛明亮,反应敏锐,眼睑不发炎;⑧ 牙齿清洁,无空洞,无痛感,齿龈颜色正常,无出血现象;⑨ 头发有光泽,无头屑;⑩ 肌肉、皮肤富有弹性,走路轻松。

目前,又有所谓"亚健康"之说,认为介于疾病和健康之间的"中间状态"称为亚健康。亚健康内涵丰富,外延广泛。需要指出的是,目前亚健康还没有建立统一的判断标准。以WHO四位一体的健康新概念为依据,亚健康可划分为:① 躯体亚健康,主要表现为不明原因或排除疾病原因的体力疲劳、虚弱、周身不适、性功能下降和月经紊乱等;② 心理亚健康,主要表现为不明原因的脑力疲劳、情感障碍、思维紊乱、恐慌、焦虑、忧郁、自卑以及神经质、冷漠、孤独、轻率、甚至产生自杀念头等;③ 社会适应能力亚健康,突出表现为对工作、生活、学习等环境难以适应,对人际关系难以协调,角色错位和不适应是社会适应方面亚健康的集中表现;④ 道德方面的亚健康,主要表现为世界观、人生观和价值观上存在着明显的损人害己的偏差。

2.影响健康的因素

(1)影响健康的因素　70年代加拿大学者德弗(Dever)提出了健康的概念,认为健康不是单一的生物学概念,而是与人们生命活动的众多因素存有密切联系,健康域就是由这些因素构成。

人们的健康受到各种因素的影响,归纳起来主要有以下四个方面(图1-1):

1)生活行为和生活方式:由于人们自身的不良行为和生活方式给个人或群体的健康带来直接或间接的危害,如吸烟、酗酒、不合理饮食、吸毒、性乱等,对健康的影响具有潜袭性、累积性、长期性和广泛性影响。美国前10位死亡疾病中,不良行为和生活方式在致病因素中占到70%。

2)环境因素:包括自然环境和社会环境。人与环境是相互作用、相互制约、相互适应的统一体。自然环境在人类生存过程中不断被改造和利用,同时人类给环境带来了污染和破坏,导致环境质量下降,使人类健康受到影响。社会环境包括政治、经济、教育、文化、精神文明建设等诸多因素,同样直接或间接影响疾病的发生或转化,如传染性非典型性肺炎的发生、传播及控制,无不体现社会环境所发挥的作用。

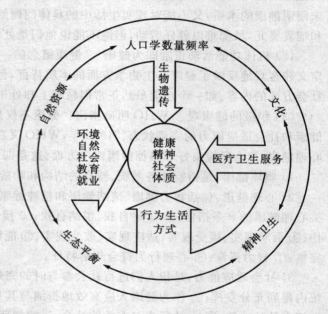

图1-1　影响健康的因素模式

3)生物学因素:如艾滋病、传染性非典型性肺炎、致病性禽流感等,各种新的疾病在不断产生,人类必将长期面临生物性疾病的挑战。另一方面,机体自身的生命运动规律如遗传学等问题,始终是影响健康的一个重要因素。

4)医疗卫生服务因素:是指为了防治疾病,促进健康而提供的卫生服务,由卫生机构通过运用卫生资源,有计划、有目的、有措施地向个人或群体提供服务,从而对人群健康起到促进作用。社区卫生服务的发展正是人们对健康内涵的进一步深刻而全面理解的结果。

(2)健康危险因素　健康危险因素是指能使疾病或死亡发生的可能性增加的因素。这一概念的提出和应用,顺应了医学模式的转变,它有别于传统的病因学说,弥补了传统病因存在的许多缺陷,推动了病因研究。如能找出引起疾病的确切原因当然是最为理想的,但事实上有许多疾病,特别是慢性病如恶性肿瘤,其病因至今还未被完全弄清。

经大量观察发现,许多因素与慢性病具一定的因果联系,尽管这种联系并不像致病菌与传染病发生那样确切,而且具多变性、非特异性和不确定性等特点,但实践证明,只要严格控制某些健康危险因素,即可收到减少发病率、降低死亡率和促进人类健康之效,如戒烟后肺癌发病率即会降低。美国近年冠心病发病率在各种族、各年龄人群中均有下降,主要措施就是通过改变不良行为和生活方式而减少了健康危险因素。因此,研究健康危险因素,对指导疾病(特别是慢性病)防治实践具重要意义。

健康危险因素具有以下特点:

1)潜伏期长:指健康危险因素长期反复作用于机体才引发疾病,且潜伏期难以确定,如肺癌的一个危险因素是吸烟,其吸烟史可达数年甚至几十年。这一特点使疾病与危险因素间的关系难以确定,增加了疾病防治的难度,但另一方面,由于暴露后经很长时间才发病,这又为阻断危险因素、预防疾病提供了时间条件。

2)特异性弱:指危险因素与疾病的联系缺乏特异性,可能一种危险因素与多种疾病有关,也可能某种慢性病的发生与多种危险因素有关。

3)联合作用强:指多种危险因素共同作用,可提高其致病力,如吸烟同时接触石棉和其他有害金属粉尘,其肺癌发病率明显高于单纯吸烟人群。

4)多因多果:指危险因素对健康的影响,多是多种危险因素的共同影响,导致多种疾病。

5)广泛存在:指危险因素经常广泛地存在于日常生活中,又往往未引起重视。社会心理和行为等危险因素往往是潜在的、不明显的,因而导致人们对其失去警觉。另外,不良行为生活方式的改变是十分困难的,必须从提高全民族文化素质着手,通过持久的健康教育才能奏效。

四、疾病的三级预防

(一)三级预防的概念

21世纪,我国以控制传染病为主的第一次卫生革命的任务尚未完成,以控制慢性病为主的第二次卫生革命提前到来,面临着防制传染病和慢性病的双重任务。生活方式疾病已成为人类健康的头号杀手。

目前我国有超过1亿2千万人患高血压,而知道自己患病的人不足1/4,其中服药的不足10%,控制的只有2.9%。糖尿病患者4000多万,90%以上都是与不良的生活方式有关的2型糖尿病。选择适当可行的预防和干预措施,对于慢性病的预防有举足轻重的作用。

慢性病的预防是根据目前对疾病病因的认识、机体的调节功能和代偿状况,以及对疾病自然史的了解来进行。因此,慢性病的预防工作可根据疾病自然史的不同阶段,采取不同的相应措施,来阻止疾病的发生、发展或恶化,即疾病的三级预防措施。根据疾病发生发展过程以及健康决定因素的特点,把预防措施或策略按等级分类,统称为三级预防。

(二)三级预防的具体内容

1.第一级预防

第一级预防又称病因预防,主要是疾病尚未发生时,针对致病因素(或危险因素)采取各种预防措施,也是预防疾病和消灭疾病的根本措施。WHO提出的人类健康四大基石"合理膳食、适量运动、戒烟限酒、心理平衡"是一级预防的基本原则。主要措施有以下方面。

(1)健康教育与自我保健

1)健康教育:是一项通过传播媒介和行为干预,促使人们自愿采取有益于健康的行为和生活方式,避免影响健康的危险因素,达到促进健康的目的。

大量资料证明,从心脑血管疾病、恶性肿瘤、糖尿病到呼吸道感染等,都与行为和生活方式密切相关,而且可以通过改变行为和生活方式而达到预防的目的。20世纪60年代以来美国医务界在政府的支持下对导致心血管疾病的吸烟、饮烈性酒和食用高脂肪饮食等不良嗜好和生活方式采取健康教育和社会干预措施,取得了明显的效果。1980年与1963年相比,居民的吸烟率下降了27%,白酒和食用动物油的消费量分别下降了33%和39%,参加体育锻炼的人数增加了25%,而同期的冠心病和脑血管病的死亡率分别下降了近40%和50%。有些疾病,如艾滋病,在目前尚无有效疫苗预防的情况下,健康教育是唯一有效的预防办法。

目前健康教育已成为各国实现人人享有卫生保健这个战略目标的一个重要支柱,也是当前许多国家正在设法摆脱难以承受的扶摇直上的医药费巨额财政开支的一条有效出路。

2)自我保健:是指个人在发病前就进行干预以促进健康,增强机体的生理、心理素质和社会适应能力。一般来说,自我保健是个人为其本人或家庭利益所采取的大量有利于健康的行为。此外,不性乱、远离毒品等也很重要。1994年美国疾病控制中心所作的评价显示,仅减少吸烟每年就可减少40万人死于癌症、心脏病、中风和肺病,而健康的饮食和体育锻炼每年可防止30万人死于心脏病、中风、糖尿病和癌症等。

(2)环境保护和监测 环境保护是健康促进的重要措施,旨在保证人们生活和生产环境的空气、水、土壤不受"工业三废"即废气、废水、废渣和"生活三废"即粪便、污水、垃圾,以及农药、化肥等的污染。避免环境污染和职业暴露对健康造成的危害,可通过合理发展工农业生产、改造现有工矿企业,以降低和消除生产和生活过程中的各种有害物质对环境的污染。

保护环境应做好环境监测工作,以国家颁布的标准如大气卫生标准、三废排放标准、饮水及饮食卫生标准、农产品农药残留限量标准等为依据,监测有害物质含量是否超过国家的标准,以期作为改善环境,保护人民不受致病因子危害的根本保证。

(3)特殊保护措施 健康保护是对有明确病因(危险因素)或具备特异预防手段的疾病所采取的措施,在预防和消除病因上起主要作用。如长期供应碘盐预防缺碘引起的碘缺乏性疾病;降低饮水中的氟含量以预防地方性氟病的发生;改进工艺流程,降低作业环境中的有害粉尘,以减少肺癌和尘肺的发生;通过孕前保健咨询禁止近亲结婚,预防先天性畸形及部分遗传性疾病等。

(4)重点保护措施 为了避免疾病危险性的增加,从全球战略性预防和各国政府策略角度考虑,建立和健全社会经济、文化等方面的措施。如饮食中的高饱和脂肪酸是冠心病的一个基本的潜在性危险因素,为此,从国家角度来改变农业和食品工业的营养方针、制订预防高血压纲要、发展体育运动等;为降低肺癌发病率,需要政府制订规章和进行财政干预,如以法律形式制定禁烟规定,限制卷烟中焦油量、提高卷烟税收率;我国为防止环境污染,实施了"全面规划、合理布局、综合利用、化害为利、依靠群众、大家动手、保护环境、造福人民"的方针,制定和颁发了一系列环境质量规程和环境中的有害因素卫生标准及管理办法。根据保护环境方针,采取具体的保护大气、土壤、农作物、水源、食品等的措施,以减少因环境污染而造成的危害。如在工业生产中,采用危害性较小的原材料,改革工艺和改造设备,尽可能搞好机械化、自动化、密闭化,加强排气通风;对所排放废气、废水和废渣进行净化处理和综合利用。

机体的状态对疾病的发生发展有很大影响,必须做到:① 开展健康教育,使人人讲究卫生,锻炼身体,增强体质,提高机体抗病能力;② 有系统、有组织地进行预防接种,提高人群免疫水平;③ 做好婚前卫生工作,禁止近亲结婚,预防遗传性疾病;④ 做好妊娠期和儿童的卫生保健工作,特别重视致癌因素在预防肿瘤发病上的重要意义。例如,妇女在妊娠早期接受 X 线照射易产生畸胎和生下的子女可能易患白血病等;⑤ 慎重使用医疗措施和药品,预防医源性致病因素的危害。

2. 第二级预防

第二级预防也称临床前期预防和发病预防,即在疾病的临床前期做好早期发现、早期诊断、早期治疗的"三早"预防工作。对于慢性病来说,二级预防意义较大,尤其是恶性肿瘤,早期预防可大大增加患者的 5 年生存率。因此早期发现和及早治疗各种癌前期病变也是第二级预防的重要一环。早期发现的具体方法有普查、筛检、定期健康检查,高危人群重点项目检查以及设立专科门诊等。达到"三早"的最根本办法是宣传,提高医务人员诊断水平和发展微量、敏感的诊断方法和技术。对某些疾病如有可能逆转、停止或延缓其发展,则早期检测和预防性体格检查更为重要。

3. 第三级预防

第三级预防即临床预防,又称伤残预防,是对已患病者采取及时有效的治疗,防止恶化,减少疾病的不良反应,防止复发转移,预防并发症和伤残等。对已丧失劳动力或伤残者通过康复治疗,促进其身心方面早日康复,使其恢复劳动力,争取病而不残或残而不废,保存其创造经济价值和社会价值的能力。

对不同类型的疾病,有不同的三级预防策略。预防接种作为控制一些传染病的措施,已成为第一级预防的典范。但实际上,任何疾病或多数疾病,不管其病因是否明确,都应强调第一级预防。如大骨节病、克山病等,病因尚未肯定,但综合性的第一级预防还是有效的。此外,恶性肿瘤更需要第一和第二级预防。有些疾病的病因明确而且是人为的,如职业因素所致的疾病、医源性疾病,则控制其发生更具主动性,只要措施落实,较易见效。有些疾病的病因是多因素的,通过筛检及早期诊断和早期治疗会使预后较好,如心脑血管病、糖尿病等代谢性疾病,除了解其危险因素,致力于第一级预防外,还应兼顾第二和第三级预防。

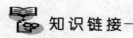 知识链接

糖尿病的三级预防

一级预防是指最大限度地减少糖尿病的发生。糖尿病是一种非传染性疾病,虽有一定的遗传因素在起作用,但起关键作用的是后天性的生活因素和环境因素。饮食一定要注意热量摄入适当、低糖、低盐、低脂、高纤维、维生素充足饮食,戒烟限酒,积极锻炼身体等。

二级预防是早期发现糖尿病患者并进行积极的治疗。应该将血糖测定列入中老年人常规体检项目,即使正常者,仍要定期测定。如有皮肤感觉异常、性功能减退、视力不佳、多尿、白内障等异常感觉,一定要仔细检查,以期早发现、早诊断、早期治疗。

三级预防的目的是延缓糖尿病慢性合并症的发生和发展,减少其伤残和死亡率。要对糖尿病慢性合并症加强监测,做到早期发现。早期预防和治疗是其要点。早期并发症在一定程度上是可以治疗的,甚至可被消除,功能恢复正常。中、晚期疗效不佳,乃至不可逆转。有效的防治能使患者长期过接近正常人的生活。

五、初级卫生保健与联合国千年发展目标

(一)初级卫生保健

1.初级卫生保健的概念

初级卫生保健(primary health care,PHC)是指最贴近基层的基本卫生保健。1990年,我国卫生部、国家计划委员会、农业部、国家环境保护局、全国爱国卫生运动委员会联合颁布了《关于我国农村实现"2000年人人享有卫生保健"的规划目标》,根据《阿拉木图宣言》所阐述的初级卫生保健的精神实质,对初级卫生保健的定义作了如下表述:"初级卫生保健是指最基本的、人人都能得到的、体现社会平等权利的、人民群众和政府都能负担得起的卫生保健服务。"

2.初级卫生保健的要素

《阿拉木图宣言》将初级卫生保健的任务分为四个方面。

(1)健康促进 包括健康教育、保护环境、合理营养、饮用安全卫生水、改善卫生设施、开展体育锻炼、促进心理卫生、养成良好生活方式等。

(2)预防保健 在研究社会人群健康和疾病的客观规律及它们和人群所处的内外环境、人类社会活动的相互关系的基础上,采取积极有效措施,预防各种疾病的发生、发展和流行。

(3)合理治疗 及早发现疾病,及时提供医疗服务和有效药品,以避免疾病的发展与恶化,促使早日好转痊愈,防止带菌(虫)和向慢性发展。药物应用以"节约、有效"为原则,那些药物应用"愈多愈有效""愈多愈好"的观念和"用药大包围"的做法都是错误的,不仅造成药物浪费,增加病家经济负担,也增加了药物不良反应发生的可能性。

(4)社区康复 对丧失了正常功能或功能上有缺陷的残疾者,通过医学的、教育的、职业的和社会的综合康复措施,尽量恢复其功能,使他们重新获得生活、学习和参加社会活动的能力。

3.初级卫生保健的任务

初级卫生保健是为群众提供的一种综合性卫生服务,依照"三级预防"的原则,具体任务有如下九项:

(1)开展针对主要卫生问题的预防控制方法的健康教育;

(2)改善食品供应,保证人人有适宜的营养;

(3)提供充足的安全饮用水和基本的环境卫生;

(4)妇幼卫生保健与计划生育;

(5)主要传染病的预防接种;

(6)地方病的预防与控制;

(7)常见病和外伤的恰当处理;

(8)供应基本药物;

(9)第34届世界卫生大会文件对上述八项工作给予了充实:"使用一切可能的方法,通过影响生活方式及控制自然和社会心理环境来预防、控制非传染性疾病和促进精神卫生。"这样,将工业生产所产生的职业病、生活方式改变所致的慢性病、外伤、精神卫生、肿瘤等都列入了基层卫生保健的内容。

(二)联合国千年发展目标

2000年9月,在联合国千年首脑会议上,世界各国领导人就消除贫穷、饥饿、疾病、文盲、环

境恶化和对妇女的歧视,商定了一套有时限的目标和指标,即消灭极端贫穷和饥饿;普及小学教育;促进男女平等并赋予妇女权利;降低儿童死亡率;改善产妇保健;与艾滋病毒／艾滋病、疟疾和其他疾病作斗争;确保环境的可持续能力;全球合作促进发展。这些目标和指标被置于全球议程的核心,统称为千年发展目标(MDGs)。联合国千年发展目标是联合国全体 191 个成员国一致通过的一项旨在将全球贫困水平在 2015 年之前降低一半(以 1990 年的水平为标准)的行动计划,2000 年 9 月联合国首脑会议上由 189 个国家签署《联合国千年宣言》,正式作出此项承诺。所有目标完成时间是 2015 年。这是一幅由全世界所有国家和主要发展机构共同展现的蓝图。这些国家和机构已全力以赴来满足全世界最穷人的需求。

联合国千年发展目标共有八个方面。

1.消灭极端贫穷和饥饿

(1)靠每日不到 1 美元维生的人口比例减半。

(2)挨饿的人口比例减半。

2.普及小学教育

确保所有男童和女童都能完成全部小学教育课程。

3.促进两性平等并赋予妇女权力

最好到 2005 年在小学教育和中学教育中消除两性差距,至迟于 2015 年在各级教育中消除此种差距。

4.降低儿童死亡率

五岁以下儿童的死亡率降低三分之二。

5.改善产妇保健

产妇死亡率降低四分之三。

6.与艾滋病毒／艾滋病、疟疾以及其他疾病对抗

(1)遏止并开始扭转艾滋病毒／艾滋病的蔓延。

(2)遏止并开始扭转疟疾和其他主要疾病的发病率增长。

7.确保环境的可持续能力

(1)将可持续发展原则纳入国家政策和方案;扭转环境资源的流失。

(2)无法持续获得安全饮用水的人口比例减半。

(3)到 2020 年使至少 1 亿贫民窟居民的生活有明显改善。

8.全球合作促进发展

(1)进一步发展开放的、遵循规则的、可预测的、非歧视性的贸易和金融体制。包括在国家和国际两级致力于善政、发展和减轻贫穷。

(2)满足最不发达国家的特殊需要。这包括:对其出口免征关税、不实行配额;加强重债穷国的减债方案,注销官方双边债务;向致力于减贫的国家提供更为慷慨的官方发展援助。

(3)满足内陆国和小岛屿发展中国家的特殊需要。

(4)通过国家和国际措施全面处理发展中国家的债务问题,使债务可以长期持续承受。

(5)与发展中国家合作,为青年创造体面的生产性就业机会。

(6)与制药公司合作,在发展中国家提供负担得起的基本药物。

(7)与私营部门合作,提供新技术,特别是信息和通信技术产生的好处。

2004 年 3 月,联合国发表第一份千年发展目标进度报告,报告中表扬了中国在推动该目标方面的成果。中国已经在包括减少贫困人口等几个方面提前实现了千年发展目标。联合国对其他目标在中国的实现表示乐观。

六、健康教育与自我保健

（一）健康教育

健康教育（health education）是指通过有计划、有组织、有系统的社会和教育活动，帮助个人和群体掌握卫生保健知识，树立健康观念，自觉地采纳有益于健康的行为和生活方式，消除或减轻影响健康的危险因素，预防疾病，促进健康和提高生活质量。健康教育的宗旨就是教育人们树立健康意识，养成良好的行为和生活方式，提高群众的自我保健能力。

随着医学模式的转变，把人体的健康从生物领域推向了社会领域，从生理影响扩展到心理影响，使人不但要避免疾病的侵害，而且要获得完满的健康的生活，这不是单纯传播医学知识可以解决的，而是要普遍提高人们的自我保健意识和能力才能达到的。

1. 健康教育的意义

《世界卫生组织宪章》在总论中提出："为了使人类达到最充分的健康状况，就必须向所有的人普及医学的、心理的和其他有关的知识。"我国国务院的有关文件中也把健康教育摆在十分重要的位置，那是因为：

（1）健康教育是一切卫生工作最基本的工作方法　只有人民群众自觉参与卫生工作，才能更有效地达到卫生工作的目的。而要发动人民自觉行动起来，就必须教育人民群众懂得卫生知识和与疾病斗争的方法，才能有广泛的卫生行动，才是解决卫生问题的可靠保证。

（2）健康教育是预防工作推广实施必不可少的重要前提　推广任何一项预防工作，有三个必不可少的条件。这就是：① 有效而可行的预防技术；② 有效而普遍的推广机构；③ 广大群众自觉参与。第三个条件必须依靠开展健康教育来达到。

（3）健康教育是提高人民自我保健的唯一渠道　自我保健即自己有知识、有能力，科学处理好自己或家庭成员的健康生活和一些小伤小病，这是提高人们医学文化水平的结果，也是健康教育的最终目标。一些经济和教育发达的国家，其人民的体质比较强，一些疾病的控制和消灭也比较早，原因之一就在于他们的文化水平包括医学知识水平比较高。他们善于处理好日常的卫生问题，对一些疾病的先兆有比较正确的认识，而且善于自己早期处理，他们的卫生行为已成了日常生活中的自觉活动。

（4）健康教育是强大的治疗因素　在医疗保健和康复机构中，由医护人员对患者经常开展有针对性的健康教育不但能指导早诊、早治，使患者对疾病建立起正确的态度和信心，积极配合治疗，并能改善医患关系，防止医源性疾病的产生。

（5）健康教育是使人们获得幸福生活的重要方面　从医学的观点看，幸福是与健康分不开的，没有健康就没有幸福。有人做过这样的比喻：健康是1，而幸福是1后面的0，如果没有了健康这个1，任何0都没有了意义。

（6）健康教育是党的思想教育和建设社会主义精神文明总体结构之一　健康教育要"四有"（有理想、有道德、有文化、有纪律），"五爱"（爱祖国、爱人民、爱劳动、爱科学、爱社会主义公德），这与精神文明建设的要求是完全一致的，并且是相互渗透的。

2. 健康教育的原则

（1）思想性　健康教育要能体现时代精神，要为物质文明和精神文明建设服务，要注重辩证唯物主义观点的教育,破除封建迷信思想.健康教育工作还应为贯彻新时期卫生工作方针服务,为社会主义现代化建设服务,激励人们主动地接受健康教育.

(2)科学性 健康教育应立足于科学,即教育的内容要有科学依据,引用的数据要可靠,举例要实事求是,解说要合乎事物本身的逻辑,防止是非颠倒、前后矛盾.通过健康教育,要使群众增长知识,扩大眼界,提高防治疾病、增进健康的能力.

(3)群众性 健康教育的对象是广大人民群众,因此,在教育内容上要通俗易懂,深入浅出;在教育方法上应是群众喜闻乐见的;在教育组织上要同各种群众团体合作.

(4)艺术性 健康教育要有一定的艺术感染力,要通过艺术加工,让群众感兴趣、喜闻乐见.如组织直观形象教育、视听电化教育等,要求文字流畅,形式生动活泼.

(5)针对性 健康教育内容必须具有明显的针对性,才能取得良好的应用效果,发挥实际效益.应根据不同性别、年龄、职业、文化程度等特点,选用不同的内容进行教育.例如,青春期少年接受性发育的有关知识;孕妇接受围生期保健和科学育儿的知识;成年人选用各种慢性病的致病因素及其防治知识;老年人选用益寿延年的养生之道等.还要结合群众的经济社会水平,提出切实可行的措施.

3.健康教育的形式

健康教育的形式有语言、文字、形象、电教、综合宣教等.采取哪种形式应根据接受教育对象的具体情况及当时当地的条件合理选用.例如,近年来,农村居民欢迎的健康教育形式是卫生科普广播、卫生科教电影、电视、幻灯、卫生宣传栏、卫生图片展览、卫生科普书报以及卫生科普赶集等.

健康教育是卫生工作一个极其重要的方面,是做好卫生保健工作的根本保证之一,是实施自我保健的主要手段.健康教育已经引起卫生行政部门的重视,将健康教育列入卫生工作计划.在中小学开设有健康教育课程;专业医务人员在医疗实践中主动地做好健康教育工作;各级医疗机构已经普遍建立健康咨询门诊;在医学教育的教学内容中,健康教育部分的比重也在日益加大.

(二)自我保健

自我保健是一种自发的群众性保健活动.目的是防止疾病、增进身心健康.进行的方式是运用医学知识(可在专业医务人员指导下)去改进个人卫生习惯、生活方式和生活环境,并进行自我诊断、治疗和康复.从预防医学的三级预防来讲,自我保健包括了以第一级预防为主的三级预防全过程.所以说,广泛开展自我保健活动对增进群体健康、延长寿命具有积极的意义.

1.自我保健的内容

新的医学模式和健康观使我们认识到,自我保健除了预防疾病外,更多的是要关心自己的健康,要从生理、心理、环境等方面去研究自我保健的内容.

(1)生理调节 良好的生理调节,可以使身体处于良好状态.专业医务人员应指导人们保持正常的工作规律和生活节奏,要有合理的营养,注意休息和睡眠,坚持身体锻炼等.这些生理性调节都将在自我保健中发挥积极的作用.

(2)心理调节 宽松、乐观的心理环境会促进身体的健康发展.相反,烦躁、焦虑、抑郁、恐惧和压抑感则不利于身心健康.如心理因素在高血压、心脏病、精神病等疾病的发生、发展和复发中均起重要作用.因此,保持良好的心理状态,对降低某些疾病的发病率和促进健康有着重要意义。

（3）环境因素　人类健康是以舒适感、安全感为基础的。因而在自我保健中要创造一个健康的环境，包括生理环境、心理环境、生活环境和工作环境等。

（4）行为因素　吸烟、酗酒、不合理的饮食、不良卫生习惯等行为因素，对疾病的发生和发展起着重大的作用。因此，重视矫正不良的行为和生活方式是防止某些疾病（如慢性阻塞性肺部疾患、高血压、糖尿病等）的重要措施。

（5）卫生预防　卫生预防是指自我诊断、有病早治、无病早防、增进健康、做好康复、延长寿命。也就是说，在自我保健中注意做好第二、三级预防工作。

（6）健康教育　健康教育是自我保健的重要环节（见前述）。

2. 自我保健措施

自我保健中的"自我"不仅是指个人而言，还包括家庭、社区和社会的不同层次的人群。现分别介绍如下：

（1）个人自我保健措施　个人自我保健是自我保健的核心。个人自我保健的措施主要是自我管理，其理论基础是自我调节。具体措施包括自我监护、自我评价和自我加强三个方面。自我监护的方法很多，如自我发现疾病的早期征象（如肿瘤约有 75% 以上发生在身体的易于查出和易于发现的部位，可以早期自我发现）；定期体格检查；将自我发现的情况，同医生保持联系，取得帮助。自我评价是指对自己的自我保健措施作出分析评价。自我加强是指通过健康教育，掌握一定的保健知识，在心理、生理和行为等方面采取加强的措施。如压抑、紧张情绪的控制，健康心理的训练等。

（2）家庭自我保健措施　家庭是开展自我保健的基层单位，是促进自我保健开展的一条好途径，是最优规模的自我保健组织团体。家庭自我保健可以提高每一个成员对增进个人健康和增进家庭健康之间关系的认识，以提高大家的自觉性和积极性，共同搞好家庭自我保健工作。

家庭自我保健的具体措施有：家庭卫生知识的传播，家庭健康观的树立，以及有关监督、评价和加强等方面知识的交流。

（3）社区自我保健措施　社区自我保健措施是指社区在自我保健中应起组织保证作用。例如，支持自发性、群众性的自我保健小组的建立，像戒烟者的互诫协会、嗜酒者的互诫协会、体重监督小组等。社区还可以通过保健档案、信访、随访等方式了解人群自我保健的需求。有条件时，还应提供一些简单的医疗器械，并指导其操作和使用，如体温计、血压计等。

（4）社会自我保健措施　对有利于自我保健的工作，社会均应给予大力支持。文化部门应大力宣传和提倡自我保健，改变人们旧的健康观和树立新的健康观；教育部门应在学校中进行有关自我保健方面的教育，使学生从小养成好的卫生习惯；卫生部门应热情指导，提供咨询、参与社区自我保健工作。

七、我国卫生工作方针和卫生工作的主要成就

我国政府始终把预防为主放在首位，且作为卫生工作的基本原则。根据现阶段卫生事业发展的特点，确定了卫生工作的重点是：改善农村卫生，加强预防保健；巩固和发展农村三级医疗预防保健网是实现农村初级卫生保健，改善农村卫生状况的基础和关键；预防保健工作的任务是控制疾病的发生和流行，进一步降低已有预防和治疗手段的疾病的发病率，提高人民群众防

病意识和自我保健能力,保护和促进健康。

1997 年 1 月,《中共中央、国务院关于卫生改革与发展的决定》明确提出了新时期的卫生工作的方针:以农村为重点,预防为主,中西医并重,依靠科技与教育,动员全社会参与,为人民健康服务,为社会主义现代化建设服务。这是我国疾病预防与控制工作的基本指导思想。

(一) 卫生工作方针的基本内容

新时期卫生工作指导方针,可以划分为三个组成部分:第一部分是卫生工作的战略重点,包括以农村为重点、预防为主、中西医并重;第二部分是卫生工作的基本策略,包括依靠科技与教育、动员全社会参与;第三部分是卫生工作的根本宗旨,包括为人民健康服务、为社会主义现代化建设服务。

1. 以农村为重点

我国是一个农业大国,以农村为重点,是我国卫生工作的特点。农村卫生工作历来受到我们党和国家的高度重视,毛泽东同志早在 20 世纪 60 年代就提出"把医疗卫生工作的重点放到农村去"。2002 年 10 月 29 日在北京召开了全国农村卫生工作会议,《中共中央国务院关于进一步加强农村卫生工作的决定》中指出,农村卫生工作关系到保护农村生产力、关系到我国经济和社会发展目标的实现,对提高全民族素质具有重大意义。改革开放以来,通过建立农村三级医疗预防保健网和乡村医生队伍,推行农村合作医疗制度,用有限的卫生资源,承担了占人口大多数的农村居民的基本医疗卫生服务,农村缺医少药的状况得到较大改善,广大农村居民的健康水平有了较大提高。但是,农村卫生工作依然存在薄弱环节,面临着许多困难和问题,因病致贫、因病返贫是制约农村经济和社会发展的首要因素。从总体上看,体制改革滞后,资金投入不足,卫生人才匮乏,基础设施落后,使农村合作医疗面临很多困难,一些地区传染病、地方病危害严重。

2. 预防为主

预防保健是我国卫生工作三大战略重点的第二个重点。预防为主是新中国成立以来所制定的卫生工作四大方针之一。新时期的卫生工作方针继续把预防为主确定为主要内容,不仅是新中国成立以来卫生工作宝贵经验的总结,也是世界卫生工作发展的潮流。

预防为主是我国控制疾病形势的需要,20 世纪 50 年代以来,我国以急性传染病、寄生虫病和地方病为主要防治对象的第一次卫生革命,取得了举世公认的成就。但是,由于影响疾病流行的社会环境因素依然存在,特别是新的经济体制带来的人口和物资大量流动,促成部分疾病的播散,原来一些局部性的传染病,发病日趋广泛化;某些已经消灭的传染病也死灰复燃,传染病、寄生虫病和地方病的防治任务依然十分严峻,第一次卫生革命的任务尚未完成。同时,以慢性非传染性疾病和退行性疾病为主要防治对象的第二次卫生革命也已经来临,任务非常艰巨。

3. 中西医并重

振兴中医药是我国卫生工作三大战略重点的第三个重点。新中国成立以来,在党的团结中西医方针的指导下,中医药事业的发展取得了伟大的成就。新时期提出中西医并重的方针,是以往团结中西医方针的继承和发展,是振兴中医药和中医药走向世界的政策保证。

中医药学是中华民族的优秀传统文化,是我国卫生事业的重要组成部分和独具的特色与优势,中医药与现代医药互相补充,共同承担保护人民健康的任务。

4. 依靠科技与教育

依靠科技与教育是卫生工作的基本策略之一,是落实科学技术是第一生产力思想和科教兴国战略的具体表现,也是新中国成立以来卫生工作长足发展基本经验的总结。发展科学技术和培养医学人才是发展卫生事业必不可少的基本条件,必须提高到卫生工作方针的高度予以重视。

5. 动员全社会参与

动员全社会参与是卫生工作的又一项基本策略,它是卫生工作与群众运动相结合方针的发展和完善。动员全社会参与包括了各级党政领导重视、社会各部门协作配合和广大人民群众积极参与。

6. 为人民健康服务,为社会主义现代化建设服务

为人民健康服务,为社会主义现代化建设服务是我国卫生工作的根本宗旨,是卫生工作方针的核心,是党和政府对卫生事业改革和发展的基本要求,是卫生工作必须坚持的正确方向。卫生事业是造福于人民的事业,卫生事业关系到经济发展和社会进步的大局,保护和提高广大人民群众的健康水平,是发展经济、促进社会进步的必要条件。因此,各项卫生工作都要始终把为人民健康服务,为社会主义现代化建设服务,作为最终目标和根本宗旨。

(二)我国卫生工作成就

建国 60 多年,我国卫生事业取得了前所未有的发展:① 基本上控制了许多危害严重的传染病;② 公共卫生和医疗服务体系建设不断加强;③ 以农村为重点的卫生工作方针逐步得到落实;④ 城乡居民健康指标持续改善;⑤ 我国城乡卫生状况也有很大改善;⑥ 应急处置突发公共卫生事件的能力明显提高。

八、预防医学目前所面临的问题及其发展趋势

(一)预防医学目前所面临的问题

经过近 60 年的努力,我国预防医学的工作取得了巨大的成就,许多传染病得到基本消灭与控制,居民健康水平不断提高,但仍面临着众多的问题。

1. 传染病和寄生虫病的威胁仍然存在

世界卫生组织(WHO)发表的严重危害人群健康的 48 种疾病中,传染病和寄生虫病占 40 种,占患者总数的 85%。全世界每年死于传染病的有 1700 万人(其中大部分是有疫苗可预防的儿童传染病)。传染病在我国仍是危害人民健康的最大因素。

近年来,一些已被控制的传染病又呈死灰复燃之势。如 O_{139} 型霍乱在南亚流行,肺鼠疫又在印度出现(1994),结核病在世界已处于紧急状态,我国每年新增结核病患者 60 万,死亡 20 万。新的传染病还在不断出现,近 20 年来,新增加了 30 多种传染病,如艾滋病、非典型肺炎(简称 SARS)、高致病性禽流感、H1N1 甲型流感、军团菌病、莱姆病、埃博拉出血热、拉沙热等。新病毒的出现将给人类带来严重的后果,人类与传染病的斗争将是艰辛、长期的。

2. 慢性非传染性疾病对人民健康的危害加剧

心脑血管病、糖尿病、肿瘤等慢性病的死亡率占全世界所有死亡原因的 1/4 以上。据统计,我国高血压、脑卒中、冠心病、肿瘤、糖尿病等非传染性疾病所造成的死亡,目前已占全部死亡原因的 70% 以上。癌症已成为城市居民的首位死因,其中肺癌占第一位,脑血管病、心脏病的死亡率均为 100/10 万左右,我国慢性非传染性疾病的危害将呈持续上升的趋势。

3. 地方病和职业病将长期存在，危害严重

我国是世界上地方病病种最多、分布最广、危害严重的国家之一。目前我国有 5.1 亿人口生活在缺碘地区，缺碘不仅引起成人地方性甲状腺肿和儿童的克汀病，缺碘还会导致儿童智力低下，我国现有智力残疾人约 1017 万人，其中 80% 由缺碘所致。由于水、煤含氟量过高所引起的地方性氟中毒，全国约有 3000 万氟斑牙患者和 260 万氟骨症患者。硒是人体必需的微量元素，缺硒可引起克山病、大骨节病和心脑血管病，我国有 5 个省区的部分地区属贫硒地带，全国仍有 200 多万大骨节病患者。

随着工业的发展，特别是乡镇企业的迅猛发展，我国职业病发病率迅速上升。我国尘肺患者已达 50 万例，比 70 年代增加了 65%。全国接触有害物料的工人有 1900 万人，但接触者中受检率仅 20%，乡镇企业工人受检率更低。慢性职业中毒以铅、苯、二硝基甲苯、汞、锰等为主；急性职业中毒以有机磷、氯气、硫化氢等为主。此外，我国每年发生急性农药中毒达 10 万例。随着工农业的迅速发展，职业病也必将随之增加，随着新技术、新材料的推广应用，还将会产生一些新的职业病。

4. 精神卫生和心理健康问题日益突出

随着社会的变革，工业化、都市化进程，家庭、社会结构的变化，精神疾病患者有上升趋势。门诊患者中有 $1/3 \sim 1/2$ 属于心身病。我国 12 个地区精神病流行病学调查（1982 年），城乡重型精神病患病率为 10.45‰；轻型精神病患病率达 22‰；此外，酒精和其他药物依赖也在急剧上升。

5. 意外伤害发生率不断升高

我国意外伤害发生率较高，损失也较大。我国因意外伤害而致死的前三位是：自杀、交通事故和溺毙。

6. 人口老龄化带来的问题日趋严重

人口老龄化是全球性问题，目前我国已进入标准型老年社会，60 岁以上老人占人口总数的 10% 以上，绝对数超过 1.3 亿。据抽样调查，老年人中 70% 患有多种慢性病。如何预防老年病，提高我国老年人群的无残疾预期寿命，将是预防医学面临的新课题。

7. 环境污染的危害日益突出

在历史发展中，人类适应、利用、改造了自然环境，创造了社会环境，但同时在人类的生产、生活活动中，使自然环境的污染和破坏越来越严重。空气污染、水体污染、食物污染、重金属污染、农药化肥污染及核污染等，使自然环境滑向了不可恢复的临界点，对人体健康也造成了严重威胁，带来了特异性和非特异性危害。

（二）预防医学的发展趋势

1. 向社会预防为主的方向发展

随着生产力的提高和社会的进步，医学模式从生物医学模式向生物-心理-社会医学模式转变，人们认识到预防疾病、促进健康在更大程度上依赖于社会。要实现"人人享有卫生保健"的目标，必须是医学更加社会化。所谓社会化，是指全社会都把健康作为社会目标和人的基本权利，把卫生建设与物质、精神文明建设结合起来。许多疾病如高血压、糖尿病、肿瘤等慢性病，只有通过广泛深入的健康教育，个人合理的生活方式，以及公平合理的社会医疗保险制度，才能达到减少发病和早期发现、早期治疗。

我国提出的"大卫生"观,是对预防医学社会化的具体表述。要达到 WHO 提出的"健康为人人、人人为健康"的目标,除需要卫生部门的努力外,还需要全社会各部门和广大群众的参与。

2. 防治结合,向促进健康、提高生活质量和人口素质的方向发展

随着国民经济和文化水平的提高,群众不仅要求有病能及时得到治疗,而且要求懂得防病和保健的知识,以提高自我保健能力。群众需要防治结合的全科医生和专科医生,因此预防医学和临床医学的结合是医学发展的必然趋势。

3. 环境与健康问题将成为预防医学的热点

21 世纪人类面临四大问题:人口爆炸、环境污染、能源匮乏、疾病控制。环境污染问题已引起各级政府和广大群众的关注,但治理和保护环境却是十分艰巨、长期的工作,既需要高新技术,也需要全社会的积极参与。预防医学应积极参与对环境与健康问题的解决。

4. 其他

预防医学将更加重视心理、精神和行为因素对健康的影响。

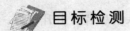 **目标检测**

一、单项选择题

1. 预防医学的核心问题是(　　　)

　　A. 环境问题　　B. 健康问题　　C. 生态平衡问题　　D. 疾病问题

　　E. 环境与健康关系问题

2. 医学生应当树立的正确观点是(　　　)

　　A. 治疗与预防相结合　　B. 治疗为主,预防为辅　　C. 预防为主　　D. 治疗为主

　　E. 以上都是

3. 学习预防医学最重要的是要懂得(　　　)

　　A. 个体患病与环境的关系

　　B. 扩大视野,提高认识疾病的原因

　　C. 提高诊断疾病的本领

　　D. 明确疾病是怎样在人群中流行的,应当怎样预防

　　E. 预防医学是医学知识中不可缺少的

4. 预防医学是研究(　　　)

　　A. 人体健康与环境的关系　　B. 个体与群体的健康　　C. 人群的健康

　　D. 社会环境与健康的关系　　E. 健康和无症状患者

5. 影响健康的因素有(　　　)

　　A. 环境因素　　B. 生活行为和方式因素　　C. 生物遗传因素　　D. 医疗卫生服务

　　E. 以上都是

6. 现代医学模式与生物医学模式相比较,增加了哪项(　　　)

　　A. 物理因素　　B. 化学因素　　C. 生物因素　　D. 环境因素　　E. 心理-社会因素

二、名词解释

1. 医学模式　2. 健康　3. 亚健康　4. 初级卫生保健　5. 健康教育　6. 自我保健

三、简答题

1.健康教育的意义为何？

2.说出亚健康的原因。

3.简述初级卫生保健的任务。

4.简述疾病的三级预防。

5.WHO 关于健康的定义是怎样的？叙述其演变过程。

第二章 人类与环境

学习目标

【掌握】 环境、原生环境、次生环境、社会环境、生态系统、食物链、生态平衡的定义;人与环境的辩证关系。

【熟悉】 碘缺乏病、地方性氟病的发生原因、流行特点、临床特征和预防措施;环境污染的定义,环境污染物及主要来源;环境污染对人类健康影响的特点以及主要危害。

【了解】 环境污染的防治措施。

预防案例

十九世纪中叶,一个叫托马斯·奥斯汀的英国人来澳洲定居,并随身带来了 24 只野兔放养在庄园里,供他打猎取乐。后来,兔子陆续逃亡到了野外。由于澳洲没有鹰、狐狸、狼,野兔在这里没有天敌,它们生活在茂盛的牧草中并大量繁殖。100 年后,逃亡野兔的子孙数量已经过亿。庞大的兔群与牛、羊群争食牧草、啃树皮,常常把数万平方公里的植物啃吃精光,严重破坏植被,导致水土流失,致使其他种类动物面临饥饿,甚至有灭绝的危险。据专家计算,这些野兔每年至少造成 1 亿美元的经济损失。澳大利亚人开始想尽办法控制兔子的扩散和繁殖 —— 筑围墙、打猎、捕捉、放毒、引进天敌等,仍然无济于事。因为兔子的繁殖力极为惊人,一对兔子一年内可繁衍出成百上千只兔子。奥斯汀绝对没有想到,这 24 只兔子的上亿"子孙"给整个澳大利亚带来了无尽的烦恼,至今仍是祸害。

思考:兔子给澳洲百年之后带来的烦恼是什么?澳洲野兔繁殖现象说明了一个什么样的问题?

第一节 概述

人类与环境之间有着比其他生物更加复杂的关系。因此,人类健康的问题绝不是一个单纯的生物学问题,而是很大程度上取决于自然环境和社会环境因素。人类的生存和发展都与环境息息相关。

一、环境的概念

环境(environment)是人类和生物群落赖以生存的空间,即是存在于人类周围与人类相互作用的各种物质要素、社会要素构成的统一体。地球上所有生物都生活在地球表层,这个适宜生物生存的范围大致包括了 11km 深的地壳和海洋以及海平面 15km 以上的地表大气层,这个有生物生存的空间称为生物圈,它为生命活动提供了一切必要的条件。一般将环境分为自然环境和社会环境。

（一）自然环境

自然环境（natural environment）又称物质环境，是在人类周围的客观物质世界，由空气、阳光、水、土壤、岩石、动物、植物等因素所构成。物质环境是人类和其他一切生物赖以生存和发展的物质基础。根据人类活动对其影响程度，自然环境又可分原生环境和次生环境。

原生环境（primary environment）是指天然形成的、未受或少受人为因素影响的环境。严格地说，只有人迹罕见的原始森林、荒漠、冻土深处才是原生环境。其中有空气、太阳辐射、水、土壤、岩石、矿物、植物、动物、微生物、微小气候等，对健康起促进作用，但由于地理地质原因，有些地区的水或土壤中某些元素的含量过多或过少，导致出现地球化学性疾病。

次生环境（secondary environment）是指在人为影响下形成的和人工改造了的环境。如工厂、农场、机关、城乡居民点等。次生环境为人类的生产、生活和健康提供了有利条件，但往往也和环境污染相联系。当今社会，环境污染及其对人群健康造成直接和间接的危害，已经成为次生环境的核心问题。

（二）社会环境

社会环境（societal environment）是指人类在生活、生产和社会交往活动中所形成的关系与条件，由社会政治、经济、文化教育、人口、就业、家庭、风俗习惯和卫生服务等因素构成。

人类健康水平的提高和疾病的发生、发展及转归也必然会受到社会因素的影响和制约。因此，社会环境对人类健康的影响越来越受到重视。

人是生活在社会中的高等生物。社会因素对人的健康与疾病具有重要的影响，其中，社会政治经济制度对人群健康起着决定性的作用，而经济的发展状况与居民健康水平和卫生状况密切相关，因为卫生保健事业需要经济的支持。社会经济、文化等直接影响人们的心理、行为、价值观、文化教育水平和卫生服务质量，同时也决定了对上述自然环境的保护、利用、改造的政策和措施。

环境为人类的生存提供了必要的物质条件和活动空间，为人类社会经济发展提供了各种自然和人文资源，为人类社会经济活动所产生的废物提供了弃置消纳的场所。但这些环境的资源、功能是有限的，有些环境资源是不可再生的，很多环境功能会随着资源的消耗而减弱甚至消失，因而人类不能超越环境的承载能力去谋求生存和发展。需要强调的是，自然环境和社会环境始终共同影响着人类，是一个有机整体。当我们讨论人类的生存、健康、发展等问题时，应同时考虑自然的和社会的环境因素带来的综合作用和影响。

二、生态系统与生态平衡

地球上总共出现过约 5 亿 ～ 10 亿个物种，但幸存者只有 2%，这是物种遵从物竞天择、适者生存法则而延续或者灭绝的结果。物种不断进行着生存竞争、环境适应、相互排斥和共存活动，彼此间形成了相互依赖又互相制约的密切关系，这种关系在时间上不断发展变化，在空间上日趋复杂多样。

（一）生态系统

生态系统（ecosystem）是指人类和生物群落与其周围环境相互作用的自然系统。生态系统是经过长期进化形成的，任何一个物种只能作为系统中的一员发挥特定作用，而不能孤立地生存,当然也包括人类。

生态系统由无生命物质、生产者、消费者、分解者四个基本成分构成。无生命物质即阳光、水、空气、矿物质和地理、气候条件等;生产者是能直接利用非生物形态的能量和养分转化(生产)为生物形态的物质和能量,通常为绿色植物;消费者则是直接或间接以生产者为物质和能量来源的生物物种,主要是动物,根据取食对象的不同,食草动物为直接(初级)消费者,食肉动物为间接(二级、三级等等)消费者;分解者是依赖动植物残体或排泄物中的有机物而生存的各种微生物,通过它们的作用,有机物被分解还原为植物可以利用的无机养分。这四个部分有机结合,构成了一个完整的具有生物生产、能量流动、物质循环和信息传递的功能体系。生态系统是一个有独立功能的基本单位,生物圈就是由大大小小的生态系统所组成,如一片湖泊、一个池塘、一片森林、一块草地、一条河流、一座海岛等,都可以构成一个生态系统。各种各样、大大小小的生态系统相互关联,构成了地球生态系统。

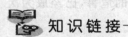 知识链接

地球资源与生态系统

据 1997 年《自然》杂志论文刊载,地球每年向人类无偿提供的各种服务总价值高达 33 万亿美元,超过全球年国民生产总值。地球资源可分成 16 个生态资源系统,如海洋、森林、河流等,为人类提供 17 大类能产生经济效益的服务项目,包括为农业生产供水,为生产提供适宜的气候以及分解垃圾等。一些生态学家认为,生态环境价值之高是无法估计的。

生态系统中的各种生物之间,以食与被食的关系逐级传递物质和能量的链状关系被称为食物链(food chain)。各条食物链相互交错,称为食物网。食物链(网)是生态系统的结构基础。在生态系统中,物种越丰富,食物网中交错连接的食物链越多越复杂,能量流动和物质循环渠道越多,则这个系统平衡的因素多,调节能力强,系统就越稳健。相反,物种较为单一的生态系统是非常脆弱的。生物多样性是人类赖以生存发展的关键,它不但是食物、纤维、药物、工业原料、建筑材料和能源的来源,还在调节气候、涵养水源、降低洪峰、保持水土、防止沙漠化和石漠化、净化环境等多方面发挥作用,对人类有科学发现和美学的价值。

(二)生态平衡

生态平衡(ecological equilibrium)是指生态系统内部的各个组成部分互相制约、互相影响,在一定时间内和一定条件下保持着自然的、暂时的、相对的平衡状态。

生态平衡是动态的,在一定时间内系统的结构和功能处于相对稳定状态,对外来干扰能通过自我调节(或人为控制)恢复稳定,但生态系统的这种调节能力是有限度的。当外来干扰超越生态系统的自我调节能力而使之不能恢复到原初状态时,可造成系统能量流动、物质循环严重失调,从而使系统的结构和功能遭到破坏,危害或威胁人类或其他生物群落的生存、健康、发展,这被称为生态平衡破坏或生态失调。来自自然的有害因素常见的有火山喷发、地震、台风、泥石流、洪水泛滥、海啸等。人为因素主要表现为三方面:一是大规模地把自然生态系统转变为人工生态系统,造成生态脆弱,如农业开发和城市化;二是大量开发利用包括生物和非生物的资源,如过度砍伐森林、过度利用水资源;三是过量排放人类生产、生活所产生的废弃物,严重

污染和破坏了生态系统内的生态平衡。人类活动已经成为破坏生态平衡的主要因素。一旦生态平衡破坏，重新恢复到与原来相当的状态往往需要很长的时间，甚至是不可逆转的。例如，日本为了恢复水俣病病区的生态环境，政府花了 14 年的时间，投入了 485 亿日元。

三、人与环境的辩证关系

人类的任何行为都会对环境产生影响，反之，环境的任何改变也会影响到人类。人类的生存和发展及其一切活动都与环境息息相关，人和环境的关系是相互依存、相互影响、相互制约的对立统一的辩证关系，主要表现在以下三个方面。

（一）依赖性

环境既是人类赖以生存的物质基础，经常影响着人类的健康，又是人类改造和利用的对象，人和环境是不可分割的对立统一的整体。人类对环境的物质和能量的依赖关系从人类诞生就一直持续着。英国科学家汉密尔顿曾调查了 220 名英国人血液中 60 余种化学元素的含量，发现除碳、氢、氧、氮和硅外，人体中的元素和地壳中的元素含量分布相当一致，客观佐证了人对环境的高度依赖性。

（二）适应性

人体的结构和功能是在与环境长期相互作用下，对环境适应的产物。在物种的不断进化过程中，人体的结构和功能得以完善。当环境条件发生变化时，人体通过改变生理功能，从内部调节自己，利用其完善的神经体液调节机制对诸如高温、低温、高原低氧等环境条件进行适应。对于环境中的有害因素，人体又有较强的防御能力，包括特异性和非特异性免疫能力。这种适应能力和防御能力都是生物在长期进化过程中逐渐形成的。如无脊椎动物没有免疫蛋白，鱼类有 IgM，两栖类出现了 IgM 和 IgG，家兔有 IgM、IgG 和 IgA，人类则已具有 IgM、IgG、IgA、IgD 和 IgE 等五种免疫蛋白。

人与外界环境之间的适应关系是一种多层面的相互作用关系，是人类的生物属性和社会属性相结合与外界环境的整体适应关系。人类不仅超越了一般生物适应环境的境界，还可以借助工具、设施等主动适应环境的变化，依赖其智慧提高了环境适应能力。但是，人类在适应环境的同时也造成了大量人为问题，例如，土地沙漠化（或石漠化）、空气污染、森林减少等，造成环境整体恶化；人类的免疫力实际上呈下降趋势，加上人类对外侵物种、变异物种缺乏免疫力，大规模的传染性疾病随时威胁人类社会的安全，如 SARS 病毒、禽流感病毒、甲型 H1N1 流感病毒等；交通便捷，交流频繁，疾病扩散机会明显增大；抗生素的广泛使用，致使细菌发生耐药变异；人类通过科学技术使自己的生活条件改善，医疗条件改善，面临自然选择的压力已经大大减轻，不再靠自然选择和适者生存的法则淘汰有害基因，人类的体质和生殖能力面临衰退。这一切来得非常迅猛，显然人类还没有做好适应准备。因此，人类应从观念、行为等更高层面上重新审视自己与环境的适应关系。

（三）能动性

自从原始刀耕火种的农业生产以来，人类就已经在改变环境。人类与其他生物不同的是：人类不仅有适应环境的能力，而且具有能动认识环境，有意识、有目的地改造环境的能力。

人类在生存和发展的过程中，有意识地利用和改造环境并取得了巨大的成就，创造出各种物质文明和精神文明。但是，从 20 世纪 60 至 80 年代，人们开始认真反思传统发展模式，认识到人类改造环境的主观能动作用具有双重性,特别是人类的生产、生活活动,大大地改变了许多物质自然循环状态,造成环境污染,降低环境质量,如大量煤炭和石油的燃烧使大气中二氧化碳的浓度逐年增高。应当看到,人类对环境的改造能力越强,自然环境对人类的反作用也越大,如人类将原子能释放出来为人类造福,但原子裂变产生的放射性损伤也非常严重。因此,人们在改造环境的同时,应充分估计环境对人类的反作用,应尽可能运用自然规律,充分利用生态系统的调节能力,避免或减轻其对人类的危害。在促进经济和社会发展的同时,又能保护资源,改善环境,从保护自然生态系统的角度来思考、评估和优化自身的生产、生活和文化方式,使环境改造向着有利于人体健康和人类进步的方向发展,为创造一个良好的环境而努力。

第二节　地球化学因素与健康

一、地球化学性疾病的概念

在地球地质历史的发展过程中,逐渐形成了地壳表面元素分布的不均衡,使某一地区的水和土壤等环境中某种化学元素过多或缺少。当这种不均衡无法保证人体与环境之间的化学元素交换在适应范围之内达到生理平衡时,摄入的元素量会超出或低于人体的适应范围,进而影响人体的正常发育和健康,严重者会导致疾病。这种发生在某一特定地区、与特定自然环境中的化学元素过多或过少有密切关系的疾病,称为地球化学性疾病。常见有碘缺乏病、地方性氟病、克山病、大骨节病等。其中碘缺乏病、地方性氟病流行范围广,病区人口数量大,危害也较大。虽然元素在人体中的含量也会受饮食习惯、职业等因素影响,但像碘、硒、氟等,环境因素往往起决定作用。

二、碘缺乏病

碘缺乏病(iodine deficiency disorders,IDD)是由于自然环境中缺乏碘造成机体碘摄入不足所表现的一组相关疾病的总称。由于人的年龄、性别不同,又处于不同发育时期或不同生理状态,因而碘摄入不足所造成的后果表现各异。除地方性甲状腺肿和地方性克汀病外,尚存在有早产、死产、先天畸形、甲状腺功能低下、精神发育迟缓等病症。碘缺乏所造成的是一种涉及内分泌、神经、生殖、骨骼、肌肉等多个系统的全身性疾病。因此,Hetzel等学者在1983年第四届亚洲营养年会上提出用碘缺乏病这一术语取代地方性甲状腺肿和地方性克汀病的称法。

(一) 流行特点

1. 流行现状

该病在除冰岛外的几乎所有国家都有不同程度的流行。我国除上海市外,2800多个县中就有1762个县(62%)存在碘缺乏病,约有7.27亿人口受到碘缺乏的威胁,占世界缺碘地区人口(15.72亿)的46%。20世纪70年代,我国有缺碘性甲状腺肿患者3500万,克汀病患者25万。缺碘对人类的最大危害不是甲状腺肿,而是造成不同程度的脑发育落后,碘是非常重要的“智力元素”。据1993年统计,我国智力残疾人有80%(总计800万人)以上是因缺碘造成的。即使在世界范围内,碘缺乏也是造成智力障碍的主要原因。

2. 缺碘的地理分布特点

造成IDD全球大范围流行的原因主要有三个:① 第四纪冰川期,由于地壳变迁,冰川融水冲刷,使地壳表层土壤碘含量减少 3/4;② 周而复始的海水 → 蒸发 → 陆地降水 → 淋洗冲刷 → 回流入海循环,使土壤中可溶性碘化物随其迁移入海,加重了自然环境中的碘缺乏;③ 海洋上空碘蒸汽很少被吹入内陆,形成沿海内陆空气碘浓度差异,内陆不易于得到补充。碘在自然界循环迁移的规律决定了 IDD 流行的地理分布特点:IDD 主要分布在地形倾斜、洪水冲刷严重,或降雨量集中、水土易流失的高原、山区、丘陵地区,一般规律是高原、山区多于平原,内陆多于沿海,农村多于城市。

3. 人群中的流行特点

碘缺乏病可以发生在任何年龄的人群,但不同年龄、性别,不同发育阶段和不同生理状态,需碘量是不同的,这就决定了 IDD 的人群分布特征:多发生在儿童、青少年及妇女(育龄妇女、孕妇及哺乳妇女)。由于妊娠、生育、哺乳等因素使女性需碘量高于男性,青春发育期需碘量增加,其患病率、发病率高于其他年龄组,而地方性克汀病主要受胚胎发育期母体碘缺乏的影响,患病率无显著性别差异。

(二)病因及发病机制

1. 病因

自然地理因素造成的环境缺碘是公认的引起 IDD 的主要因素。在缺碘地区,水、空气、农作物、动物都处于缺碘状态。人体通过食物(80% ～ 90%)、饮水(10% ～ 20%)、空气(5%),从环境中补充碘。当碘的每日摄入量低于 $40\mu g$ 或水中含碘量 $< 10\mu g/L$,即可造成碘摄入不足,出现 IDD 流行。

除环境碘缺乏外,还有其他一些因素对发病有影响。如含氰苷的木薯、玉米、花生、高粱、杏仁等在体内形成的硫氰酸盐可抑制甲状腺浓集碘,促进碘的排出;芥菜、甘蓝、卷心菜、萝卜含硫葡萄糖苷,其水解产物可抑制碘的有机化;硫脲类药物也可抑制碘的有机化,以上物质均有促进或加重缺碘而致甲状腺肿的作用,故称为致甲状腺肿物质。但如果碘摄入量充分,单纯此类致甲状腺肿物质不会引起甲状腺肿。另外,膳食中蛋白质、热量、维生素不足和高钙,环境中其他矿物质不平衡(镁、锰、铁高,硒、钴、钼低)等因素都可加重碘的缺乏。

2. 发病机制

碘摄取不足造成血浆碘化物的浓度下降,甲状腺滤泡上皮不能浓集足够的碘以合成甲状腺素,造成血液中甲状腺素水平低下。通过下丘脑-垂体-甲状腺反馈机制,刺激垂体前叶促甲状腺素(TSH)分泌增加,使甲状腺滤泡上皮细胞增生,滤泡增殖,甲状腺体代偿性肿大。由于长期持续性缺碘,这种增生性代偿超出了生理范围,表现为过度肥大,即为甲状腺肿。人的脑发育必须依赖甲状腺激素(特别是 T_4),它参与神经细胞的生长、增殖、发育并分化成具有不同功能的神经细胞核团,以及建立神经细胞之间复杂而广泛的联系网络的全部过程。在胚胎期及生后早期(大脑发育的时期)严重缺碘,可造成大脑不可逆的发育障碍而致克汀病。轻度缺碘造成的轻度智能损伤,没有明显的临床表现者称为亚临床克汀病。

(三)主要临床表现

1. 地方性甲状腺肿

轻者多无明显症状,严重者肿大的甲状腺可产生压迫症状。如较大结节压迫气管,可致呼吸困难、气短、咳喘等;压迫食管可有吞咽困难;压迫喉返神经可出现声音嘶哑、失音、痉挛性咳嗽等;压迫颈静脉可出现面部淤血等。

临床上对甲状腺肿的性质按三种类型描述：弥漫型，甲状腺均匀增大无结节；结节型，甲状腺上有一个或几个结节；混合型，在弥漫肿大的甲状腺上，摸到一个或几个结节。对甲状腺的肿大程度，可分为增大（不超过本人末节拇指）、Ⅰ度（< 1/3 拳头）、Ⅱ度（< 2/3 拳头）、Ⅲ度（> 2/3 拳头）和 Ⅳ 度（> 1 个拳头）。

2. 克汀病

克汀病主要表现为大脑和其他组织、器官分化发育受到严重损害，出现一系列以聋、哑、呆、小、瘫为典型特征的神经系统和体能障碍。所谓呆是指智力低下甚至痴呆；小是指身材发育落后，身材矮小，上、下身比例失调，行路不稳，甚至没有劳动能力；瘫是指严重的神经系统发育障碍，下肢痉挛性瘫痪。

按其临床表现，可分为三型：① 神经型，以痴呆、聋哑和下肢痉挛性瘫痪为特点，大部分患者属此型；② 黏肿型，甲状腺功能低下为主，全身黏液水肿、发育迟滞、身材矮小；③ 混合型，兼有前两型特征。

3. 亚临床克汀病

轻度缺碘或由于个体对缺碘耐受性高、机体代偿好，智能损伤比克汀病轻微，神经系统、听力、语言、生长发育、运动技能等临床症状不突出，常被误认为"正常儿童"，往往在入学后表现出智能方面的问题。其发病率远远高于典型克汀病，可达缺碘地区全部儿童的 5% ～ 15%，严重影响国民素质。

地方性克汀病、亚临床克汀病主要发生在从妊娠开始到出生后两年的脑发育关键期，多为不可逆性损害，无特效治疗办法，只能加强预防，减少发生率。

4. 其他表现

重病区妇女月经失调、不育症、排卵停止、流产、早产、死产，围生期婴儿死亡率高，先天畸形，出生缺陷，等等。

（四）消除 IDD 的目标和措施

1991 年世界儿童问题首脑会议通过了《儿童生存保护和发展世界宣言》及《执行九十年代儿童生存保护和发展世界宣言行动计划》，提出全球在 2000 年消除 IDD。中国政府为此制定了《中国 2000 年消除碘缺乏病规划纲要》，其中关键技术措施有以下方面。

（1）制订《食盐加碘消除碘缺乏危害管理条例》　规定全国 1996 年起全民食用碘盐，合格的碘盐标准为：碘盐加工生产场所（含批发单位）的碘盐中碘离子不低于 40mg/kg，销售单位不低于 30mg/kg，碘盐用户不低于 20mg/kg。

（2）重点人群　新婚育龄妇女、孕妇、哺乳期妇女、0 ～ 14 岁儿童，必要时补服碘油胶丸。

（3）食物补碘　要开展宣传教育，提倡多吃含碘丰富的海产品：海带、紫菜、鱼、虾、贝等食品。

（4）开展新生儿脐带血或生后 3 天内足跟血检测　用放射免疫法检查 TSH 含量，及时发现、及时治疗甲状腺功能低下儿，杜绝克汀病新发。

三、地方性氟病

地方性氟病又称为地方性氟中毒，它是指环境中氟含量过高，人体长期摄入氟过多而引起的一种慢性中毒性地方病。病变主要侵犯骨骼和牙齿，但可同时累及中枢神经、心血管、胃肠道、肌肉等多系统,因此是一种全身性疾病。

(一) 流行特点

1. 流行现状

本病流行广泛,遍布世界各地。据1994年统计,我国病区人口达3.2亿,分布于1320个县,氟斑牙现患者4289万人,氟骨症现患者238万人。

2. 高氟的地理分布特点

由于原生地质条件形成的特点,使某些地区的矿层、土壤、天然水源及农作物氟含量富集,称为高氟地区。由于高氟来源的环境介质不尽相同,形成的高氟地区的类型也不同,通常有下列三种类型。

(1) 饮水型　氟的化学性质活泼,自然界的氟都以化合物形式以近百种含氟矿物存在。绝大多数矿物中的氟化物均可溶于水,迁移能力很强,致使饮水中含氟过量。此型分布面积十分广泛,危害人口多,病区与非病区呈交叉间杂形式存在。在我国有下列三种亚型:

1) 干旱、半干旱地区:蒸发量高、降雨量少使浅层地下水蒸发浓缩,含氟盐类积聚而成高氟水,多属富含氟的盐湖、盐渍地、低洼地。此型高氟区在我国由东北向西北带状分布,如黑龙江、吉林、山西、陕西、宁夏、甘肃、青海等省份的部分地区。氟在地面水中含量通常 < 0.5mg/L,浅层地下水 < 1.5mg/L。但在上述高氟区多在 1.6 ~ 10mg/L,甚至更高,如陕西定边达32 mg/L,宁夏灵武最高为 40 mg/L。

2) 富氟岩石矿床区:经风化、淋浴、吸附作用,氟从岩石中释放出来进入土壤或溶入流经的地下水中。此型高氟区呈散在分布,如山东烟台、贵州贵阳、浙江武义、河南洛阳等。

3) 温泉与地热水地区:高温、高压条件下,地下水易溶入氟化物。此型高氟区呈散在局限分布,如浙江义乌、福建龙溪等。

(2) 煤烟型　多为高寒山区或气候寒冷、潮湿、烤火期较长的地区。水无明显高氟,但煤炭矿层储量多,且含氟量极高。当地居民在室内燃煤取暖、做饭,并习惯用煤火来烘烤食品,造成室内空气和食物严重污染。此型见于湖北鄂西、宜昌,四川绵阳、万县,贵州毕节和云南昭通等地。

(3) 食物型　此型高氟区不多见,是由于天然食物如井盐、砖茶含氟超量。

3. 人群中的流行特点

氟斑牙患病率无性别差异。氟骨症患病率女性多于男性,20岁以上人群患病率增加。高氟与胎儿损伤存在明显的定量关系。饮水中的氟可以由母体的胎盘传输给胎儿,当母体尿氟含量在 2mg/L 以上时,胎儿骨骼的病理改变的发生率高达 45.5%。饮水型病区儿童骨生长发育障碍发生率在30% ~ 46%之间,迁出病区或改饮低氟水2年以后可使骨骼生长发育障碍率下降到正常水平。

(二) 病因及发病机制

1. 病因

饮水、燃煤中高氟是主要原因,同时饮水中的低钙可加剧骨生长发育的障碍,饮水中高铜、高铁、高锰和低锌等也都是地方性氟中毒的重要伴发危险因素。氟过量造成的各种病变损害与氟摄入量呈正相关,见表2-1。

表 2 - 1　水含氟量与其毒性关系

水含氟量(mg/L)	作用及毒性表现
1	预防龋齿
2	氟斑牙
5	引起骨硬化症
8	10% 骨硬化症
20	氟骨症(伴有残疾)
50	甲状腺病变
100	生长发育迟缓
125	肾脏病变或异常
2.5 ～ 5.0g/L	死亡

2. 发病机制

(1) 破坏钙磷代谢　过量的氟进入人体后与钙结合形成氟化钙,主要沉积于骨组织中,少量沉积于软骨中,使骨质硬化,甚至骨膜、韧带及肌腱等硬化,从而引起一系列症状。氟与钙结合使血钙减少,从而刺激甲状旁腺激素分泌增多,溶骨作用加强,加速了骨的吸收,使骨质疏松或软化,此种现象更多见于产妇及哺乳期妇女。

(2) 抑制酶的活性　氟与钙、镁结合成难溶的氟化钙及氟化镁,故体内许多需要钙、镁参加的酶活性被抑制。如抑制烯醇化酶和琥珀酸脱氢酶等,使三羧酸循环障碍,糖原合成减少,可致骨组织营养不良;抑制骨磷化酶,导致骨组织钙盐的吸收和蓄积障碍。

(3) 对牙齿的作用　氟通过两种途径而具有防龋齿的作用,一是取代牙釉质中的羟磷灰石的羟基而形成氟磷灰石,提高牙釉质的机械强度和抗酸腐蚀强度;二是抑制口腔中的乳酸杆菌,降低其分解碳水化合物的产酸活性。但是,体内进入过量氟,大量沉积于牙组织中,可影响牙釉质形成正常的棱柱状规则结晶结构,形成不规则的球状结构,产生斑点、缺损或条纹,同时牙釉质的硬度减低、质脆易碎裂,甚至可早期脱落。

(三) 主要临床表现

1. 氟斑牙

根据临床表现的程度不同分为三型:

(1) 白垩型　斑状、片状或整个牙面无光泽,粗糙似粉笔外观。

(2) 着色型　牙面呈黄、黄褐、黑褐色,并逐步加重。

(3) 缺损型　牙釉质脱落,呈点状、片状或地图形凹陷,或广泛的黑褐色斑块,且有浅窝或花斑缺损,深度仅限于釉质,而牙本质无明显病变。

2. 氟骨症

摄入过多氟可引起骨密度增加、骨质变硬、骨质增生(肌肉、腱及韧带附着部位特别明显)、骨皮质及骨膜增厚,表面凹凸不平,韧带钙化。

(1) 轻度　只有临床症状,如腰、膝及全身关节痛,伴有僵硬感,活动后可缓解。可伴有头痛、头晕、乏力、蚁走感等非特异性神经系统症状以及消化系统症状。

(2) 中度　除上述症状外,还有骨关节功能障碍。如屈肘时手不能搭肩,上举不到180°,下蹲时足跟不能着地,脊柱关节活动范围小等。

(3)重度　骨关节障碍甚至出现畸形,劳动能力基本丧失。如驼背或脊柱僵硬似板状,肢体活动严重受限,如不能洗颈梳头,基本不能下蹲和屈膝,只能站立大小便,行走困难。

(4)极重度　严重的骨骼变形,肌肉萎缩僵硬,不能行走活动,甚至发生截瘫,完全丧失生活自理能力。

(四)防治措施

1.预防

减少氟的摄入量是根本性的预防措施。饮水型以改水降氟为原则,而煤烟型以改灶防污染为主。做好预防不仅能控制新发,而且对原有的氟骨症患者也可起到一定治疗作用。常用的方法有:① 人工降氟法,是在用混凝沉淀剂对水进行净化处理的同时,可将水中的氟去除,有明矾法、三氯化铝法、过磷酸法及骨炭法等;② 改用低氟水源,如引用江、河、水库的地面水,打低氟的深井以及收集、储存天然降水等;③ 生态环境的综合治理,改造盐碱土壤、疏通河道、植树造林,以减少氟化物积蓄;④ 进行防氟健康教育,改变不良生活习惯,改善营养,增强体质等。

2.治疗

结合环境监测和人体健康检查,早期发现、早期诊断和早期治疗。氟斑牙可采用涂膜覆盖法、复合树脂涂抹、GD 可见光固化复合树脂修复;氟骨症除矫形外科和支持疗法外,尚无确切有效疗法,可采用蛇纹石(天然镁硅酸盐)复方制剂、钙剂、维生素 D、维生素 C、氢氧化铝等减少氟吸收,促进其排泄。

第三节　环境污染与健康

环境污染(environmental pollution)是指由于人为或自然的因素,使污染物进入环境,超过了环境的自净能力,使得环境的组成与性质发生改变,造成生态平衡失调,进而对人类健康产生直接、间接或潜在的有害影响的现象。简言之,就是由于有害物质或能量的介入使环境质量恶化的现象。

工业革命以来最大的环境问题是严重的污染,如大气污染、水体污染、土壤污染、食物污染、噪声污染、农药与化肥污染和核污染等。

一、环境污染物及污染源

(一)环境污染物

进入环境并造成环境污染和环境破坏的有害物质称为环境污染物(environmental pollutant)。环境污染物是一个广义的概念,它不仅指物质,也包括了能量,如热能、噪声、电磁波等。环境污染物按性质可划分为三类:

(1)化学性污染物　是造成环境污染的主要污染物,复杂而多样,如有毒气体、重金属、石油和石油化工、农药、化肥等。

(2)物理性污染物　如噪声和振动、电磁辐射、电离辐射、废热等。

(3)生物性污染物　如病毒、细菌、真菌、寄生虫卵等。

另外,环境污染物按进入环境后变化分为一次污染物和二次污染物。一次污染物是指从污染源直接排放到环境中的污染物;二次污染物是进入环境中的一次污染物与环境中的物理、化学、生物因素相互作用后转化形成的继发性污染物,如汽车尾气(一次污染物)与环境中的紫外线、微粒相互作用产生光化学烟雾(二次污染物)。二次污染物的毒性和危害往往比一次污染物的大。

(二)环境污染源

向环境排放污染物或对环境产生有害影响的场所、设备、装置称为污染源(pollution source)。污染源可分为自然污染源和人为污染源两类。

自然污染源是自然形成的,如火山爆发、森林大火、洪水、沙尘暴等。但相对于整个生物圈来说,自然污染范围较小,易于自净,危害是局部的。而对人类影响广、危害大的是人为污染,主要污染来源有以下几方面。

1. 生产性污染

生产性污染是主要污染来源。工业生产过程中产生大量三废(废气、废水、废渣),其中含有可对环境造成危害的成分,主要是各种化学物质。如不按国家法律规定的排放标准进行排放,生产设备、管道密闭不良造成有害物质的跑、冒、滴、漏等,在生产、运输、贮存过程中发生意外事故排放等,都可引起环境污染。农业生产中农药化肥的长期大量使用会造成土壤、水、空气、食物不同程度的污染,造成农作物、畜禽产品、水产品及野生生物中的农药残留。

2. 生活性污染

日常生活中产生的废弃物,如垃圾、粪便、污水等,若处理不当也可污染环境。目前,城市人口增长,垃圾数量剧增,塑料、玻璃、金属、废旧电池、化纤等成分增加,无害化处理难度加大,以至于造成了大都市垃圾围城、水源污染、危害生态等严重环境问题。千家万户的燃煤炉灶,不但造成城市取暖季节的严重大气污染,而且生成的一氧化碳、二氧化硫、烟尘还造成室内空气污染。大量使用含磷洗涤剂,可促成水体富营养化。粪便、医院污水、屠宰场污水,可带来致病微生物和寄生虫卵的污染,引起传染病、寄生虫病的发生和流行。

3. 交通性污染

使用汽油、柴油为燃料的汽车、火车、飞机等交通运输工具的动力装置,可排放大量碳氢化物、氮氧化物等,并产生噪声;船舶水上事故也可造成水体的污染。

4. 其他污染

电视塔和其他电磁波通讯设备会产生各种电磁辐射污染。原子能和放射性同位素应用机构的放射源、放射性废弃物,由于核泄漏、保管处理不当等,可致放射性污染。

二、污染物在环境中的变迁

(一)环境自净

环境自净(environmental self-purification)是指少量污染物通过环境,经过各种自然过程,使污染物浓度或总量降低,使环境复原的过程。自净作用使环境具备了对环境污染物的缓冲、降解能力。自净作用包括物理作用、化学作用、生物作用。

1. 物理作用

物理作用包括稀释、混合、扩散、凝聚、沉降、挥发、滤过、吸附、淋洗等。物理净化能力的强弱取决于环境的物理条件(温度、湿度、风速、降水等)和污染物本身的物理性质(比重、形态、粒度等)。

2.化学作用

化学作用包括氧化、还原、化合、分解、络合、中和等。通过化学作用,污染物的化学结构发生改变,从而降低或消除其环境危害性。如含氮化合物可氧化为硝酸盐而无机化。但有的污染物经化学作用后会生成危害更大的二次污染物。

3.生物作用

生物作用包括生物吸收、分解、降解和转化等。如植物可吸收空气中的二氧化硫,每公顷柳树每年可从大气中吸收二氧化硫约 700kg;凤眼莲可吸收水体中的汞、镉、砷等污染物;球衣菌可分解酚、氰形成二氧化碳和水。

环境自净有一定限度,污染、自净在一定条件下、一定范围内达到平衡,是环境保持稳定的基础。但如果环境污染超过了限度或条件改变,都会影响环境的自净能力,最终引发环境污染或环境破坏。

(二)生物转化

污染物进入生物体内,在酶系统的催化作用下发生的代谢转化过程,称为生物转化。经生物转化后,污染物的毒性可能降低或反而增强。如污染水体的无机汞沉积在水底淤泥中,经微生物酶催化转化为毒性更强的甲基汞。

(三)生物富集

生物富集是指某些有蓄积性的污染物进入生物体内并在体内逐渐蓄积,再通过食物链的逐级转移,使生物体内该物质的浓度逐渐提高,超过环境中浓度的现象。某种化学物在生物体内的浓度与生物生长环境中该物质浓度之比,称为富集系数。越接近食物链末端,富集系数越高,如水体中农药 DDT 的富集系数为:水中浮游生物约 1000,鱼 40000,食鱼鸟 1000000,导致食鱼鸟大批中毒或死亡。

发生生物富集现象必须具备的条件是:① 环境中的化学性污染物易为各种生物吸收;② 进入生物体内的化学性污染物较难分解和排泄(有蓄积性);③ 化学性污染物在生物体内逐渐积累时,一定时间内不对该生物体造成致命伤害;④ 生物富集通过食物链进行。

三、环境污染对健康的影响

环境污染通过极其复杂的直接或间接的途径和方式影响人类健康,其对人类健康的影响是多层次、多因果的,是环境、社会、经济等因素相互作用的总和。

(一)人体对环境污染的反应

人体是一个具有应对环境变化的缓冲和调节机制的复杂系统。因此,如果按照污染强度从弱到强这样一个逻辑考察人体对环境污染的反应,得出人体反应是一个从正常调节到代偿状态,直至失代偿状态的过程(图 2-1)。

在一定范围内,人体可通过生理调节来适应环境的异常改变。例如,少量污染物进入人

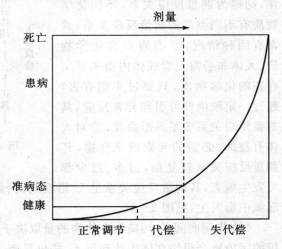

图 2-1 人体对环境污染的反应过程

体,机体通过代谢转化、贮存及排泄等功能,使其在体内解毒或从体内消除而不致损伤。如果环境的异常变化超出了人类正常生理调节范围,则可引起组织和器官某些功能和结构的变化,但尚未出现明显的特殊病理损伤、临床症状和体征,这一过程称代偿状态。此时如环境因素停止作用,机体可向恢复健康方向发展;如果环境因素继续作用,则出现代偿功能障碍,机体出现病理反应,从而表现出相应的临床症状和体征,称为失代偿状态。从预防医学角度来看,人体处于代偿状态,不能认为是健康,而应视为疾病早期。研究亚临床改变,进行有效的干预,是疾病预防的关键环节之一。

从群体的角度来观察,由于个体条件的差别,人群中那部分敏感的个体易受环境因素损害而被称为高危人群,主要是老、幼、病、弱、孕妇,甚至胎儿。另外,还有高暴露人群,如职业人群等。保护敏感人群是预防环境因素损害的工作重点。及早发现高危人群并采取相应措施,可显著降低整个人群的发病率和死亡率。

(二)影响环境污染物对人体作用的因素
环境污染物对人体健康能否造成危害以及危害的程度,主要与下列因素有关。

1.污染物的化学结构
化学结构决定了污染物的理化特性以及毒理作用,直接影响其对人体的危害性质和程度。这是因为污染物的生物活性、在环境中的稳定性、蓄积性、生物转化与生物富集作用等都与其理化特性有关。例如:废气中的一氧化碳和二氧化碳在化学结构上只差一个氧原子,但它们的毒性却完全不同。

2.作用条件
污染物的作用条件主要是指接触剂量、作用时间及进入人体的途径。

(1)接触剂量 随剂量的不同而效应不同,两者之间的变化规律称为剂量-效应关系。如以某种效应在人群中的发生率或反应率表示此规律,则称为剂量反应关系。不同化学物质有不同类型的剂量反应关系,通常有两种情况:① 有毒有害化学物质、人体非必需元素或体内尚未证实存在的化学物质,只要过多则有害,超过一定限值即可引起异常反应,其剂量反应关系多呈 S 形曲线;② 对人体有益的、必需的元素或化合物,其剂量反应关系较复杂,过多、过少都

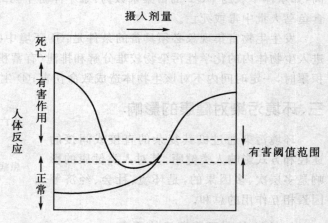

图 2-2 必需元素与非必需元素的剂量反应关系

可发生危害,其剂量反应关系呈 U 形曲线。例如,氟过少可导致龋齿发病率增高,氟过多将引起氟中毒发生,见图 2-2。

(2)作用时间 污染物在体内的量取决于摄入与排出的速率。摄入量恒定时,生物半衰期短的污染物会很快在体内达到摄入、排出平衡,其体内含量不再随时间而增加。而许多污染物在人体内具有蓄积性(生物半衰期长),达到摄入、排出平衡需要很长时间。因此在一定时间,污

染物在体内的含量与作用时间呈正比,会造成污染物蓄积(物质蓄积)而达到中毒阈值,产生危害。值得注意的是,有些污染物可能并无物质蓄积性,但其造成的轻微不可复损伤可以随作用时间积累(功能蓄积),从而造成危害。

（3）进入人体的途径　　污染物接触机体的途径不同,其吸收速度、分布、首先到达的器官与组织不同,代谢过程也不相同,因而影响到污染物毒作用的性质、程度及出现的早晚。例如,职业环境中的金属汞在消化道、皮肤基本不吸收,但却容易以蒸汽形式由呼吸道吸收造成危害。

3. 个体感受性差异

个体感受性差异主要取决于年龄、性别、健康状况、营养、生理状态、免疫以及遗传因素等。例如,1952年英国伦敦烟雾事件死亡的人中,80%是原患有心、肺疾病者。

4. 多种因素的综合作用

环境污染物对人体的作用,常常是多种化学物质同时并存于环境,如化学污染物可与吸烟、饮酒、药物等因素同时存在;还可与其他环境因素如物理、生物以及社会因素同时存在。同时存在的多因素联合作用可呈现独立作用、相加作用、协同作用,也可呈现拮抗作用。例如,空气中 SO_2 和飘尘对慢性呼吸系统疾病的发病具协同促进作用。

（三）环境污染对人群健康影响的特点

1. 广泛性

指环境污染影响的地域和人群广泛。可以是整个城镇或整个区域,甚至可以是全球性的污染。受影响人群不仅是青壮年,还包括老、幼、病、弱,甚至胎儿。

2. 长期性

环境污染物的剂量和浓度一般较低,但作用时间长,甚至贯穿终生。由于是小剂量、低浓度,以慢性和潜在性危害为主,往往需长期暴露才能显示危害,短期内不易察觉。

3. 复杂性

多种环境因素、多种污染物同时存在,在环境中变化复杂,又经多种途径进入人体,对机体产生极其复杂的综合作用。环境污染还可通过其他间接因素,如社会经济因素影响健康。

4. 多样性

一种污染物可具有不同的生物效应,对人群健康的影响是多种多样的。如局部作用或全身作用,急性中毒或慢性中毒,近期危害或远期危害。

（四）环境污染对健康的损害

环境污染与破坏等造成的危害称为公害,因公害而导致的区域性疾病称为公害病(public nuisance disease)。根据损害的性质分为特异性危害(包括急性危害、慢性危害和远期危害)和非特异性危害。

1. 特异性危害

（1）急性危害　　由于污染物浓度在短期内突然增高,使周围人群发生急性中毒、发病和死亡。例如,燃煤时排出大量的二氧化硫和烟尘,气温逆增时,由于二氧化硫和烟尘不能及时扩散、稀释,浓度急剧升高,导致烟雾事件。又如,汽车尾气中排放的氮氧化物和碳氢化物以及工厂烟囱排放的废气,经强烈的日光照射,发生光化学反应,产生蓝色烟雾,称为光化学烟雾,当其浓度超过 $0.2 \sim 0.3 mg/L$ 时,可使人发生急性中毒,表现为眼睛红肿疼痛、上呼吸道刺激症状(咽喉疼痛、喘息、咳嗽)、血压下降及呼吸困难等,严重时发生昏倒。

案例 2-1

美国洛杉矶光化学烟雾事件

二十世纪中期,在美国西海岸城市洛杉矶大街上,每天有 250 万辆汽车在行驶中燃烧掉 1100 吨汽油,产生大量废气,碳氢化合物、氮氧化合物、一氧化碳在太阳紫外线照射下发生化学反应,生成臭氧、过氧乙酰硝酸脂等强氧化剂,形成浅蓝色烟雾,四处弥漫,笼罩着整个城市上空,很多人接触有害气体后便眼睛红肿、咽喉痛痒、头晕、胸闷、呼吸困难。三天时间,全市四百多位六十岁以上的老人因此而死亡。光化学烟雾发生后,离市区一百多公里的森林成片地死掉,当年水果减产一半以上。这次光化学烟雾事件是全球第一次有记录的因汽车尾气排放而引起的严重空气污染。1955 年和 1970 年洛杉矶又两度发生了光化学烟雾事件,前者有 400 多人因中毒、呼吸衰竭而死,后者使全市四分之三的人患病。

讨论:光化学烟雾的主要成分及其对人体健康的主要危害作用是什么?防止光化学烟雾可采取哪些预防措施?

(2)慢性危害　环境污染物常常以小剂量、低浓度的形式存在,经过长期反复作用,污染物在体内蓄积、损害不断累积而造成慢性危害。慢性危害从污染到危害之间时间跨度大,因果关系难以明确,慢性危害较为潜匿。理化性质稳定、具有蓄积性的污染物易造成慢性危害。例如,汞、镉污染环境造成的水俣病(慢性甲基汞中毒)、痛痛病(慢性镉中毒)是最为典型的慢性危害。

1)水俣病:日本熊本县水俣镇一家氮肥公司排放的废水中含有汞,这些含汞废水排入海湾后沉积在水底淤泥中,经过微生物的转化,形成甲基汞。甲基汞在海水、底泥和鱼类中富集,人通过长期食用受甲基汞污染的鱼类、贝类而中毒。当时,最先发病的是爱吃鱼的猫。中毒后的猫出现痉挛、步态不稳等。1956 年,出现了与猫的症状相似的患者。因为开始病因不清,所以用当地地名命名。患者主要是小脑、大脑皮层和末梢神经受损,出现感觉障碍、共济失调、视野缩小、听觉语言发生障碍、眼球运动异常、智力障碍、震颤无力等症状。1991 年,日本环境厅公布的中毒患者仍有 2248 人,其中 1004 人死亡。

2)痛痛病:首先发生在日本富山平原神通川两岸地区,是由于人们长期食用含镉废水污染的食物和水引起的以全身疼痛为临床特点的一种公害病。患者可见腰痛、背痛、骨关节疼痛,疼痛程度可逐渐加剧,范围扩大遍及全身。

(3)远期危害　环境污染物除直接作用于暴露者器官、组织、细胞而导致急、慢性危害外,更严重的是可诱导人类遗传物质变异,使污染物的危害延伸到子代细胞或子代个体,表现为致突变、致癌、致畸胎,称为远期危害,又称远期效应或"三致"作用。所谓远期是相对于急慢性危害的即时性、直接性而言。

1)致突变作用:突变是指人体遗传物质在一定条件下发生的变异。从发生原因上分类,突变分为自发突变和诱发突变。自发突变原因尚未阐明,大多数突变是由环境因素引起的诱发突变。按观察水平,突变又分为基因突变和染色体畸变两大类型。若突变发生在体细胞,可能出现异常的生物学特征,导致细胞死亡、癌变;若突变发生在生殖细胞,变异可以影响到下一代。生殖细胞突变可导致妊娠障碍,出现不孕、流产、早产、死胎,或引起包括畸形胎儿在内的各种危害。环境中常见诱变源有电离辐射、紫外线、苯并(a)芘、多环芳烃、苯、亚硝胺等,以及某些真菌毒素及病毒等。

2) 致癌作用:恶性肿瘤死亡率不断上升主要应归咎于环境致癌因素及不良的行为生活方式。据估计,人类癌症的发生 80% ~ 90% 与环境因素有关,其中化学因素占 90%,物理和生物因素各占 5%。据报道,能够引发动物产生肿瘤的化学物质有 1000 多种,证实对人致癌的有数十种。1998 年 3 月,国际癌症研究所(IARC)根据对人致癌证据的充分可靠程度对已知的致癌物进行了再评价,将其分成四类五组:① 一类,确认致癌物,如联苯胺、β-萘胺、苯、石棉、氯乙烯、黄曲霉毒素、己烯雌酚、氡及其衰变物、砷、铍、镉等 70 余种;② 二类,A 组,可能致癌物,对人致癌证据还需补充,B 组,可疑致癌物,对人致癌证据尚不够充分;③ 三类,未定致癌物,现有证据不足以将其划入其他各类;④ 四类,非人致癌物(仅己内酰胺一种),已有证据表明对人不致癌而仅对动物致癌。此外,物理因素如紫外线照射、电离辐射,生物因素如乙型与丙型肝炎病毒、EB 病毒,也被认为与人类某些肿瘤有确切关联。

3) 致畸作用:致畸作用是指环境污染因素干扰胚胎的正常发育,使其发育缺陷形成畸形的过程。胎儿发育过程的前三个月是系统发育期,器官组织正在分化形成,对外界干扰因素非常敏感。人类致畸物有放射线、甲基汞、一氧化碳、多氯联苯、酒精、碘缺乏、维生素 A 缺乏与过多、农药(2,4,5-涕)、药物反应停以及某些抗生素、激素等。风疹病毒已被确认对胚胎发育有干扰。

2. 非特异性危害

非异性危害主要表现为环境污染降低人群免疫力,使某些多发病、常见病的发病率、死亡率增高或病情加重。例如,二氧化硫、烟尘等空气污染物能诱发炎症,使居民结膜炎、鼻炎、咽炎、喉炎和气管炎患病率增加,特别是慢性支气管炎、支气管哮喘、肺气肿的高发,环境污染物并不是前述疾病的直接病因,只是此类疾病的诱因和加重因素。

四、环境污染的防治措施

环境污染防治是一个系统工程。其基本指导思想是环境污染不是孤立的现象,应将环境作为一个有机整体,综合考虑各种因素,最大限度地合理利用资源,用最经济的方法获取最佳的防治效果。要综合考虑各种环境因素,而不是着眼于其中某一环境因素;要综合考虑生态、资源、经济和人类健康等各方面,而不是局限于其中某个单一目标。

环境保护是涉及整个人类生存、健康和发展的事业,是关乎国家命运的重大问题。我国政府已将环境保护列为一项基本国策。1994 年,我国国务院即通过了《中国 21 世纪议程》,阐明了中国可持续发展的战略和对策。进入 21 世纪后,我国又提出了构建和谐社会和科学发展观。我国是一个人口众多、人均资源短缺的国家,只有通过和谐、科学的发展战略和依靠科技进步才能从根本上解决环境问题,以打破贫困、人口过度增长、环境污染与退化的恶性循环。

(一) 环境规划

我国将环境规划纳入国民经济和社会发展的总体规划之中始于上世纪 70 年代初。环境规划就是对一定时期内的环境保护目标和措施作出规定,科学合理地协调社会、经济发展与环境代价的矛盾,达到保护环境、维护生态平衡的目的。具体计划:城市和区域规划中要注意实行功能分区、合理布局;绿色资源、矿产资源、能源、水利等开发要结合环境评估,与生态养护相协调;工业、农业、服务业、生活等污染排量要与环境质量相协调,并逐步减少排量,以利于环境及其生态的恢复。

(二) 环境立法与管理

对环境保护的行为规范作出规定,通过立法干预、国家监督来强制实施。我国于1972年开始试行,并于1989年正式颁布了《中华人民共和国环境保护法》。20年来我国相继制订了如《水法》、《水污染防治法》、《大气污染防治法》、《食品卫生法》、《农药安全使用规定》、《传染病防治法》等;卫生部门还制订了与防治污染及其健康危害直接相关的《工业企业设计卫生标准》、《生活饮用水卫生标准》、《食品卫生标准》、《城市区域噪声标准》等一系列卫生标准,逐步形成符合国情的、完整的环境管理法制体系。

(三) 环境教育

环境教育的目的就是充分利用各种宣传媒介和教育方式,提高公众的环境知识水平和环境伦理、生态文化素养,从而规范个体与环境相关联的行为。环境污染有一半来自于家庭,环境污染行为和事件绝大多数与个体知识贫乏、意识淡薄有关。保护环境不单由国家承担,也是每一个家庭、每一个人应尽的义务,提高公众的环保意识和科学发展意识,能促使人们的行为与环境相和谐,使保护环境成为一种社会公德。

(四) 技术措施

采用工程技术措施来消除和减少污染物排出,净化、利用和治理污染物,是环境保护的一项基本建设,是可持续发展的根本性措施。

1. 改革工艺

使用无毒或低毒的原材料,改革生产工艺或更新设备。研究和开发无公害、少污染、能耗低的生产技术、交通运输工具,发展绿色产品,减少单位产出的废物排出量。

2. 合理利用能源与资源

把环境保护纳入企业生产经营管理轨道,节能降耗,减少物料流失,回收利用可燃气体、余热、余压,工业三废要回收再生、交叉利用、变废为宝,建立闭合生产流程,防止跑、冒、滴、漏和事故排放。积极开发采用无污染、少污染的能源。

3. 污染物处理

对无利用价值的工业"三废"要进行净化处理,达到国家排放标准。城市生活垃圾、人畜粪便、污水等集中进行无害化处理。对可能含多种病原微生物、放射性废物的医院污水,经专门的消毒处理后排放。

4. 发展生态农业

现代生态农业以生态学原理和生态经济学原理为指导,多层次利用生物有机质,使废弃物资源化、物质循环再生,节约使用资源,减少化肥、农药施用量,减少对环境产生污染,提高产品的安全性。

(五) 环境污染与健康关系的研究

为避免环境污染对健康的损害,防止公害病、环境相关疾病的发生和流行,以及为环境污染的治理、环境管理及决策提供科学依据,必须开展环境对人群健康影响的系统研究,包含以下方面。

1. 环境卫生监督

应用现代化学分析与检测技术对各种化学污染物在环境介质、人体生物材料中的含量水平进行测定分析,对环境物理因素,如噪声、热能、放射性、电磁波、振动等能量污染进行测量。从这些测定得到的数据,可了解污染物在环境中的时空分布、人群的总暴露量及人体内负荷的变化。

2.人群的医学监护

对暴露人群,特别是高危人群进行定期的健康检查和询问调查,作为人群健康状况分析评价的依据,有利于早期发现健康损害,进行及时必要的干预和处理。

3.环境污染对人群健康影响的调查与研究

用环境流行病学人群调查方法,找出环境因素暴露的剂量反应关系,了解全面的健康反应谱,弄清高危人群效应特征及敏感形成的原因。用实验研究方法,从整体、细胞、亚细胞到分子水平上,揭示环境因素可能产生的各种健康危害的性质、特征及其机制,特别是寻找低剂量水平下早期的亚临床特异与非特异损伤的灵敏指标,并开展远期效应的深入研究。

4.不明原因疾病的环境病因探讨

依据所研究疾病或健康效应的临床特征、发病和死亡统计资料以及可疑环境因素的线索调查结果,通过逻辑推理确定因果联系的假说,并建立研究模型对假说进行检验和验证,从而确定造成该疾病或健康效应发生发展的环境因素。

目标检测

一、单项选择题

1.水俣病、痛痛病属于( )

A.职业病　　B.公害病　　C.地方病　　D.传染病　　E.工作有关疾病

2.生活污染来源不包括( )

A.生活污水　　B.垃圾　　C.人畜粪便　　D.工业三废　　E.以上都不是

3.水中某些污染物可通过水体中的生物放大作用,使生物体内含量大大高于水体中的浓度,这种作用叫做( )

A.还原反应　　B.食物链　　C.生物转化　　D.生物富集　　E.氧化反应

4.预防人群碘缺乏病的最方便、实用、有利于大面积预防的措施是( )

A.在食盐中加碘　　B.肌注碘油　　C.消除其他致甲状腺肿的物质

D.净化或更换水源　　E.服用含碘药物

5.不属于环境污染引起的疾病是( )

A.地方病　　B.传染病　　C.食物中毒　　D.职业病　　E.公害病

二、名词解释

1.环境　2.食物链(网)　3.生态平衡　4.环境污染　5.生物富集

三、简答题

1.简述人与环境的辩证关系。

2.碘缺乏病的流行特点是什么?如何预防?

3.地方性氟病的主要临床表现和预防措施有哪些?

4.简述环境污染对人群健康影响的特点及危害。

5.环境污染防治措施包括哪几个方面?

第三章　生活环境与健康

学习目标

【掌握】 大气污染物及主要来源；大气污染对健康的危害及防治措施；室内空气污染的来源、危害及预防控制措施；生活饮用水的基本卫生要求；营养素的种类及其食物来源，三大产热营养素的适宜供能比例；食物中毒的概念、特征。

【熟悉】 生活饮用水消毒的原理及影响因素；平衡膳食的定义及基本要求；食品污染的概念、分类及其危害；引起细菌性食物中毒的食物、临床特征、防治原则和食物中毒调查的主要方法。

【了解】 土壤的污染及其危害。

预防案例

　　1952年12月5日开始到12月8日，英国首都伦敦市出现逆温层，由于城市处于盆地、高气压中心位置，垂直和水平的空气流动均停止，连续数日无风。恰逢伦敦冬季市民多使用燃煤取暖，市区内还分布着许多以煤为主要动力能源的火力发电站。由于逆温层的作用，再加上连续数日的大雾天气，使煤炭燃烧产生的大量二氧化碳、一氧化碳、二氧化硫、粉尘等气体与固体污染物笼罩在城市上空并逐渐蓄积。许多伦敦市民逐渐感到呼吸困难、眼睛流泪并红肿疼痛，发生哮喘、咳嗽等呼吸道症状的患者明显增多，进而因呼吸系统疾病死亡的人数急剧增加。在发生烟雾事件的一周内，老年人群死亡率、婴幼儿的死亡率分别为历年平均水平的3倍和2倍，伦敦市因支气管炎、冠心病、心脏衰竭、结核病等原因死亡人数也在增加，分别为发生烟雾事件前一周的9.5倍、2.4倍、2.8倍和5.5倍，肺炎、肺癌、流行性感冒等呼吸系统疾病的发病率也在增加，伦敦市死亡人数达4000人。在之后的两个月内，又陆续有近8000人因烟雾事件而死于呼吸系统疾病。这是20世纪全球最大的由燃煤引发的城市大气污染事件。

　　思考：引起此次大气污染的原因是什么？此次大气污染对人群产生了哪些健康损害？如何预防此类事件的发生？

第一节　大气环境与健康

　　包围地球表面并随地球旋转的大气环境又称大气圈，是人类赖以生存的物质环境之一，人体需要通过呼吸作用不断与外界进行气体交换，因此，大气环境的理化性状和清洁程度对人类生活、健康与疾病有着广泛的直接或间接的影响。

一、大气的理化性状与健康

（一）大气垂直结构

大气环境的理化性状随高度变化而变化，根据大气的垂直温度变化、电离状态、化学成分，可将大气垂直结构划分成对流层、平流层、中间层、热层和外逸层。

1. 对流层

对流层是最接近地面且密度最大的一层大气环境，厚度约 8～18km，平均厚度约 10km。该层大气温度自地面起随高度的增加而降低，常用气温垂直递减率来描述高度每增加 100m 气温下降的度数，正常情况下气温垂直递减率为 0.65℃/100m。热空气上升，冷空气下降而形成大气的垂直对流，因此称为对流层。对流层是大气环境中对流最旺盛的区域，越接近地面温度越高，而且由于接近水汽的来源（如海洋、湖泊、森林、沼泽），故水汽含量很高，大气中的水汽约有 80% 存在于对流层，因此它也是蒸发、云、雨、雪等主要天气现象最常发生的区域。人类及人类活动产生的大气污染物绝大部分在对流层内活动，因此该层与人类健康关系最为密切。

2. 平流层

平流层位于对流层之上，厚度约 10～50km 之间。该层内大气稀薄，特别稳定，大气运动以水平流动为主，不易产生垂直对流，因此称为平流层。在高约 22km 以下，有一层大气其温度不随高度增加而变化，气温恒定在 −55℃ 左右，该亚层称同温层，在此亚层之上大气温度随高度增加而增加。在高约 25～35km 处还有天然形成的厚约 20km 的臭氧层，其厚度会随季节、消耗而变动。臭氧层能有效吸收对地面生物有杀伤作用的短波紫外线和来自宇宙的射线，保护地球上的生物免受这些射线的伤害。平流层因为特别稳定，而且没有降水，适于高空飞行。但平流层可含少量大气污染物，污染物一旦进入其中则不易清除。大气中的悬浮微粒物（如火山灰、污染物、核爆辐射尘等）可停留于平流层数个月甚至数年之久。

3. 中间层

中间层位于平流层之上至 85km 处。该层大气更稀薄，因没有特殊的加热过程，大气温度随高度的增加而迅速降低，越高处越冷，其顶部温度可降至 −92℃，是大气层中最冷的地方。中间层也存在明显的大气垂直对流运动。

4. 热层

热层位于中间层之上至 800km 处。此层大气在宇宙射线作用下产生高度电离作用，生成许多电离子，因此也称为电离层。电离后的 N_2、O_2 吸收波长非常短的太阳辐射（$< 0.1\mu m$），而使大气温度迅速升高，该层的大气温度随高度增加而增加，热层顶部的温度可达 200～1700℃。这里的温度变化与太阳黑子的活动关系密切。太阳黑子活跃与否可改变温度达一千多度。由于电离子会吸收、反射无线电波，该层的状况对长距离无线电通讯影响很大。

5. 外逸层

热层以上的区域为外逸层，是大气的最外层，没有明显的上界。该层大气极为稀薄，大气温度高，分子运动速度极快，地球吸引力对气体分子的作用极小，气体及微粒可脱离地球吸引力的束缚而飞入太空，因此称为外逸层。

（二）大气的化学组成及其与健康的关系

自然状态下，大气为无色、无味、无臭的混合气体。其化学组成 90% 以上为氮和氧，氩、氖、氮、氖、氙等惰性气体不足 1%，二氧化碳、水蒸气的含量则随人的活动、季节和气象有较大变化，此外还混有尘埃、微生物以及臭氧、过氧化氢、氮氧化物、氨等。大气的化学组成见表 3-1。人体需要从大气中吸入一定含量的氧气以维持正常生理生化反应过程，当大气中的含氧量低于 12% 时，机体会发生呼吸困难；低于 10% 时，机体智力活动降低；低于 7%～8% 时可危及生命。

表 3-1　大气的化学组成

化学成分	容积百分比(%)	重量百分比(%)
氮	78.09	75.51
氧	20.95	23.15
氩	0.93	1.28
二氧化碳	0.03	0.046
氖、氦、氪、甲烷、一氧化二氮、氢、氙、臭氧	微量	微量

(三) 大气的物理性状及其与健康的关系

大气的物理性状包括太阳辐射、气温、气湿、气压、风速等气象因素及空气离子化等。

1. 太阳辐射

太阳辐射是产生各种天气现象的根本原因，也是地球表面光和热的来源。根据其波长范围分为紫外线、可见光、红外线。不同波长范围的太阳辐射的生物学作用见表 3-2。

(1) 紫外线　其波长范围在 150～400nm 之间，第二届哥本哈根光学会议将紫外线辐射 (ultravioletradiation, UV) 分为 UV-A 段、UV-B 段和 UV-C 段。

1) UV-A 段紫外线：其波长范围在 320～400nm 之间，主要生物学作用是色素沉着作用，又称晒黑作用，这是人体对光线刺激的一种防御反应。UV-A 段可以使人皮肤细胞中的黑色素原(二氧二苯氨及其同族)通过氧化酶的作用，转变成黑色素，并且沉着于皮肤，从而保护皮肤使其不致过热。被色素吸收的光能变成热能后，可使汗液分泌增加，增强局部散热作用，同时防止短波光线深入、穿透组织，避免深部组织的过热和受害。

2) UV-B 段紫外线：其波长范围在 275～320nm 之间，主要生物学作用是致红斑作用和抗佝偻病作用。紫外线照射的生物学剂量以红斑作用为剂量单位来表示，这是人体对 UV-B 段的特异性反应，它是指皮肤受紫外线照射后，在一定时间内皮肤上出现刚刚可辨认的红色斑点所需的剂量。人体每日约需 1/8～1/2 的红斑剂量。被照射部位出现皮肤潮红现象称红斑。原发性红斑可在紫外线照射后立即发生。继发性红斑是在紫外线照射 6～8 小时后发生。紫外线的照射可破坏表皮细胞，放出的组织胺和类组织胺刺激神经末梢，通过反射作用引起皮肤表面毛细血管扩张、血管壁通透性增加，出现皮肤发红、水肿。

人体皮肤中的麦角固醇和 7-脱氢胆固醇在 UV-B 的作用下转化成维生素 D_2、维生素 D_3，维持正常的钙磷代谢和骨骼的正常生长。体内维生素 D 不足时，会导致钙磷负平衡，引起骨钙化不全。故用维生素 D 预防佝偻病的同时，还必须接受太阳紫外线的照射才能获得良好的效果。佝偻病患病率的季节性变化与太阳紫外线辐射的季节变化是一致的，春季最高，秋季最低。UV-B 段紫外线对婴幼儿及儿童有预防佝偻病的作用。

3) UV-C 段紫外线：其波长范围在 200 ~ 275nm 之间，主要生物学作用为杀菌作用。UV-C 段紫外线能使蛋白质分子产生光化学分解，还能穿透细胞核，使 DNA 分子单核苷酸之间的磷酯键和嘌呤、嘧啶间的氢键破坏，从而引起蛋白的变性、凝固，导致细菌的死亡。该段紫外线对正常的人体细胞也具有杀伤作用。不同细菌对不同波长紫外线的敏感性不同，但紫外线波长越短，杀菌效果越好。所以一日之中，中午 12 点到下午 2 点紫外线强度最大，波长最短，杀菌效果最好，空气中的细菌数量也最少。冬季、多云、大雾天气时紫外线对空气的杀菌作用大大减弱。

适量的紫外线照射对机体是有益的。长波紫外线可刺激体液免疫和细胞免疫活性，从而增强机体的免疫反应，提高人体对感染的抵抗力。紫外线还可促进生物氧化过程，加速创伤愈合。但过强的短波紫外线直接照射眼睛，可导致雪盲和电光性眼炎。雪盲是光损伤的一种，高原紫外线强，加上雪地的强光反射，人在雪地里行走时角膜大量吸收紫外线后 6 小时左右，就会发生异物感、刺痛、畏光、流泪，检查可见两眼睑痉挛，角膜有白色细点状的浅浑浊。

（2）可见光　光是一种电磁辐射，其波长范围在 400 ~ 760nm 之间，辐射波长的不同决定了光具有不同的颜色：400 ~ 430nm 呈紫色，430 ~ 490nm 呈蓝色，490 ~ 570nm 呈绿色，570 ~ 600nm 呈黄色，600 ~ 630nm 呈橙色，630 ~ 760nm 呈红色。视觉对波长为 555nm 的黄绿色最敏感。可见光被机体的视觉器官感受为白色，该段光谱综合作用于机体的高级神经系统，能提高视觉功能和代谢功能，通过视觉器官改变人体的紧张及觉醒状态，平衡兴奋与镇静作用，使机体的代谢、脉搏、体温、睡眠和觉醒等生理现象发生节律性变化。提高情绪与工作效率，是人和其他生物体生存必不可少的条件之一。红光起兴奋作用，蓝、绿光起镇静作用，黄和黄绿光有柔和舒适感。

适宜的光照度可预防眼睛疲劳和近视，提高情绪和劳动效率，光线微弱可造成视觉器官的过度疲劳，高强度的人工光源可引起眼损伤。高层建筑使用大面积反光玻璃作为幕墙，可以反射太阳光，使人出现晃眼、眩晕等不良感觉，成为新型的光污染源。

（3）红外线　波长范围在 760nm ~ 1mm 之间，其生物学作用为热效应，故又称热射线，可使血管扩张、血流速度加快，引起照射部位或全身血管扩张，温度升高，促进新陈代谢和细胞增生，具有消炎、镇痛作用。临床用于治疗慢性皮肤病、神经痛、冻伤、新生儿硬肿症等。

晶状体对红外线较为敏感，由于晶状体无神经末梢，对红外线热效应不易察觉，以致损伤可在没有任何察觉中发生，严重时可引起红外线性白内障。过强的红外线还可导致皮肤烧伤、日射病、视网膜灼伤。

表 3-2　不同波长范围太阳辐射的生物学作用

分段	波长（nm）	生理作用
紫外线 A	320 ~ 400	致色素沉着作用
紫外线 B	275 ~ 320	抗佝偻病作用和致红斑作用
紫外线 C	200 ~ 275	极强的杀菌作用
可见光	400 ~ 760	提高视觉功能和代谢功能
红外线	760 ~ 1000	热效应

2.气象因素
气象因素包括气压、气流、气湿、气温等。气象因素与太阳辐射综合作用于机体，对机体的冷热感觉、体温调节、心脑血管功能、神经功能、免疫功能和新陈代谢等多种功能有调节作用。

3. 空气离子化

空气中的气体分子在一般状态下呈中性。当受到外界某些理化因素的强烈作用,其外层电子可跃出轨道形成阳(正)离子,该跃出的电子即附着在另一气体分子而形成阴(负)离子。产生空气正、负离子的过程称为空气离子化或空气电离。

(1)阴(负)离子 对机体产生有益影响,可以调节中枢神经的兴奋和抑制功能,刺激骨髓造血功能,降低血压,改善肺的换气功能,促进气管纤毛运动,促进组织细胞生物氧化、还原过程,改善睡眠,增进食欲,振奋精神,使注意力集中,提高工作、学习效率等,同时还有一定的镇静、镇痛作用。由于空气阴(负)离子上述的良性作用,临床上已试用空气阴(负)离子吸入治疗高血压、支气管炎、支气管哮喘等疾病。对于生活环境,空气负离子还具有清洁空气、改善微小环境的作用。通常在海滨、森林、瀑布、喷泉等地区或附近,大气中阴(负)离子含量较多,有利于机体健康。居住区增加绿化面积,公园、广场设置喷泉等,可增加空气中负离子浓度,有利于改善空气质量。我国提出清洁空气中负离子数目要求在 $10^3/cm^3$ 以上。

(2)阳(正)离子 可对机体产生不良影响。阳(正)离子通过抑制气管纤毛运动、抑制单胺氧化酶活性,使血液和组织中 5-羟色胺升高,引起失眠、头痛、烦躁、血压升高等。

一部分空气离子可以把周围 10~15 个中性气体分子吸附在一起,形成质量较轻、直径较大的离子,称为轻离子 (n^+、n^-)。一部分轻离子与空气中的悬浮颗粒、灰尘、烟雾、水滴等结合而形成直径更大的重离子 (N^+、N^-)。轻、重离子的比例,可以反映空气清洁的程度。新鲜的清洁空气中轻离子浓度比较高,而污染的空气中轻离子浓度低。空气中重离子数与轻离子数之比小于 50 时,说明空气较为清洁;反之,当重离子数与轻离子数之比大于 50 时,说明空气比较污浊,重离子含量增多,不利于机体健康。但无论阴(负)离子或阳(正)离子,当其浓度大于 $10^6/cm^3$ 时,均可对机体产生不良影响。

二、大气污染对健康的危害及其防治措施

(一)大气污染概述

大气污染是指由于人类活动或自然原因使排入大气的各种污染物的浓度增加,超出大气的自净能力,破坏了自然生态系统的平衡,对人类生存和健康产生直接或间接的甚至潜在的影响和危害的现象。

大气污染概括起来可分为两大类,即自然污染和人为污染。自然污染是由如火山爆发、地震、森林火灾、沙尘暴等自然灾害及植物花粉、真菌孢子和某些植物分泌的易挥发物质造成的,多具有偶然性、一时性和局限性;人为污染主要是由人类的生产和生活活动过程中燃料的燃烧和废气的排放,交通运输中机动车尾气的排放及生活炉灶和取暖锅炉废气的排放等造成的大气污染,具有广泛性和长期性。

(二)大气污染源

人为污染包括生产性污染、生活性污染、交通运输污染等,不同的来源具有不同的污染物种类及污染特点。

1. 生产性污染源

生产性污染源指工业生产过程中燃料的燃烧产生的废气的排放。工业生产中燃料的燃烧

是大气污染的最主要来源。目前我国的主要工业燃料是煤，其次是石油和天然气。煤、石油中的杂质主要是硫，煤中一般含硫量为 $0.2\% \sim 4\%$，个别地区的煤中硫可达 8%。石油中硫含量最高可达 4%。燃料燃烧过程中释放多种污染物：CO_2、NOx、硫氧化物、金属氧化物、不完全燃烧产物（CO、醛类、炭粒、多环芳烃）等。用煤量较大的企业包括火力发电、冶金、化工、机械、建材等企业。这类生产性污染源存在着污染源多、污染物种类多、排放量大、污染范围广的特点，是大气卫生质量防护工作的重点。

工业生产过程的排放包括从原材料到产品的任何一个生产环节。污染物的种类与原料种类及其生产工艺有关。在产品使用过程中也会有污染物的排放。农业生产中农产品的生产、化肥的施用、农药的喷洒以及秸秆的焚烧也会造成大气的污染。

2.生活性污染源

生活性污染源指生活炉灶和取暖锅炉使用过程中燃料的燃烧产生的废气排放，取暖锅炉以煤或石油产品为燃料，是采暖季节大气污染的重要原因。城市居民生活炉灶使用的燃料有煤、液化石油气、煤气和天然气。农村地区燃料结构复杂，无烟囱，采暖季节污染尤为严重。如果燃烧设备效率低，燃烧不完全，烟囱高度低或无烟囱，可造成大量污染物低空（在人体呼吸层面）排放。

工业排气管、烟囱等生产性污染源和生活污染源又称为固定污染源。

3.交通运输污染源

交通运输污染源指汽车、飞机、火车、轮船等机动交通运输工具使用燃料作为动力而排放的尾气。目前这些交通工具的主要燃料是汽油、柴油等石油制品，燃烧后能产生大量的颗粒物、氮氧化物、CO、多环芳烃和醛类。颗粒物的成分复杂，柴油车尾气中颗粒物浓度远远超过汽油车，其中碳氢化合物多达 100 多种。汽车机动性强、污染范围广，其健康危害更大。若汽油中含有抗爆剂四乙基铅，则尾气中还排出铅，成为大气中铅污染的主要来源，铅污染已经是全球普遍关注的公共卫生问题。在交通繁忙地段或当交通堵塞、减速行驶时，造成燃料无效利用，排放大量的尾气造成的污染更为严重。汽车、火车等各种机动交通工具具有流动性，所以交通运输污染源又称为流动污染源。

4.其他

由其他环境介质转入，如地面尘土飞扬，水体和土壤中的挥发性污染物，意外事件造成有害气体排放，等等。

（三）大气污染物

大气污染物系指由于人类活动或自然过程排入大气的并对人或环境产生有害影响的物质。大气污染物的种类很多，按其存在形态可分为两类：气溶胶污染物和气态污染物。

1.气溶胶污染物

气溶胶是指固体、液体粒子或它们在气体介质中的悬浮体，是粒径约为 $0.002 \sim 100\mu m$ 大小的液滴或固态粒子。大气气溶胶中各种粒子按其粒径大小可分为四类。

（1）总悬浮颗粒物（total suspended particulates，TSP）　气溶胶中能悬浮在空气中的各种颗粒物的总称。粒径为 $0.1 \sim 100\mu m$，又称 PM（particulate matter）100，可作为很多空气污染物的载体，可吸附微生物。它对人体的危害程度主要决定于自身的粒度大小及化学组成，是目前大气质量评价中的一个通用的重要污染指标。

（2）飘尘　能在大气中长期飘浮的悬浮物质称为飘尘。粒径为 $2.5 \sim 10\,\mu m$，又称 PM10，主要来自工业废气、生活废气和道路扬尘，因能直接吸入呼吸道并沉积于肺泡造成危害，又称为可吸入颗粒物（inhalable particulates, IP）。它能在大气中长期飘浮，易将污染物带到很远的地方，导致污染范围扩大，同时在大气中还可以为化学反应提供反应载体。因此，它与人体健康的关系更为密切，更反映出大气质量与人体健康的关系。飘尘是从事环境科学工作者所观注的研究对象之一。

（3）呼吸性颗粒物　是粒径 $\leqslant 2.5\,\mu m$ 的颗粒物，又称PM2.5，主要来自化学燃料的燃烧（如机动车尾气、燃煤）、挥发性有机物等。它对空气质量和能见度等有重要的影响。PM2.5粒径小，富含大量的有毒、有害物质且在大气中的停留时间长、输送距离远，因而对人体健康和大气环境质量的影响更大。PM2.5的值越高，就代表空气污染越严重。

（4）降尘　在总悬浮颗粒物中粒径大于 $10\,\mu m$ 的粒子，由于其自身的重力作用会很快沉降下来，这部分大气颗粒物称为降尘。单位面积的降尘量可作为评价大气污染程度的指标之一。

2. 气态污染物

气态污染物是以气体分子状态存在的污染物，大部分为无机气体。常见的有以 SO_2 为主的含硫化合物、以 NO 和 NO_2 为主的含氮化合物、碳氧化合物、碳氢化合物以及卤素化合物等。

气态污染物按其排出后是否发生物理化学变化分为一次污染物和二次污染物。

（1）一次污染物　指直接从污染源排放的污染物质，如二氧化硫、一氧化氮、一氧化碳、颗粒物等。根据一次污染物的稳定性又可分为反应物和非反应物，前者不稳定，在大气环境中常与其他物质发生化学反应，或者作为催化剂促进其他污染物之间的反应；后者较稳定则不发生反应或反应速度缓慢。

（2）二次污染物　是指由一次污染物在大气中互相作用且发生物理化学变化而形成的与一次污染物的物理、化学性质完全不同的新的大气污染物，其毒性往往比一次污染物还强。最常见的二次污染物如硫酸及硫酸盐气溶胶、硝酸及硝酸盐气溶胶、臭氧、光化学烟雾以及许多自由基如 HO_2、HO 等。

（四）影响大气中污染物浓度的因素

1. 污染源的排放情况

（1）排出量　污染物排出量是决定大气污染程度最主要的因素。在其他影响因素相同的情况下，单位时间内污染物的排出量越大，大气污染的程度就越严重。污染物的排出量受生产性质、生产规模、工艺过程、净化设备种类及其净化效率、污染物排出方式等因素的影响。排出污染物的方式有连续性排放和间歇性排放，取暖锅炉则是季节性排放污染物。所以必须要掌握排放规律，才能准确掌握污染物的排出量以判断大气污染的程度。

（2）排出高度　污染物有两种排出方式。一种是无组织排放，污染物不通过烟囱或排气筒而是任其由门窗向大气逸散。这种排放的排出高度很低，扩散不远，容易引起呼吸层面的大气污染。另一种是有组织排放，即通过烟囱或排气筒，把污染物排到一定高度的大气中。排出高度是指烟囱的有效排出高度，也就是烟囱本身的高度与烟气抬升的高度之和，可以用烟波中心轴至地面的距离来表示。当其他条件相同时，排出高度越高，污染物的稀释程度就越大，污染物在大气中的浓度就越低。一般认为,污染源下风侧的污染物最高浓度大致与烟波有效排出高度的平方成反比。亦即烟波有效排出高度增加一倍,污染物浓度可降低至原浓度的 1/4。

（3）距污染源的距离　烟气自烟囱排出后,向下风侧逐渐扩散、稀释,然后接触到地面。该地面接触点简称着陆点。颗粒直径越大,越易降落,故其着陆点距烟囱就越近,甚至就在烟囱周围。细微颗粒的着陆点距烟囱较远,有害气体的着陆点更远。一般情况下,气体的着陆点距烟囱的距离是有效排出高度的 10～20 倍。污染物在近地面大气中的浓度以着陆点最高,逐渐向下风侧降低。在着陆点至烟囱之间的区域内,大气污染往往不明显。

2. 气象因素

（1）风向、风速　风向能反映出污染源周围受影响的方位。瞬时污染以排污当时的下风侧地区受影响最大,而全年污染以全年内主导风向的下风侧地区受影响最大。风速决定了污染物大气稀释的程度和扩散的范围。

（2）气温　大气的温度来自地表物体的散热,所以距地面越近,气温越高,越往上面,气温越低。正常情况下,平流层内大气温度递减的特性,有利于地面热空气的垂直流动,也就有利于污染物的扩散。

逆温是温度随着距地面高度的增加而上升的现象,形成上层气温高于下层气温。逆温层的高度和厚度经常变动,与其形成的原因和条件有关。逆温的形成原因很多,最常见的是辐射逆温,主要是由于在冬季或夜间,地面物体的辐射热吸入量小于散出量,使地表温度逐渐低于上层空气的温度,便形成了辐射逆温。出现逆温时的大气状态是处于极稳定的状态。污染物被逆温层覆盖在下方,不能扩散,造成近地面的大气严重污染。历史上各国很多次大气烟雾事件的发生都与逆温的出现有关。

（3）气压、气湿　当地面受低压控制时,四周高压气团流向中心,中心的空气便上升,形成上升气流。由于地球自转作用,北半球的上升气流向反时针方向旋转,称为气旋。此时云天较多,通常风速较大,大气呈中性状态或不稳定状态,有利于污染物向上扩散。当地面受高压控制时,中心部位的空气向周围下降,呈顺时针方向旋转,形成反气旋。此时天气晴朗,风速小,出现逆温层,阻止污染物向上扩散。因此,在持续稳定高气压的控制下,大气污染加重。

大气的湿度是指大气中含水分的程度,常用相对湿度（%）来表示。相对湿度越大,表示大气中水分含量越多。大气中颗粒物能吸收更多的水分子,致使重量增大,影响了运动速度,致使污染物不易扩散,加重局部大气的污染。大气中的水溶性气体污染物如 SO_2,可因湿度增大而形成酸雾酸雨。反之,如果湿度低,则空气干燥,有利于污染物扩散。

3. 地形

局部地形可影响局部地区的气象条件,影响该地区大气污染物的扩散和稀释。

（1）山地和谷地　白天,山坡表面因受日照而增温,气温比谷地高,因此,山坡空气上升形成谷风,可将山坡上污染源排出的废气向上扩散,减轻谷地的大气污染。但可能引起下风侧地区的大气污染。夜晚,山坡表面散热量大,降温快,气温低于谷地,冷空气向谷地下沉,形成山风,同时产生逆温,将污染物压在谷地不易扩散,造成谷地大气严重污染。历史上曾发生过很多谷地的烟雾事件,如伦敦烟雾事件。大城市林立的摩天大楼之间如同峡谷一样,也可妨碍近地面污染物的扩散。

（2）海滨与陆地　陆地与大面积水体（海洋、江、湖、河、水库等）相连接处,白天由于太阳加热沿岸陆地的速度比加热水面快,形成了由水面吹向陆地的风,称为海风。相反,夜间的陆地温度比水面低,气流由陆地吹向水面,形成陆风。如果污染源位于岸边,则白天污染岸上的居住区。

(3)城市热岛　人口密集的现代化城市,热量散发远远大于四周郊区,犹如处于周围郊区包围的"热岛"。热岛的热空气上升,四周郊区冷空气流向城市,可将布局在郊区的工矿企业产生的大气污染物带入市区,造成市区的大气污染。

影响大气中污染物浓度的因素很多。它们有时是单独影响大气污染物的浓度,有时则是两种或两种以上因素综合影响大气污染物的扩散和稀释。因此,在实际工作中,必须结合当时当地的具体气象、地理条件等情况进行具体分析,为大气污染的评价和防治提供依据。

(五)大气污染对健康的危害

大气污染对健康产生危害的性质和程度既取决于大气中污染物的来源,有害物质的种类、性质、浓度和持续时间,也取决于人体的易感性,包括年龄、性别、健康状况等因素。在污染地区的气象、地理条件等因素同时作用下,健康危害表现出多样性和复杂性。大气中的污染物主要是通过呼吸道进入人体,只有少数的污染物经消化道或皮肤进入人体。例如,飘尘对人体的危害作用取决于飘尘的粒径、硬度、溶解度和化学成分以及吸附在尘粒表面上的各种有害气体和微生物等。有害气体在化学性质、毒性和水溶性等方面的差异也会影响危害的程度。另外,成人每天约呼吸 $10 \sim 12 m^3$ 的空气,使污染物进入呼吸道的机会增加。呼吸道各部分的结构不同,对毒物的阻留和吸收也不尽相同。进入呼吸道位置越深,面积越大,停留时间越长,吸收量也就越大。成年人肺泡总面积约为 $55 \sim 70 m^2$,而且布满毛细血管,毒物能很快被肺泡毛细血管弥散吸收并通过血液输送到全身,而不经过肝脏的转化就发挥作用,所以毒物由呼吸道进入机体的危害最大。大气污染对健康的影响包括急性危害、慢性及远期危害等直接及间接危害。

1.急性危害

当大气污染物的浓度在短期内急剧增高,人体吸入大量高浓度的污染物可造成急性中毒。大气中化学污染物的浓度一般比较低,对人体主要产生慢性毒作用。但在某些特殊条件下,如工厂发生事故,使大量有毒有害气体骤然排出,或气象条件突然改变,如出现无风、逆温、浓雾天气,或地理位置特殊,如地处山谷、盆地等,使大气中有害物质不易扩散和稀释,这时有害物质的浓度会急剧增加,污染区人群出现急性中毒,尤其对患有呼吸道慢性疾病和心脏病的人会使原有疾病病情加重甚至死亡。急性中毒的典型事例就是某些公害事件,如烟雾事件和生产事故。

(1)烟雾事件　包括煤烟型烟雾事件和光化学烟雾事件,各自的特点见表3-3。

1)煤烟型烟雾事件:主要是由于煤炭的燃烧产物和工业生产过程中大量废气的排放,加上特殊的地形以及气象条件变化而造成。受害者可出现呼吸道刺激症状,死亡原因多为气管炎、支气管炎、心脏病等。英国伦敦煤烟型烟雾事件、比利时马斯河谷烟雾事件、美国多诺拉烟雾事件都属于煤烟型烟雾事件。

2)光化学烟雾事件:主要来源于机动车尾气,污染物是由机动车燃烧汽油或柴油后排放的一次污染物氮氧化物和碳氢化合物,在太阳紫外线的作用下,经过光化学反应,生成具有剧烈刺激作用的二次污染物即光化学烟雾。光化学烟雾为浅蓝色混合性气体,具有很强的氧化能力,对眼睛和呼吸道黏膜有强烈的刺激作用,并可引起心脏功能障碍和肺功能衰竭。其中主要成分是臭氧(85%)、醛类和各种过氧酰基硝酸酯,均为强氧化剂。还含有酮类、醇类、酸类等。

臭氧是强氧化剂,可使 DNA、RNA 等生物大分子结构受损。过氧酰基硝酸酯是极强的催泪剂,可引起流泪、头痛、肺气肿、肺水肿的发生。此外,甲醛可引起流泪、咳嗽、哮喘等刺激性反应。由于汽车数量的增加以及石油类燃料消耗的上升,这种类型的污染在世界范围内变得更为广泛。

3) 其他类型污染:许多城市既存在经典的煤烟型污染,又存在光化学烟雾型污染。

(2) 生产事故　生产性事故造成急性中毒的事件虽并不经常发生,但一旦发生,其危害极为严重。事故性排放引发的急性中毒事件如印度博帕尔毒气泄漏事件、前苏联切尔诺贝利核电站事故等。

表 3 - 3　煤烟型烟雾事件和光化学烟雾事件的比较

	煤烟型烟雾事件	光化学烟雾事件
主要污染物	颗粒物、SO_2、硫酸雾	NO_x、SO_2 等
好发季节	冬春季	夏秋季
好发时间	早晨	中午或午后
气象条件	气温低、气压高、风速小、湿度大、有雾、逆温	气温高、风速小、湿度小、天气晴朗、紫外线强烈
地理条件	河谷或盆地易发生	南北纬度 60° 以下地区易发生
易感人群	老年人、婴幼儿及心肺疾病患者	心肺疾病患者
症状	呼吸道刺激症状	眼睛及呼吸道刺激症状

2. 慢性及远期危害

大气中化学污染物的浓度一般比较低,对人体长期作用主要产生慢性中毒和远期危害。直接刺激呼吸道的有害化学物质(如 SO_2、硫酸雾、氯气、臭氧、烟尘) 被吸入后,会引起支气管反射性收缩、痉挛和气道阻力增加。在毒物的慢性作用下,呼吸道的抵抗力会逐渐减弱,诱发慢性呼吸道疾病,严重的还可引起肺水肿和肺心病。据流行病学调查资料显示,城市大气污染是慢性支气管炎、肺气肿和支气管哮喘等疾病的直接原因或诱因。慢性支气管炎症状随大气污染程度的增高而加重。大气污染严重的地区,呼吸道疾病总死亡率和发病率都高于轻污染区。

(1) 引起慢性炎症　对呼吸系统的影响主要是引起慢性鼻炎、咽炎、慢性支气管炎,诱发支气管哮喘、肺气肿等慢性阻塞性肺部疾患(chronic obstructive pulmonary disease,COPD)。SO_2 是引起 COPD 的主要原因。SO_2 又称亚硫酸酐,是一种无色、具有刺激性臭味的气体,属中等毒性物质,它与水分结合形成亚硫酸,具有腐蚀性,可引起上呼吸道和眼结膜急性、慢性炎症。

(2) 免疫力下降　严重的大气污染可使机体免疫功能降低,污染区的居民特别是少年儿童和年老体弱者体内唾液溶菌酶和分泌型免疫球蛋白 A(SIgA) 的含量均明显降低。

(3) 诱发变态反应　大气中的污染物是一种空气变应原,生物性空气变应原主要有花粉和一些霉菌孢子。空气变应原可诱发鼻炎、气喘、过敏性肺部病变如支气管哮喘等。典型的日本四日市废气事件就是大气污染物引起的过敏反应。1961 年,日本四日市由于石油冶炼和工业燃油产生的废气,严重污染大气,引起居民呼吸道疾病骤增,尤其是哮喘病的发病率大大增加,形成了突出的环境问题。

(4) 致癌作用　大气中某些有害化学物质具有致癌作用。它们大部分是有机物,如多环芳烃及其衍生物,小部分是无机物,如石棉、砷、镍、铍、铬等。多环芳烃是含有苯环的芳香烃类化合物,脂溶性强,易吸附在可吸入性颗粒物上进入肺部。多环芳烃中以苯并(a)芘的存在比较普遍,致癌性也最强,可诱发皮肤癌、肺癌和胃癌等。各国城市居民的肺癌发病率和死亡率都在逐渐增高,而且显著高于农村,这与越来越严重的大气污染有直接关系。

大气中对人体健康危害较大的另外一类污染物是放射性物质,主要来自核爆炸产物。放射性矿物的开采和加工、放射性物质的生产和应用,也能造成对空气的污染,并且起主要危害作用的是半衰期较长的放射性元素。在体外对机体有外照射作用,通过呼吸道进入机体,则有内照射作用。放射性物质选择性蓄积于肺,因而肺组织一般受到较强的照射。进入肺部的放射性物质被肺部的巨噬细胞吞噬后形成电离密度相当高的放射源,能迅速地随巨噬细胞的游走而散布到全身。除核爆炸地区外,大气中的放射性物质一般不会造成急性放射病,大部分是长时间超过允许范围的小剂量外照射或内照射,引起慢性放射病或皮肤慢性损伤。大气中放射性物质对人体更重要的影响是远期危害,包括引起癌变、不育和遗传物质的变化或致畸、早产等。

3. 间接危害

(1) 影响微小气候和太阳辐射　大气污染物中的烟、尘、雾可吸收太阳光,从而影响紫外线的强度和生物学作用,可造成儿童体内钙质的吸收不足,使龋齿和佝偻病的发病率增加,同时也有利于病原体的生存,造成呼吸道传染性疾病的流行。

(2) 产生温室效应　燃料燃烧后使大气中 CO_2 含量增加, CO_2 能吸收红外线等有热效应的长波辐射,使气温上升,含有大量 CO_2 的大气层在空中起到温室保护层的作用,直接阻止地面热量向大气中逸散,致使地球表面气温升高、气候变暖,这种现象称为温室效应。致温室效应的气体除 CO_2 外,还包括氯氟甲烷、氢氟化物、氟化物、硫氟化物、氟利昂等。制冷剂氟利昂能破坏臭氧层,也是强有力的温室气体,每个氟利昂分子的致温室能力比 CO_2 分子强 1 万倍。这些气体都是只允许太阳光进,而阻止其反射,从而实现保温、升温作用,因此被称为温室气体。本来天然的温室效应可造成适宜的环境温度,因而使生命得以在地球上生存繁衍。但由于人类生产和生活中过度使用燃料产生大量 CO_2,同时对森林资源无节制的砍伐破坏,缺乏足够的植物来吸收利用 CO_2,加上其他温室气体的共同作用,造成温室效应异常强化,使全球气温上升、气候变暖。温室效应必然影响人类的生存环境和生活条件,对人类健康产生广泛而深远的影响。如温室效应一方面会使冰川融化、海平面上升,气候异常,海洋风暴、洪涝灾害增多,另一方面使土地干旱,沙漠化、石漠化面积增大。温度上升还有利于某些病原体及虫媒的繁殖,使地球上的病虫害增加,农作物减产,也可造成某些传染病如疟疾、登革热、乙型脑炎、麻疹和黄热病等发病率的升高。

此外,全球气候变暖后,炎热天数增多,炎热程度增加,炎热地区扩大,危重患者和老年人受到炎热应激反应而死亡的病例会明显增多。

(3) 臭氧层破坏　平流层中的臭氧层几乎可以全部吸收来自太阳的短波紫外线和宇宙射线,保护人类和生态系统内其他生物免遭此类具有电离作用的辐射线的危害。臭氧层的破坏主要是由于人类大量生产、使用氯氟烃类化合物所致。这类化合物被广泛用于制冷剂、发泡剂、喷雾剂等。氯氟烃类化合物进入大气层后受短波紫外线作用而发生光解,释放出活性很强的游离氯。后者与臭氧作用生成氧,每个游离氯原子又可与数千个臭氧分子反应,一旦该反应发生将会循环不断地消耗臭氧,使臭氧层逐渐变薄进而缺失,形成空洞。臭氧层的破坏可使人类接触过多的短波紫外线和宇宙射线,导致机体免疫功能降低,患皮肤癌和白内障等疾病的概率增加。

（4）形成酸雨　　酸雨通常是指 pH 小于 5.6 的酸性降水,包括雨、雪、雹和雾,主要成分为硫酸、硝酸。人类生产、生活活动产生的大气污染物中 SO_2、氮氧化物是主要的成酸物质。

酸雨可对土壤和植物产生危害。在酸雨的作用下,土壤中的营养元素如钾、钠、钙、镁会溶出,使土壤 pH 值降低。受酸雨侵蚀的植物叶片,叶绿素合成减少,可致叶片萎缩和果实产量下降。酸雨还可抑制土壤微生物的繁殖,特别是对固氮菌的伤害,使土壤肥力下降,农作物产量降低。森林受到酸雨危害,可致树木死亡,生态环境破坏。酸雨还可影响水生生态系统。水体酸化,其中的微生物分解有机物的活性减弱,水生植物的叶绿素合成降低,浮游动物种类减少,水生物种群和数量减少,鱼贝类死亡。酸雨会增加土壤中有害重金属的溶解度,加速其向水体、植物和农作物的转移。如在酸化的水域,水和鱼肉中的汞含量明显增加,通过食物链对人类健康产生影响。另外,酸雨可腐蚀建筑物、文物古迹,可造成地面水 pH 值下降而使输水管材中的金属化合物易于溶出等。

（5）形成大气棕色云团（atmospheric brown cloud，ABC）　　悬浮于大气对流层中的大片污染物,以细颗粒物为主,其成分主要包括含碳颗粒物、有机颗粒物、硫酸盐、硝酸盐、铵盐以及沙尘等可使云团呈棕色。

（六）大气污染的防治措施

大气卫生质量受到诸如能源结构、工业布局、交通管理、地形地势和气象条件等多种因素影响,其复杂性决定了大气污染的防治必须采取多种手段并行,进行合理规划和工艺改革,采取从源头到末端的综合防治措施。

1. 科学制定大气卫生标准并加强环境监测

大气卫生标准是依据国家有关环境保护的法律法规,为长期保护居民不至于出现健康损害而规定的大气中有害物质,即污染物的最高限量。它是控制大气污染,评价环境空气质量,制定大气防护措施的法律依据。

我国现行的居住区大气卫生标准,相当于国务院发布的《环境空气质量标准》（GB 3085 - 96）中的二级标准。该标准对大气污染物规定了不同形式的限值,包括一小时平均浓度限值、日平均浓度限值,分别用来防止大气中有害物质对机体产生急性、慢性危害。我国《环境空气质量标准》规定,SO_2 一小时平均浓度为 $0.50 mg/m^3$,日平均浓度 $0.15 mg/m^3$。氮氧化物一小时平均浓度为 $0.24 mg/m^3$,日平均浓度 $0.12 mg/m^3$。

国家和地方各级政府管理机关根据自己的实际情况制定方针、政策、法规,行政和法律手段进行监督协调,对大气污染的防治和控制工作实施行政决策和管理。环境保护部门定期和不定期地对排放大气污染物的企业进行检查,对排放不达标的企业要求其限期整改,直到其符合排放标准。环保部门还要不定期地向同级政府报告本地大气状况并实施总量控制。

对大气污染物排放超标的企业和个人依法追究其法律责任。依法治理是对抗大气污染的有效手段,同时结合必要的经济手段。加强宣传教育使公众了解大气保护和防治的意义和内容,从而约束和制止大气污染的行为。

2. 加强对各类污染源的管理

改进生产工艺,减少废气排放。大气污染的防治以控制工业性燃煤污染为重点。

（1）改善能源结构,大力节约能耗　　这是防治大气污染见效最快,受益最大的有效方法。

新能源和可再生能源的利用是保护大气的重要措施,也是未来能源利用的趋势。目前人类开发的新能源主要有地热能、太阳能、风能、水能、生物能、燃料电池、氢能等。开发清洁能源如改革燃料构成,逐步实现燃气化和电气化。通过扩大联片或集中供热,既节约能源又能减少燃烧产物排出。煤炭开发利用的洁净煤技术是指在包括煤炭加工、燃烧、转化及污染控制的全过程中,采用先进技术,以减少污染物排放,同时提高燃煤利用效率。例如,在人口集中的城区合理使用燃料,尽量选择含硫量低和灰分少的煤炭,以减少污染物排放量;煤炭气化及液化,煤炭经过加工转化为较清洁的气体或液体燃料;改造燃煤的设备,采取先进燃烧方式,提高燃烧效率,如加入石灰石脱硫剂的流化床燃烧,可以减少二氧化硫的排放;原煤脱硫,既降低污染,又可回收利用含硫物质。

(2)加强对机动车尾气的排放和管理,控制交通污染　大力研制开发一些低污染的碳氢化合物燃料,改善各种交通工具的燃料,如液化天然气、丙烷、乙醇汽油等汽油替代燃料;鼓励使用无铅汽油可减少大气铅污染;采用多种技术手段开发清洁汽车,研制开发降低排放污染的燃油汽车、混合动力汽车和电动汽车;采用电子打火、分层燃烧等措施,改进车辆和发动机设计。另外,应优先发展与生产小型轻型低排量汽车;通过向排气管喷射空气或加入催化剂转换,使汽车排放处的气体中碳氢化合物、氮氧化物、一氧化碳等燃烧分解,转化成 CO_2、水、氮气等,达到尾气的净化。

发展公共交通,通过征收税费、限制停车、燃油定量配给,限制个人汽车拥有量,鼓励合伙用车来限制汽车数量,鼓励使用低排量型汽车。与此同时,政府要建立高效、快捷、舒适的公共交通网,大力发展地铁、城市轻轨等轨道交通,为大众的出行提供便利条件。

除了在源头治理减少污染的发生外,对已产生的污染可通过末端的治理,即消烟除尘及废气净化处理、治理等,使工业废气符合国家的排放标准。

3. 合理规划、加强防护

合理安排工业布局和城市功能分区,加强卫生防护。应结合城镇规划,全面考虑工业的合理布局。工业区应安排在当地常年主导风向的下风侧,尤其是要在夏季常年主导风向的下风侧,减少大气污染物对居住区影响的机会。住宅区应远离工业区或交通主干道口及其他污染源,一般应配置在城市的边缘或郊区,住宅区内不得修建有害工业企业,已经建立的要搬迁。在工业区和住宅区之间要设置安全防护带,在间隔的防护距离内进行绿化。

减少大气中过多的二氧化碳,提倡低碳生活,加强城市绿化。一方面需要人们尽量节约用电用煤,少开汽车,减少使用一次性方便木筷,节约纸张等,来帮助减缓温室效应,另一方面要保护好森林和海洋,因为海洋中的浮游生物和陆地上的森林可以吸收大量二氧化碳,尤其是热带雨林。比如不乱砍滥伐森林,不让海洋受到污染以保护浮游生物的生存;植树造林,加强绿化。

第二节　生活饮用水与健康

一、生活饮用水的卫生学意义

水是生命之源,是参与机体构成的重要成分之一。人体内的一切生理和生化活动,如体温调节、营养物质输送、代谢产物排泄等过程都需在水的参与下完成。天然水中含有多种矿物盐类,饮用水成为人类矿物盐类和微量元素的来源之一。成人每日的生理需水量约为 $2.5 \sim 3L$,通过饮水摄入的水量约占一半。人体需水量因年龄、气候、劳动强度和生活习惯等而异。在炎热条件下从事重体力劳动的成人,每昼夜需水可达 8 ~ 10L 或更高。婴幼儿的需水量更多,如按每公斤体重计算可超出成人需水量数倍。

水不仅是人的生理、生化功能所必需,还与人们的日常生活关系密切。水在保持个人卫生、改善生活居住环境和促进人体健康等方面起着重要作用。水质不良或受到污染时,可损害健康和引起各种疾病。水污染和饮用水资源的短缺已成为全球性的重要问题。为了使人们日常生活维持在较高的卫生水平,城乡给水必须充分满足多项用水量。国际上已把城市人均耗水量作为衡量一个国家、城市居民生活水平和经济发展的重要标志。饮用水与健康和生活关系密切,保护好我们赖以生存的水资源,提供量足质优的饮用水,对防止疾病的发生,促进人体健康以及维持和提高人民生活卫生水平都具有重要意义。

二、生活饮用水的基本卫生要求

饮用水的基本卫生要求包括流行病学安全,感官性状良好,化学组成对人体无害,水量充足、取用方便。

1. 流行病学安全

水中不得含有病原微生物,以防止肠道(介水)传染病、寄生虫病以及其他感染性疾病的发生。

2. 感官性状良好

生活饮用水应是无色透明的,应不具有任何臭气和异味,不得含有任何肉眼可见物。

3. 化学组成对人体安全无害

水中应含有适量的、人体健康所必需的化学物质。水中所含对人体无益的化学物质及放射性物质应控制在卫生标准允许的范围内,不得引起人体急慢性中毒及产生远期危害。

4. 水量充足、取用方便

要符合远期发展的水需要量,并且取用方便。

三、饮用水污染对健康的危害

水是一切生命赖以生存、社会经济发展不可缺少和不可替代的重要自然资源。随着现代社会人口的增长、工农业生产活动和城市化的急剧发展,对有限的饮用水资源产生了巨大的冲击。在全球范围内,水资源的短缺和饮用水污染的日益加重,影响了社会经济的发展,也威胁着人类的健康。

(一)饮用水污染的来源

目前饮用水资源污染严重,原因主要在于工农业生产排放大量废水及居民生活污水、粪便垃圾等污染水体。

(1)工业废水 是世界范围内水污染的主要原因。工业废水由于排放量大,污染物种类繁多、危害严重,已引起人类的高度重视,目前已有多项法律、法规限制其随意排放。

(2)生活污水 是人们日常生活的洗涤废水和粪尿污水等,水中含有大量有机物及微生物。洗涤用水中高磷洗涤剂可造成水体富营养化。粪便污水中的致病微生物导致介水传染病。医院污水、屠宰场污水也属于生活污水,若排放前未经处理或处理不当,污染水源,会导致介水传染病的发生或流行。

（3）农业污水 指农牧业生产排出的污水。

（4）其他 工业生产过程中产生的固体废弃物、城市垃圾等废物中常含有大量易溶于水的无机物和有机物及致病微生物等，受雨水淋洗后进入地面径流而造成水体污染。海上石油开采、大型运油船只泄漏事故及航海船只产生的废弃物等则是海洋污染的重要来源。

（二）饮用水污染对健康的危害

水污染影响到饮用水的安全，对人体健康造成严重影响，主要包括因生物性因素污染引起的介水传染病，因化学性物质污染所导致的急慢性中毒和致癌作用。

1. 生物性污染

饮用水被生物性因素污染以后，会导致介水（肠道）传染病。介水性传染病是一类通过饮用或接触受病原体污染的水体而传播的一类疾病。目前常见的介水传染病包括细菌性疾病，如霍乱、副霍乱、伤寒、副伤寒及痢疾等；病毒性疾病，如传染性肝炎、脊髓灰质炎及传染性眼结膜炎等；寄生虫性疾病，如阿米巴痢疾、血吸虫病等。最常见的介水传染病有伤寒、痢疾、霍乱、病毒性肝炎。

介水传染病的发生原因有两方面，一方面水源受病原体污染后，未经妥善处理即供居民饮用；另一方面已经处理后的饮用水在输配水和贮水过程中被病原体污染。当前发展中国家每年约有 12 亿人口因饮水不安全而患病，有 400 多万儿童死于介水传染病。我国几十年来曾经发生介水传染病的暴发流行数百起，患者多达数百万。

介水传染病流行特点：① 水源一次严重污染后，可呈暴发流行，短期内突然出现大量患者，且多数患者发病日期集中在同一潜伏期内；② 若水源经常受污染，则发病者可终年不断，病例呈散发流行；③ 病例分布与供水范围一致，大多数患者都有饮用或接触同一水源的历史；④ 一旦对污染源采取治理措施，并加强饮用水的净化和消毒处理后，疾病的流行能迅速得到控制。

2. 化学性污染

（1）水体富营养化 是含有大量氮、磷等化学性营养物质的污水（如含化肥的农业污水、生活洗涤污水等）进入湖泊、河流、海湾等缓流水体，引起藻类及其他浮游生物迅速生长繁殖，导致水体溶解氧量下降，水质恶化，水体变色，呈暗红或紫色（称"赤潮"），水中鱼、虾、贝类因缺氧而大量死亡的现象，称为水体富营养化。产生的藻毒素具有肝毒性和神经毒性，一般的供水净化处理和煮沸均不能使藻类毒素全部失活，严重影响饮用水的质量。

（2）汞及甲基汞污染 来源于汞矿的开采冶炼、氯碱、化工、仪表、电子、颜料等工业企业排出的废水及含汞农药的使用。汞在水环境中经生物转化作用形成甲基汞，通过食物链的生物富集作用进入人体。汞及甲基汞典型的健康损害是引起慢性甲基汞中毒——水俣病。

（3）镉污染 镉污染主要来自电镀工业、炼锌业、化工业、电子业和核工业等行业的工业废水排放。镉被人体吸收后，形成镉硫蛋白，选择性地蓄积于肾、肝中，通过抑制许多酶系统影响肝、肾的正常功能。镉污染典型的健康损害可引起慢性镉中毒——痛痛病。

（4）酚类化合物 来自化工、冶金、造纸、印染、炼油、农药、重金属、石油等行业的工业废水和生活污水中含有大量的酚类化合物，可使水体受到严重污染。低浓度酚类化合物的污染会恶化水的感官性状，产生氯酚臭。急性酚类化合物中毒表现为腹泻、口腔炎、黑尿，多为事故性中毒。慢性酚类化合物中毒表现为皮疹、记忆力减退、头昏、失眠。酚类化合物中五氯酚、辛基酚、壬基酚等还具有内分泌干扰作用。

　　（5）砷　　砷是一种原生质毒物,可使体内很多重要的酶失去活性,导致细胞的呼吸、分裂与繁殖受到干扰。长期饮用高砷水,可引起皮肤色素沉着、角化、末梢神经炎等疾病,摄入量过高还可诱发皮肤癌和肺癌。

　　（6）饮水硬度　　水的硬度是指水中多价阳离子(如钙、镁离子)数的总和,一般情况下硬度是用$CaCO_3$的量表示,低于$75mg/L$的属于软水,高于此数值的属于硬水。研究发现,饮用水硬度过高可造成消化系统的功能紊乱,可能对泌尿系统、消化系统结石具有促进作用。我国饮用水卫生规范中规定总硬度（以$CaCO_3$计）不得高于$450mg/L$。

　　（7）氰化物　　主要来源于炼焦、选矿、电镀、染料、医药和塑料等工业企业排放的废水。急性氰化物中毒时,氰化物进入人体后析出氰离子,与细胞线粒体内氧化型细胞色素氧化酶的三价铁结合,阻止氧化酶中的三价铁还原,妨碍细胞正常呼吸,组织细胞不能利用氧,造成组织缺氧,导致机体陷入内窒息状态。慢性氰化物中毒表现为头痛、头晕、心悸等神经细胞退行性变的症状。

　　（8）多氯联苯(polychlorinated biphenyls,PCBs)　　来源于工业废水和生活污水。PCBs具有雌激素样作用,可明显干扰机体内分泌状态。PCBs还可引起啮齿动物和猴的学习能力缺失、运动操作方式改变。

　　（9）水体中化学污染物的致癌作用　　某些有致癌作用的化学物质,如砷、铬、镉、苯、石棉、亚硝酸盐、硝酸盐、多环芳烃、卤代有机物、放射性物质等,污染水体后,能在悬浮物、底泥和水生物体内蓄积。长期饮用含有这类物质的水或食用体内蓄积这种物质的水生生物,就有可能诱发消化系统癌症。

（三）饮用水的卫生防护

1.控制污染源

　　（1）污染源的控制是指污染物尚未对水体造成污染之前采用积极有效的措施,防止污染物进入水体。设置水源保护区,严格控制污染物的排放量。取水点上游1000m至下游100m的水域不得排入工业废水和生活污水,不得使用工业废水或生活污水灌溉及施用难降解或剧毒的农药,不得排放有毒气体、放射性物质,不得从事放牧等有可能污染该水域水质的活动。

　　（2）推行“清洁生产”。清洁生产是一种预防性方法,它要求工矿企业改革工艺流程,在产品生产或工艺的所有阶段,都必须考虑预防污染,把对水体的污染及人体健康的危害风险降至最小。

2.工业废水的利用与处理

　　（1）工业废水的利用　　提高工业用水的重复利用率是合理利用工业废水的重要措施。

　　（2）工业废水的处理　　工业废水处理应注重预处理,处理达标后才能排放,具体方法有以下几种。① 物理处理:处理方法有截留漂浮物设备、除油池及沉淀池等。② 化学处理:利用化学反应去除废水中溶解物或胶体物质的处理方法,包括混凝沉淀、中和、氧化还原等。③ 物理化学处理:通过物理和化学的综合作用使废水得到净化处理,一般是指由物理方法和化学方法组成的废水处理系统进行处理。④ 生物处理:通过微生物的代谢作用使废水中的有机污染物转化为稳定且无害的物质,可分为需氧和厌氧处理两类。

3.生活污水的利用与处理

　　生活污水是指人们日常洗涤废水和粪便污水等。采用污水处理厂、化粪池等处理方式使之无害化后再利用。

4.医院污水的处理

医院污水特别是传染病院、结核病医院的污水水质特点是含有大量细菌、病毒、寄生虫卵。医院在诊断、医疗、化验检测、洗涤消毒等过程也可排出大量有机物和无机物,甚至放射性物质,进入医院污水。可采用氯化消毒、加热消毒、化学消毒、紫外线消毒等处理方式消灭病原微生物使之达标后排放。

四、生活饮用水水质卫生标准

2007年7月1日正式实施的生活饮用水水质标准(GB 5749-2006)规定,为保证用户饮用安全,生活饮用水水质应符合下列基本要求:生活饮用水中不得含有病原微生物;生活饮用水中化学物质不得危害人体健康;生活饮用水中放射性物质不得危害人体健康;生活饮用水的感官性状良好;生活饮用水应经消毒处理。

(一)生活饮用水水质卫生标准评价指标

1.微生物指标

微生物指标是为了保证水质在流行病学上的安全,又称为流行病学指标。包括菌落总数、总大肠菌群、耐热大肠菌群、大肠埃希氏菌。细菌总数是指1ml水在普通琼脂培养基中,在37℃、24小时培养后所得的各种细菌菌落数。总大肠菌群是指一群需氧及兼性厌氧菌,在37℃生长时能使乳糖发酵,在24小时内产酸、产气的革兰氏阴性无芽孢杆菌。大肠菌群来源于人和温血动物的粪便,如检出,表明水受粪便污染,是判断水质是否受粪便污染的重要指标。之所以选择大肠菌群作为指示菌,是因为大肠菌群在肠道中数量最多,生存条件与肠道病原菌相似,而且检验技术较为简便。

2.感官性状和一般化学指标

主要是为了保证水的感官性状良好,包括色、浑浊度、臭和味、肉眼可见物、pH值、铝、铁、锰、铜、锌、氯化物、硫酸盐、溶解性总固体、总硬度、耗氧量、挥发酚类、阴离子合成洗涤剂。

3.毒理学指标

毒理学指标是为了保证水质对人体健康不产生毒性和潜在危害,包括氟化物、氰化物、砷、硒、汞、镉、铬(六价)、铅、硝酸盐、三氯甲烷、四氯化碳、溴酸盐、甲醛亚硫酸氢钠、氯酸盐等。

4.放射性指标

包括总α放射性,总β放射性。

(二)生活饮用水水质卫生标准

生活饮用水水质卫生标准见表3-4。

表 3 - 4　水质常规指标及限值(GB 5749－2006)

指　　　标	限　　　值
微生物指标①	
总大肠菌群(MPN/100mL 或 CFU/100mL)	不得检出
耐热大肠菌群(MPN/100mL 或 CFU/100mL)	不得检出
大肠埃希氏菌(MPN/100mL 或 CFU/100mL)	不得检出
菌落总数(CFU/mL)	100
毒理指标	
砷(mg/L)	0.01
镉(mg/L)	0.005
铬(六价,mg/L)	0.05
铅(mg/L)	0.01
汞(mg/L)	0.001
硒(mg/L)	0.01
氰化物(mg/L)	0.05
氟化物(mg/L)	1.0
硝酸盐(以 N 计,mg/L)	10,地下水源限制时为 20
三氯甲烷(mg/L)	0.06
四氯化碳(mg/L)	0.002
溴酸盐(使用臭氧时,mg/L)	0.01
甲醛(使用臭氧时,mg/L)	0.9
亚氯酸盐(使用二氧化氯消毒时,mg/L)	0.7
氯酸盐(使用复合二氧化氯消毒时,mg/L)	0.7
感官性状和一般化学指标	
色度(铂钴色度单位)	15
浑浊度(NTU -散射浊度单位)	1,水源与净水技术条件限制时为 3
臭和味	无异臭、异味
肉眼可见物	无
pH (pH 单位)	不小于 6.5 且不大于 8.5
铝(mg/L)	0.2
铁(mg/L)	0.3
锰(mg/L)	0.1
铜(mg/L)	1.0
锌(mg/L)	1.0
氯化物(mg/L)	250
硫酸盐(mg/L)	250
溶解性总固体(mg/L)	1000
总硬度(以 $CaCO_3$ 计,mg/L)	450
耗氧量(COD_{Mn} 法,以 O_2 计,mg/L)	3,水源限制,原水耗氧量 > 6mg/L 时为 5
挥发酚类(以苯酚计,mg/L)	0.002
阴离子合成洗涤剂(mg/L)	0.3
放射性指标②	指导值
总 α 放射性(Bq/L)	0.5
总 β 放射性(Bq/L)	1

注：①MPN 表示最可能数；CFU 表示菌落形成单位。当水样检出总大肠菌群时，应进一步检验大肠埃希氏菌或耐热大肠菌群；水样未检出总大肠菌群，不必检验大肠埃希氏菌或耐热大肠菌群。② 放射性指标超过指导值，应进行核素分析和评价，判定能否饮用

五、生活饮用水的净化与消毒

为了使饮用水达到基本卫生要求，饮用水必须经过水质处理，即净化和消毒。

（一）饮用水的净化

饮用水净化的目的是：去除水中的悬浮物，改善水的感官性状。可通过混凝沉淀和过滤的方法，降低水中的悬浮物质和胶体微粒，使水的浑浊度和色度符合饮用水卫生标准，并消除水中可能存在的原虫包囊，明显降低水中微生物的含量。

1.混凝沉淀

水中大颗粒物质在本身重力作用下，可发生自然沉淀。而天然水中的胶体微粒，难以自然沉淀，是水浑浊的主要根源，需加混凝剂处理，使其沉淀，称为混凝沉淀。其原理是带正电荷的混凝剂和带负电荷的水中胶体微粒发生电荷中和作用而形成絮状物质（亦称为矾花）而沉淀。常用的混凝剂有硫酸铝、明矾、三氯化铁及聚合氯化铝等。使用时，需按水量的多少计算混凝剂的用量进行投加。

2.过滤

过滤是指水通过滤料层时，将水中悬浮杂质和微生物等截留的净化过程。通过过滤作用，一是可去除 99% 的悬浮物，消除了臭、味、色，使水质浑浊度达到生活饮用水水质要求；二是可去除水中大部分病原体，包括 80% ~ 90% 的细菌和血吸虫尾蚴等寄生虫；三是使残留的微生物失去了悬浮物的保护作用，为滤后消毒创造了条件。

（二）饮用水的消毒

饮用水消毒的目的是：彻底杀灭各种细菌、病毒、寄生虫等病原微生物，杜绝介水传染病的传播和流行，保证饮用水在流行病学上的安全。

常用的饮用水消毒方法包括物理消毒法（如煮沸消毒、紫外线消毒、超声波消毒）和化学消毒法（如氯化消毒、氧化氯（ClO_2）消毒、臭氧消毒等）。目前我国最常用的化学消毒方法为氯化消毒法。

1.氯化消毒法

氯化消毒法具有经济、方便、消毒效果好的特点，所以被广泛应用。供饮用水消毒的氯化消毒剂主要有液态氯、漂白粉[$Ca(OCl)Cl$]、漂白粉精[$Ca(OCl)_2$]和有机氯制剂等。

氯化消毒的原理是：含氯消毒剂分子团中氯的价数大于 -1 者均为有效氯，是具有杀菌能力的有效成分。含氯消毒剂加入水中很快水解生成体积小、电荷为中性的次氯酸（含 -1 价的氯），具有杀菌作用。

$$Cl_2 + H_2O \longrightarrow HOCl + H^+ + Cl^-$$
$$HOCl \longrightarrow H^+ + OCl^-$$

次氯酸的杀菌作用原理：次氯酸是中性分子，不带电荷，易透过细菌细胞壁。作为一种强氧化剂，可损坏细胞膜，使细胞质内蛋白质、DNA、RNA 等大分子物质释出；可作用于多种酶的氧化系统，干扰细菌的物质代谢，从而导致细菌死亡，达到消毒作用；对病毒核酸形成致死性

损害。

影响氯化消毒效果的因素有以下几种。

（1）加氯量和接触时间　加氯量＝余氯量＋需氯量，其中，需氯量为杀灭水中病原体、氧化有机物、还原无机物以及某些氯化反应所消耗的氯量；余氯量为水达到彻底消毒后仍略有剩余量，尚保持继续消毒的能力。常规加氯量为 $1 \sim 2mg/L$。接触时间越长消毒效果越好，冬季接触时间应大于 30 分钟。为了起到持续消毒的作用，普通氯化消毒后的饮用水中游离性余氯（HOCl 及 Cl^-）要求达到以下标准：在氯化消毒剂与水接触消毒 30 分钟后，游离性余氯应不低于 0.3mg/L，管网末梢水中游离性余氯不低于 0.05mg/L，才符合饮用水卫生要求。

（2）水的 pH 值　pH 值越小，次氯酸越不易解离，消毒效果越好。当水偏碱性时，次氯酸解离成次氯酸根，次氯酸根的消毒效果是次氯酸的 $1/80 \sim 1/100$。

（3）水温　每升高 $10℃$，消毒效果可提高 $2 \sim 3$ 倍。

（4）水的浑浊度　浑浊度越低，消毒效果越好，所以在水较为浑浊时，应先进行水的净化后再消毒。

（5）水中微生物的种类和数量　除腺病毒外，肠道病毒较肠道细菌对氯的耐受性强。

2. 其他消毒法

（1）氧化氯（ClO_2）消毒　ClO_2 是极为有效的饮水消毒剂，在常温下为橙黄色气体，在水中极易挥发，故需在临用时就地配制。优点：可减少水中三卤甲烷等氯化副产物的形成；消毒后水中余氯稳定持久，防止再污染的能力强等；被认为是目前氯制剂的理想替代品。缺点：具有爆炸性，故必须在现场制备，不易储存和运输；成本高；可引起溶血性贫血和变性血红蛋白血症。

（2）臭氧消毒　臭氧是极强的氧化剂，在水中极不稳定，需在临用时制备。优点：可去除水中的铁、锰、氰化物和亚硝酸盐，同时可去除水的色、臭、味等，消毒效果较 ClO_2 和 Cl_2 好；不产生三卤甲烷，O_3 消毒还可使水中原有的有机物产生絮状沉淀，降低其浑浊度。缺点：技术要求高，成本高，电耗大，投资费用大，设备操作运行复杂，在水中不稳定极易分解，不能保持杀菌消毒的持久性，消毒后对管道有腐蚀作用。

（3）紫外线消毒　波长 $200 \sim 295nm$ 的紫外线具有杀菌作用。优点：杀菌效率高，不影响水的嗅味。缺点：消毒后无持续杀菌作用，价格昂贵。一般用于医院少量污水的消毒。

第三节　食物与健康

人类的生存与发展，首先要解决的就是食物问题。食物是人类赖以生存的物质基础，食物与人类健康的关系是人类历史长河中的永恒主题。合理的营养能维持人体正常生理功能，促进生长发育，满足各种活动需要，有利于疾病的预防和康复。不合理的营养和不卫生的饮食，则会引起机体营养素摄入不足或过剩。食品中的有害物质进入人体，导致机体亚健康，甚至疾病发生。

一、营养素

（一）营养素概述

1. 营养

营养（nutrition）是指人体摄取、消化、吸收、利用食物中的营养物质，以维持机体生长、发育、生理功能及其他生命活动的一种生物学过程。

2.营养素

营养素(nutrients)是指食物中能产生热能或提供细胞、组织生长发育与修复的材料以维持机体正常生理功能的物质,包括蛋白质、脂肪、碳水化合物、无机盐、维生素和水。

3.食物

食物指各种供人食用或饮用的成品或原料,包括按照传统观念既是药品又是食品的物品,但不包括以治疗为目的的物品。

营养素的作用主要是提供人体活动所需要的能量,构成机体组织成分或作为代谢调节物质参与机体各方面的生理活动。蛋白质、脂肪和碳水化合物能够在体内产生能量,营养学上又将这三种营养素称为"供能营养素",又因为机体对这三种营养素需要量大,故又称为"宏量营养素";而机体对维生素和矿物质需要量较小,被称为"微量营养素"。

(二) 蛋白质

蛋白质(protein)是生命的物质基础,是人体氮的唯一来源。没有蛋白质就没有生命,机体中所有重要组成部分都需要蛋白质参与。

1.蛋白质的生理功能

(1)构成组织、细胞的成分　　蛋白质是构成生物组织的重要成分,成人体内约含蛋白质 16.3%,各个组织、器官的构成都有蛋白质的参与。机体生长发育需要蛋白质组成新的细胞组织,机体损伤时需要蛋白质作为物质基础修复组织,特殊人群需要蛋白质增强体力与适应特殊的生理变化。

(2)构成体内各种重要的生命活性物质　　机体几乎所有的生命活性物质都有蛋白质的参与。如体内物质代谢中起催化作用的酶、调节各种生理过程并维持内环境稳定的激素(胰岛素、肾上腺素、生长激素和胃肠道激素)、抵御外来微生物及其他有害物质入侵的抗体等,本身都是蛋白质。蛋白质具有缓冲作用,可调节体液的酸碱平衡。另外,人体水平衡、渗透压平衡、凝血平衡等都与蛋白质有关。

(3)提供能量　　蛋白质可以被代谢分解,释放出热能。每克食物蛋白质在体内约产生 16.7kJ(4kcal)热能。食物蛋白质的主要功能不是供能,而是为机体蛋白质的合成提供原料。

2.必需氨基酸

组成人体蛋白质的氨基酸有 20 种,其中有 8 种氨基酸在体内不能合成,或合成数量不能满足机体需要,必须从食物中直接获取,称为必需氨基酸。它们是:苯丙氨酸、赖氨酸、蛋氨酸、苏氨酸、色氨酸、异亮氨酸、亮氨酸和缬氨酸。组氨酸对于婴幼儿也是必需氨基酸。

机体合成蛋白质时对各种必需氨基酸的种类和数量有一定的要求。食物蛋白质的必需氨基酸模式与人体蛋白质模式越接近,蛋白质被人体利用的程度越高,食物蛋白质的营养价值也相对越高。动物性蛋白质和大豆蛋白质营养价值较高,不仅可以维持成人的健康,也可促进儿童生长发育,被称为优质蛋白质,其中,鸡蛋蛋白质与人体蛋白质模式最接近,在实验中常作为参考蛋白质。食物蛋白质与参考蛋白质比较,相对不足的必需氨基酸称为限制氨基酸,含量相对最低的称为第一限制氨基酸,余者依此类推。如谷类的第一限制氨基酸是赖氨酸,依次为蛋氨酸、苯丙氨酸;豆类的第一限制氨基酸是含硫氨基酸,其次是苯丙氨酸;玉米的第一限制氨基酸是色氨酸。

不同食物中的必需氨基酸的比例不同,但在自然界没有一种动物和植物蛋白质完全符合人体的需要,因此,将多种食物混合食用,使不同食物中相对不足的必需氨基酸相互补偿,使其比例接近人体需要的模式,从而提高蛋白质的营养价值,这种情况称为蛋白质的互补作用(the complementary action of protein)。为充分发挥食物蛋白质的互补作用,在搭配膳食时,应遵循三个原则:一是食物的生物学种属愈远愈好,如动、植物食物混合比单纯植物性食物之间混合效果要好;二是搭配的种类愈多愈好,如五种食物搭配的互补效果要高于两种食物搭配的互补效果;三是食用时间愈近愈好。

3.食物蛋白质的营养价值评价

各种蛋白质的氨基酸组成不同,其营养价值也各不相同。一般来说,动物性蛋白质的营养价值高于植物性蛋白质。通常根据食物中蛋白质的含量、消化率和利用率等方面进行综合评价。

(1)食物中蛋白质含量　严格讲,蛋白质的含量不等于质量,但是蛋白质含量是食物蛋白质营养价值的评价基础。测定食物中蛋白质含量一般使用微量凯氏定氮法,即:粗蛋白含量 ＝ 含氮量 × 6.25。

(2)蛋白质消化率　是指摄入的蛋白质被消化酶消化分解成氨基酸的程度。消化率越高,表明该蛋白质被吸收的程度越高。蛋白质的消化率与食物种类、食物加工方式和人的消化功能等有关。如动物性食物蛋白质的消化率比植物性高;加工方式对食物自然结构破坏越彻底消化率越高,如整粒大豆消化率仅为 60% 左右,而豆腐、豆浆的消化率可高达 90% 以上。

(3)蛋白质的生物学价值(biological value,BV)　是指蛋白质被吸收进入人体后被人体利用的程度。生物学价值越高,表示该蛋白质的人体利用率越高。

食物蛋白质生物学价值的高低主要取决于必需氨基酸的含量与比值,必需氨基酸含量越高,比值越接近人体模式,生物学价值越高。一般来说,动物性蛋白质的生物学价值高于植物性蛋白质。

评价蛋白质利用率的指标除生物学价值外,还有蛋白质的净利用率、蛋白质功效比、氨基酸评分、蛋白质比值、净蛋白质比值、氮平衡指数等指标。

4.蛋白质食物来源

蛋白质广泛存在于动、植物性食物之中,因此来源非常广泛。动物性蛋白质(如鱼、肉、蛋、奶)质量好,利用率高,但同时富含饱和脂肪酸和胆固醇。肉类和鱼类蛋白质含量为 10% ～ 20%,鲜奶类 3% ～ 3.8%,蛋类 11% ～ 14%。植物性蛋白质利用率较低,谷物中一般含蛋白质 6% ～ 10%,干豆类 20% ～ 40%,硬果类 15% ～ 30%,蔬菜水果含量更少。值得重视的是,大豆含有丰富的优质蛋白质,其保健功能也越来越被世界所认识,牛奶也是优质蛋白质的重要食物来源,我国人均牛奶的消费量很低,应大力提倡我国各类人群增加牛奶和大豆及其制品的消费。

5.蛋白质的参考摄入量

成人按每公斤标准体重计算,每天摄入 0.8g 蛋白质较好。由于我国居民以植物性食物为主,蛋白质质量较差,所以参考摄入量为每公斤标准体重每天 1.0 ～ 1.2g。成人按热能计算,蛋白质摄入量占膳食总热能的比例为 10% ～ 12%,儿童、青少年为 12% ～ 15%。

食物蛋白质的供给不仅数量要够,还要保证质量。成人优质蛋白质(包括动物性蛋白质和大豆蛋白质)应占膳食蛋白质参考摄入量的1/3以上;其他人群特别是儿童,这个比例应更高,以防止必需氨基酸搭配的缺乏。

（三）脂类

1. 概述

脂类是一大类疏水性生物物质的总称，一般包括脂肪和类脂。脂肪又称中性脂肪，也称甘油三酯。常用的食用油脂主要是各种脂肪的混合物。类脂是构成机体组织较稳定的脂类，受食物脂肪影响较小，是存在于细胞膜、神经组织等中的定脂。类脂包括磷脂、固醇类、脂蛋白、糖脂等。营养上比较重要的有卵磷脂、脑磷脂、胆固醇、植物固醇。

食物中的脂肪通过消化道中消化液的作用，以甘油和脂肪酸的形式被人体吸收并加以利用。脂肪酸按其化学结构中是否含有不饱和键分为饱和脂肪酸和不饱和脂肪酸两种，不饱和脂肪酸按不饱和键的多少又分为单不饱和脂肪酸和多不饱和脂肪酸。

2. 脂类的生理功能

（1）供能和贮能　脂肪是一类高效供能营养素，每克膳食脂肪在体内氧化可产生能量37.66kJ（9kcal）。体内脂肪组织是人体能量的主要贮存形式。

（2）机体组织细胞的构成成分　脂类是构成生物膜的成分之一，脂蛋白则直接参与血液成分的构成，胆固醇可合成胆汁酸和类固醇激素等重要物质。

（3）保温、缓冲作用　皮下脂肪和包裹在脏器周围的脂肪有隔热保温、支撑保护、缓冲外力损伤的作用。

（4）提供必需脂肪酸　自然界存在的脂肪酸有40多种，有些多不饱和脂肪酸人体自身不能合成，必须由食物供给，称为必需脂肪酸。包括亚油酸和亚麻酸等，而过去曾认为是必需脂肪酸的花生四烯酸，现在认为人体可以利用亚油酸自身合成。

（5）其他功能　促进脂溶性维生素的吸收和利用；改善食物的感官性状；增加饱腹感等功能。

3. 脂类的营养价值

膳食脂肪的营养价值高低主要取决于必需脂肪酸的含量、脂溶性维生素的含量与消化率，以及脂肪酸组成比例。植物脂肪（花生油、大豆油、菜籽油、芝麻油、核桃油、松子油、棉籽油）含必需脂肪酸（不饱和脂肪酸和短链脂肪酸）多，熔点低，容易消化，富含维生素 E，营养价值高；而动物脂肪（猪油、牛油、羊油、奶油、蛋黄油和禽类油等）含非必需脂肪酸高，消化吸收率较低。另外，胆固醇含量也是膳食中脂类营养价值的评价指标之一。

4. 脂类的食物来源和参考摄入量

脂肪所供能量应占总能量的比例：成人为 20%～25%，儿童和青少年为 25%～30%，婴幼儿为 40% 左右。在总脂肪供能占 20%～30% 的前提下，饱和脂肪酸、单不饱和脂肪酸与多不饱和脂肪酸的比例，应该是各占 1/3。18 岁以上人群每天摄入胆固醇不超过 300mg。

各种食物中都含有一定量的脂类，膳食中脂类的主要来源是各种植物脂肪及动物脂肪。

（四）碳水化合物

碳水化合物（carbohydrate）也称糖类，是由 C、H、O 三种元素组成的一大类化合物。根据碳水化合物的化学结构和生理功能，将食物中的碳水化合物分为单糖（如葡萄糖、果糖、半乳糖、甘露糖等）、双糖（如蔗糖、乳糖、麦芽糖等）和多糖（如淀粉、肝糖原、肌糖原、膳食纤维等）。

碳水化合物的消化吸收主要在小肠中进行，没有彻底消化以及不能消化的碳水化合物在结肠中经肠道微生物发酵后,产生短链脂肪酸,能改善肠道微生物菌群,对降低血脂、调节血糖、清除肠道毒素和废物(如氨、酚等)有重要作用。所以,有人把非消化性碳水化合物,如低聚果糖称为"益生源"物质。

1.碳水化合物的生理功能

(1)供能与储能 碳水化合物是机体最主要、最经济、最安全的能量来源。食物中1g碳水化合物可为机体提供16.7kJ(4kcal)的热能,我国居民膳食总能量的60%～70%来自糖类。中枢神经、红细胞、睾丸等只能以葡萄糖作为能量来源,故碳水化合物对维持这些组织的功能具有特殊意义。糖原是肌肉和肝脏中碳水化合物的贮存形式,肝糖原在机体需要时分解为葡萄糖进入血液循环,满足机体对能量的需要,肌糖原只供肌肉自身的能量需要。

(2)构成机体组织的重要成分和生理活性物质 碳水化合物以含糖复合物的形式参与机体成分的构成,如结缔组织的黏蛋白、神经组织中的糖脂及细胞膜表面的糖蛋白,DNA和RNA中也含有大量的核糖,在生物遗传中起着重要的作用。

(3)节约蛋白质作用 充足的碳水化合物保证了机体的能量供应,从而节省和减轻机体中蛋白质及其他成分的消耗,有利于蛋白质在机体的贮存,这种作用被称为碳水化合物的节约蛋白质作用。

(4)抗生酮作用 如果体内缺乏葡萄糖,脂肪的氧化分解就会受到影响,造成乙酰辅酶A大量堆积而产生酮体,酮体堆积对机体尤其是大脑有害,而充足的碳水化合物能避免这种情况的出现,这种作用被称为碳水化合物的抗生酮作用。

(5)膳食纤维的特殊作用 膳食纤维在肠道内不被吸收,具有增加肠道内容物体积,刺激肠道蠕动,预防便秘,降低血脂和血胆固醇,防治糖尿病,降低结肠炎及结肠癌的作用。

(6)其他 调节食品风味、增进食欲、保肝解毒等。

2.碳水化合物的食物来源和参考摄入量

碳水化合物主要来源于植物性食物,大多数动物性食物中碳水化合物含量比较少。谷类含碳水化合物70%～75%,薯类含碳水化合物20%～25%,豆类含碳水化合物50%～60%;蔬菜水果类主要提供膳食纤维。

我国居民碳水化合物的参考摄入量占总能量的55%～65%。

(五)能量

1.概述

机体维持体温和任何生命活动都需要能量,人体所需要的能量主要来自于食物中的三大产热营养素:蛋白质、脂类和碳水化合物。能量不仅是维持机体生命活动的基础,也影响着其他营养素的正常代谢,因此,保持能量平衡,维持理想体重,对保障身体健康具有特殊意义。

国际上通用的能量单位是焦耳(J),我国习惯用卡(cal)或千卡(kcal)。目前营养学上常用千焦(kJ)和兆焦(MJ)作为能量单位。其换算方法是:

$$1kcal = 4.184kJ \qquad 1kJ = 0.239kcal$$

每克产热营养素在体内氧化实际产生的可利用的能量值称为能量系数,蛋白质、脂肪和碳水化合物的能量系数分别是:16.7kJ(4kcal),37.66kJ(9kcal),16.7kJ(4kcal)。

2.影响人体热能需要的因素

人体对能量的需要量取决于人体热能的消耗量,人体的能量消耗主要用于基础代谢、体力活动、食物的特殊动力作用三个方面。

（1）基础代谢　　人体在适宜的温度（18～25℃）环境中，处于清晨、清醒、空腹、安静状态下维持最基本的生命活动所需要的能量，称为基础代谢（BM）。单位时间内人体每平方米体表面积所消耗的基础代谢能量称为基础代谢率（BMR）。

一般来说，随着年龄增长，基础代谢率逐渐降低。男性比女性基础代谢率高；体表面积越大，热能散发越快，基础代谢越高；甲状腺素可以使基础代谢率增高，去甲肾上腺素可以使基础代谢率降低；精神紧张可使基础代谢水平升高等。

（2）体力活动　　体力活动引起的能量消耗被称为运动生热效应，其消耗的能量在人体消耗中所占的比例变化最大，活动耗能与劳动强度、工作性质、持续时间、熟练程度和环境条件等有关，其中以劳动强度对能量消耗影响最大，劳动强度越大，能量消耗越多。世界卫生组织（WHO）将职业劳动强度分为轻、中、重三个等级。

（3）食物特殊动力作用　　人体摄入食物过程中，对食物进行消化、吸收、代谢和转化等需要额外消耗能量，这种因摄入食物而引起的额外能量消耗称为食物特殊动力作用，又称食物热效应。食物特殊动力作用随食物种类不同而有很大差异，蛋白质可增加 30%，碳水化合物为 5%～6%，脂肪为 4%～5%。通常混合膳食的食物特殊动力作用所消耗的能量占总能量的 10%。

（4）生长发育和新组织增加　　婴幼儿、儿童、青少年、孕妇、乳母及恢复期的患者，每日所需要的能量除了用于以上三个方面外，还有生长发育和新组织增加所需要的额外能量消耗。

（六）矿物质

人体组织几乎含有自然界存在的所有元素，其中，除水和 C、H、O、N 四种元素主要组成有机物外，其余元素大部分以无机化合物的形式存在于体内发挥作用，统称为矿物质或无机盐。凡体内含量在人体重量的万分之一以上的元素称为宏量元素，它们都是人体必需的元素，包括钙、磷、钾、钠、镁、氯、硫七种。凡体内含量在人体重量的万分之一以下的元素称为微量元素，目前认为人体必需的微量元素有 14 种，它们是铁、锌、铜、铬、钴、锰、钼、锡、钒、碘、硒、氟、镍和硅。

1. 钙

（1）概述　　钙（calcium）是人体含量最多的矿物质。成人体内钙总量约 1200 克，相当于体重的 1.5%～2%。其中 99% 集中在骨骼和牙齿，其余 1% 以结合或离子状态存在于软组织、细胞外液和血液中，称为混溶钙池，这部分钙与骨骼钙维持着动态平衡。机体具有强大的维持钙动态平衡的能力，当膳食钙严重缺乏或机体发生异常钙丢失时，可通过骨脱钙化纠正低钙血症，而保持血钙的稳定。老年人钙溶出增加，因而骨质密度逐渐疏松，易出现骨质疏松症。婴幼儿的骨骼更新较快，钙供应如果不足，可引起佝偻病，成人则出现骨质软化、骨质疏松、手足抽搐。

（2）生理功能　　钙最主要的功能是构成骨骼和牙齿的成分，钙的需要量也随骨骼的生长速度而变化，青春期钙的需要量最大。钙在维持神经与肌肉的兴奋性，激活体内某些酶的活性方面具有重要作用。如血钙增高可抑制神经肌肉的兴奋性，反之则引起兴奋性增强，甚至引起手足抽搐。

（3）食物来源与参考摄入量　　食物中钙的最好来源是奶及奶制品，不但含量丰富而且吸收率高,是婴幼儿最理想的钙来源食品。豆类及其制品、虾皮、海产品、坚果类、芝麻酱、豆类和绿色蔬菜等食物含钙也比较丰富。

钙在消化道的吸收,易受多种因素的影响,如植物性食物中的草酸、植酸、磷酸等与钙离子形成不溶性钙盐而妨碍其吸收;但是,充足的膳食蛋白质、维生素 D、乳糖、某些氨基酸则可以促进钙的吸收。

我国正常人钙的适宜摄入量为:成人 800mg/d,老年人、孕妇、乳母钙的供给量要适当增加。

2.铁

(1)概述　铁是人体内含量最多、最容易缺乏的微量元素。铁主要以功能铁的形式存在于血红蛋白、肌红蛋白以及含铁酶中,其余则以贮存铁的形式存在于肝、脾及骨髓中。铁蛋白可反映机体的铁贮存水平,是衡量人体铁营养状况的指标。

铁的吸收主要在小肠上部。食物铁先被胃酸作用释放出亚铁离子,维生素 C、某些糖和氨基酸有利于铁离子的吸收。铁缺乏可引起缺铁性小细胞低色素性贫血,这是一种世界性营养缺乏症,在我国发病率很高,处于生长发育的儿童、青春期女性、孕妇、乳母及吸收能力减退的老年人容易出现缺铁性贫血。

(2)生理功能　铁的主要生理功能是构成血红蛋白、肌红蛋白,参与氧的运输,也以细胞色素参与组织呼吸过程,维持正常的免疫功能等。

(3)食物来源和参考摄入量　铁广泛存在于动植物食物中,食物中铁的良好来源包括动物肝脏、全血、瘦肉、鱼类等;豆类、坚果类、黑木耳以及某些蔬菜(小白菜、油菜、冬苋菜等)也是铁的良好来源。研究表明,蛋黄铁吸收率不高,但因为其含铁丰富,因此蛋黄仍是婴儿的良好辅助食品。奶类及其制品含铁很少,为贫铁食品。

食物中铁的吸收受许多因素的影响。一般无机铁比有机化合物中的铁容易吸收;胃酸和维生素 C 使食物中的三价铁还原为二价铁,有利于铁的吸收;动物性食物中的铁吸收率较高。

机体每天损失铁很少,根据我国膳食供给特点,铁的膳食适宜摄入量为:成年男性 15mg/d,女性 20mg/d。孕妇、乳母应适当增加。

3.锌

(1)概述　成年人机体中的平均含锌量为 2～2.5g。锌主要存在于皮肤、骨髓、肌肉、肝、肾、心、胰、睾丸、脑等组织中,血液中的锌主要存在于含锌酶中。

(2)生理功能　锌的主要功能是参与体内酶的构成,促进生长发育,维持正常的免疫功能和细胞膜结构。锌与味觉素的合成有关。锌对视力和皮肤具有保护作用。缺锌影响生长发育、性发育、皮肤干燥、上皮角化等,出现异食癖等表现。

(3)食物来源和参考摄入量　一般认为,动物性食物如贝壳类海产品、红色肉类、动物内脏、蛋类、鱼类是锌的良好来源,豆类、粗制谷类、花生等含锌也较高。

中国营养学会推荐的膳食参考摄入量为:成年男性为 15mg/d,女性 11.5mg/d,孕妇、乳母酌情增加。

4.碘

(1)概述　成人体内约含碘 20～50mg,甲状腺组织内含碘最多,其余的碘存在于血浆、肌肉、皮肤、肾上腺和中枢神经等组织。由于环境或食物中缺碘可以引起碘缺乏病。

(2)生理功能　碘在体内主要参与甲状腺素合成,甲状腺素能促进生物氧化,促进蛋白质合成及糖类和脂肪的代谢,促进神经系统的发育,调节组织中水盐代谢等。

碘缺乏病的临床典型症状是成人甲状腺肿大,长期高碘摄入也可以导致高碘性甲状腺肿大。孕妇缺乏碘可影响胎儿神经、肌肉的发育,严重缺碘则可发生呆小症(克汀病);婴幼儿缺碘可引起生长发育迟缓,智力低下。

(3)食物来源和参考摄入量　机体需要的碘可以从饮水、食物及碘化食盐中获得。饮水和食物中碘含量多少受环境影响极大。海产品(海带、紫菜、发菜、淡菜、海鱼等)含量较高。没有条件经常食用海产品的地区可食用加碘食盐。

中国营养学会提出碘的推荐摄入量为:成人 150mg/d,孕妇和乳母 200mg/d。

(七)维生素

维生素是维持机体正常生命活动所必需的一类微量的低分子有机化合物。维生素种类很多,化学结构各不相同。维生素既不构成各种组织的成分,也不供给机体能量,多以辅酶的形式参与酶促反应,是机体新陈代谢过程中不可缺少的一部分。人体对维生素需要量很少,但大多数在人体内不能合成。

维生素都以本体或前身物质形式存在于天然食物中。根据溶解性的不同将其分为脂溶性维生素和水溶性维生素两大类。脂溶性维生素包括维生素 A、D、E、K 等,水溶性维生素包括 B 族维生素和维生素 C 等。脂溶性维生素摄入过多,可导致蓄积中毒。

1.维生素 A

(1)概述　维生素 A 是指含有视黄醇结构,并具有其生物活性的一大类物质,它包括维生素 A、维生素 A 原及其代谢产物。天然维生素 A 只存在于动物性食物中,植物中不含已经形成的维生素 A,但含有在体内可以转化为维生素 A 的类胡萝卜素,称为维生素 A 原。

(2)维生素 A 的生理功能　维生素 A 最主要的功能是维持正常的视觉功能;维持上皮细胞的正常生长与分化;促进生长及骨骼、牙齿发育;维持机体正常的免疫功能;有抑癌作用,可以抑制肿瘤细胞的生长和分化。

维生素 A 缺乏可致暗适应能力下降,严重者可发生夜盲症、干眼症,甚至失明,也可以引起上皮干燥、增生及过度角化。另外,维生素 A 缺乏可以出现儿童生长缓慢,骨骼、牙齿发育不正常。长期摄入过量维生素 A 可出现蓄积,引起慢性中毒。

(3)食物来源与参考摄入量　维生素 A 的食物来源有两个途径:一是维生素 A,只来源于动物性食品,主要存在于动物肝脏、鱼肝油、禽蛋、奶类及其制品;二是维生素 A 原,来源于植物性食物的类胡萝卜素,绿叶蔬菜(如菠菜、西兰花、豌豆苗等),黄色、红色水果(如红心甜薯、胡萝卜、南瓜、柿子等)含量较高。

中国营养学会推荐维生素 A 摄入量:成年男性 $800\mu g/d$,女性 $700\mu g/d$,孕妇、乳母适当提高。

2.维生素 D

(1)概述　维生素 D 又称抗佝偻病维生素。人体可通过两条途径获得维生素 D:从食物中摄取和皮肤内合成。维生素 D 在体内要经过肝、肾二次活化才具有生物活性,因此肝、肾功能直接影响维生素 D 功能的发挥。

(2)生理功能　维生素 D 主要的生理功能是参与钙、磷代谢,促进小肠钙吸收,促进肾小管对钙、磷的重吸收,调节血钙平衡。

(3)食物来源和参考摄入量　维生素 D 的良好食物来源有动物肝脏、海鱼、鱼肝油、蛋黄等动物性食物,蔬菜水果、谷类几乎不含维生素 D。在阳光的照射下,经皮肤内合成维生素 D 是人体廉价又便利获得充足有效的维生素 D 的最好来源。

维生素 D 的需要量必须与钙、磷的供给联系起来考虑。在钙、磷供给充足的条件下成人每日 $5\mu g$ 就可满足生理需要,儿童、孕妇、乳母增加至 $10\mu g$ 即可。

3. 维生素 B_1

(1) 概述 维生素 B_1 又称硫胺素,易溶于水,在干燥和酸性溶液中稳定;在紫外线照射、碱性环境中会加速分解破坏,铜离子能加快其分解速度。烹调食品时如果加碱或油炸食品温度过高,都会导致维生素 B_1 的大量损失。

(2) 生理功能 硫胺素的主要功能是参与物质能量代谢。此外,在维持神经、肌肉特别是心肌的正常功能及维持正常食欲、胃肠蠕动和消化液分泌等方面也有重要的作用。

(3) 食物来源及参考供给量 维生素 B_1 广泛分布于动、植物食品中,良好来源是动物内脏(肝、肾、心)、瘦肉、全谷、豆类、蛋类和坚果等食物。谷类是我国维生素 B_1 的主要来源,其主要存在于粮谷类的外胚层,若谷类过分精磨或是烹调加工不当,都会造成维生素 B_1 的大量损失。

维生素 B_1 的参考摄入量为:成年男性为 1.4mg/d,女性为 1.3mg/d,孕妇和乳母分别为 1.5mg/d 和 1.8mg/d。

4. 维生素 B_2

(1) 概述 维生素 B_2 又称核黄素,在酸性和中性溶液中对热稳定,但在碱性溶液中易被分解破坏。机体对核黄素的贮存能力有限,必须每日从膳食中摄取。

(2) 生理功能 维生素 B_2 是机体许多重要辅酶的组成成分,主要与机体能量代谢有关。另外,维生素 B_2 与维持皮肤黏膜的正常结构有关,具有抗氧化活性,还与维生素 B_6、烟酸代谢和铁的吸收有关。

(3) 食物来源与参考供给量 维生素 B_2 的良好食物来源主要是动物性食物,尤其是动物内脏(肝、肾、心)、蛋黄、乳类较丰富,鱼类以鳝鱼含量最高。植物性食物中则以绿叶蔬菜类(如菠菜、韭菜、油菜)及豆类含量较多。

维生素 B_2 的参考摄入量为:成年男性为 1.4mg/d,女性为 1.2mg/d,孕妇和乳母为 1.7mg/d。儿童和青少年适量增加。

5. 维生素 C

(1) 概述 维生素 C 又称抗坏血酸,是一种弱酸,具有强还原性。易溶于水,微溶于乙醇,在有氧、加热、碱性和铜、铁存在时容易被破坏。健康成人体内可贮存一定量的维生素 C,可保证在数周内不摄入维生素 C 也不至于发生缺乏症。

(2) 生理功能 主要参与体内的羟化反应,如胶原合成;促进生物氧化还原过程,维持细胞膜完整性;改善机体对铁、钙和叶酸的利用;增强机体免疫能力;中和自由基,阻断致癌物质的形成,具有解毒和预防癌症的功能。

(3) 食物来源与参考摄入量 维生素 C 的良好来源是新鲜的蔬菜和水果,如猕猴桃、鲜枣、山楂、柠檬和深色叶类蔬菜等维生素 C 含量十分丰富。动物性食物含量极少,植物种子几乎不含维生素 C。但豆类发芽后形成的豆芽则含有维生素 C。

维生素 C 的参考摄入量为:成年人 100mg/d,孕早期不变,中晚期和乳母为 130mg/d。

二、食物的营养价值

(一) 食物的分类

根据食物的营养特点和传统习惯,一般将食物分成五大类。

1. 谷类及薯类

谷类包括小麦、大米、杂粮(如玉米、小米、高粱等)。薯类包括马铃薯、甘薯、木薯等。这类食物主要提供碳水化合物、蛋白质、膳食纤维及 B 族维生素等。

2. 动物性食物

动物性食物包括鱼、肉、蛋、奶等,主要提供优质蛋白质、脂肪、矿物质、维生素 A、D 和 B 族维生素等。

3. 豆类及其制品

豆类及其制品包括大豆和其他豆类,主要提供蛋白质、植物脂肪、膳食纤维、矿物质和 B 族维生素等。这类食物蛋白质含量极其丰富,为优质蛋白质,且不含胆固醇。

4. 蔬菜、水果类

蔬菜、水果类包括鲜豆、根茎、叶菜、茄果等,主要提供膳食纤维、矿物质、维生素 C 和胡萝卜素等。

5. 纯热能食物

纯热能食物包括动植物油、淀粉、食用糖和酒类,主要提供能量。动植物油还可以提供脂溶性维生素和必需脂肪酸。

(二) 各类食物的营养特点

1. 谷类

谷类也称粮食,其碳水化合物含量高(70% ~ 80%),脂肪含量低,蛋白质含量约为 7% 左右,还含有大量的 B 族维生素。谷类是我国居民热能、蛋白质的主要来源。

谷类食物蛋白质中赖氨酸、苯丙氨酸和蛋氨酸等必需氨基酸含量较低,限制了蛋白质的营养价值,不是理想的蛋白质来源。不科学的加工和烹调会降低谷类食物的营养价值,如谷类食物中加碱、加工越精细,蛋白质、矿物质,尤其是 B 族维生素损失越明显。

2. 豆类

豆类包括大豆和其他杂豆。大豆包括黄豆、黑豆和青豆,蛋白质含量高达 30% ~ 40%,大豆蛋白质是植物性蛋白质最好的来源,属于优质蛋白质,含有丰富的赖氨酸,与谷类食物具有很好的互补作用。脂肪含量 15% ~ 30%,必需脂肪酸(亚油酸)含量达 50%,不含动物性食品中的胆固醇,是优质食用油。大豆还含有丰富的维生素和矿物质,特别是铁的含量较高。

3. 蔬菜和水果

蔬菜和水果在膳食中占有重要的地位,营养特点是低热能、低脂肪、低蛋白质,富含膳食纤维、维生素 C、胡萝卜素和矿物质。是平衡膳食的重要补充,深色蔬菜营养价值高于浅色蔬菜。

蔬菜和水果是膳食纤维、维生素 C 及钙、磷、铁等营养素的重要来源。多吃蔬菜和水果对于预防肥胖、高血脂、糖尿病、动脉硬化等具有很好的效果。

4. 动物性食物

动物性食物蛋白质含量高,营养价值高,又是钙、铁、锌、维生素 A、B_2、B_{12} 的良好来源。奶及奶制品是钙的最好食物来源。动物性食物是人类膳食的重要组成部分,能很好地提升食物的营养价值。

鱼类脂肪含有较丰富的 EPA、DHA,具有健脑、降低血脂的作用。

蛋类主要有鸡蛋、鸭蛋、鹅蛋、鹌鹑蛋等。在营养成分上大致相同。鸡蛋蛋白质是天然食物中生物学价值最高的蛋白质,鸡蛋中的脂肪一半为卵磷脂、胆固醇和卵黄素,对神经系统及身体发育有很大好处。蛋类中所含的卵磷脂、维生素、无机盐主要集中在蛋黄中。生吃鸡蛋营养素的吸收差,并且还存在卫生问题,生吃鸭蛋、鹅蛋卫生问题更严重,因此蛋类不宜生吃。

奶类主要是牛奶、羊奶等,营养素含量全面,营养价值高,易于消化和吸收,适合于任何人群食用。奶类及其制品是钙最好食物来源,不但含量高,而且消化吸收率高。牛奶中碱性元素含量丰富,有利于维持人体弱碱性环境。但奶类属贫血食品,用牛奶喂养的婴儿必须在 4 个月时注意补充优质含铁食品。

5. 其他

菌藻类(蘑菇、香菇、银耳、海带、黑木耳等)不仅味道鲜美,所含蛋白质也比较高,并且是一类具有养生保健功能的食品。硬果类(花生、瓜子、核桃等)所含脂肪主要为不饱和脂肪酸,是构成脑组织的重要物质,是天然的健脑食品。

三、平衡膳食

(一)平衡膳食的概述

从各类食物所含营养素来看,有些食物含某些营养素较多,而含其他营养素较少,各有其特点,但没有一类食物能够提供人体所需要的全部营养素。例如,鸡蛋中含有丰富的优质蛋白质、维生素 A、维生素 D、铁等多种营养素,但几乎不含维生素 C;新鲜的辣椒中含有丰富的维生素 C,但蛋白质的含量却很低。因此,要获得全面、适量的营养素,只吃一类或两类食物是不能满足要求的,长期食物单调,还会造成营养失调。

平衡膳食(balance diet)又称合理膳食或健康膳食,是指膳食中所含的营养素种类齐全、数量充足、比例适当,膳食中所供给的营养素与机体的需要保持平衡。通过平衡膳食能够满足人体生长发育和各种生理需要,劳动强度及生活环境的需要,并且在各种营养素间建立起营养生理上的平衡关系,提高机体对疾病的抵抗力,提高工作效率,延长寿命。

平衡膳食是维持机体良好营养健康状态,改善亚健康状态的首要条件。

(二)平衡膳食的基本要求

1. 能量及营养素供给

原则是种类齐全、数量充足、质量保证、比例适宜,能满足机体各种情况下的营养需要。

2. 科学的食物选择搭配和烹调加工

(1)食物的合理选择和搭配,能达到营养互补,提高营养价值的目的。如荤素搭配、粗细搭配、豆类与粮谷类搭配等,可以实现营养素取长补短,明显提高食物的营养价值。

(2)科学的烹调加工可以改善食物的感官性状,如增加食物的色、香、味、形,促进食欲,而又不损失营养素和添加有害物质。

(3)促进营养素的消化吸收。

(4)消除或减少食物中有毒有害物质,如杀灭食物中的病原微生物和寄生虫卵等。

（5）科学的烹调加工，可以表现出不同的饮食文化。

3.合理的膳食制度和进食环境

根据进餐者的生理需要、生活学习情况、年龄、性别、季节气候等因素制定进餐制度，我国居民一般习惯一日三餐。要养成定时定量（其中保证早餐的数量和质量尤为重要）、不偏食、不挑食、不暴饮暴食的良好饮食习惯。

进餐环境要舒适、轻松、安静、愉快。舒适的环境有利于增加食欲，促进食物的消化吸收。

4.食品符合安全卫生标准

平衡膳食应该由符合国家食品卫生标准的安全、无毒、无害的食物组成。

(三) 膳食模式

1.膳食模式的概念

膳食模式（dietary pattern）又称膳食结构，是指居民消费的食物种类及其数量的相对构成。膳食模式是评价膳食质量与营养水平的基本要素，也是衡量一个国家和地区农业水平、国民经济发展程度和营养状况的重要标志之一。膳食结构必须与当地食物供应、健康需要、经济收入、饮食习惯等相协调。如要求过高，不但会加重经济负担，而且对健康也不利。

2.膳食模式的类型

根据平衡膳食的概念和当今世界膳食结构的特点，将膳食模式分成以下几类。

（1）欧美模式　以欧美发达国家为代表，属于典型的"三高一低"膳食模式，即高能量、高脂肪、高蛋白、低膳食纤维。食物消耗特点是：谷类消费量少，每人每年平均仅消费 70kg 左右；动物性食物消费量大，肉类约 280g/d，奶及奶制品超过 400g/d，蛋类 40g/d 左右。能量摄入达到 3300 ~ 3500kcal/d，蛋白质 100g/d 左右，脂肪 130 ~ 150g/d。尽管膳食质量比较好，但营养过剩，导致肥胖、冠心病、糖尿病等慢性病发病率高。

（2）印度模式　以印度、中国等发展中国家为代表。食物消耗特点是：植物性食物为主，每人每年消耗 400kg；动物性食物较少，年人均仅 10 ~ 20kg；膳食质量不高，蛋白质、脂肪摄入都低，蛋白质质量差，优质蛋白质不足 20%，甚至不足 10%。能量基本满足需要，但蛋白质、脂肪、钙、铁、维生素 A 等营养素不足，营养缺乏仍然是严重的社会问题；膳食纤维充足，动物性脂肪较低，有利于冠心病和高脂血症的预防。

（3）日本模式　以日本、新加坡、香港等为代表。食物消耗特点是：动、植物性食物比例适宜，既能满足人体需要但又不过剩，蛋白质、脂肪和碳水化合物摄入比例合理，植物性食物所供热能达总热能的 50% ~ 60%，蛋白质 40% ~ 50% 来源于动物性食物，而水产品蛋白质又占动物蛋白质的 50%。这种结构既保留了东方人膳食的一些特点，又吸取了西方膳食的一些长处，避免了营养缺乏或营养过剩引起的疾病，这种膳食结构值得世界各国推广和借鉴。

（4）其他模式　如"纯素食"、"纯荤食"、过分"偏食"的人群的膳食模式。这些人群热能需要能够达到满足，但由于长期饮食习惯和食物组成不合理、不平衡，容易出现一种或多种营养素的缺乏、不足或过多，给健康带来不利影响。

(四) 我国居民的膳食结构

1.我国膳食结构特点

我国传统的膳食模式为典型的高谷类膳食模式。以植物性食物为主，谷类占食物摄入总量的 60% ~ 80%，且占总能量的 70% 左右，而动物性食物所提供热能仅占 8% 左右，具有高碳水化合物、高膳食纤维、低动物食物特点。这样的膳食结构容易出现营养不良,但有利于冠心病、糖尿病和血脂异常等慢性病的预防。

改革开放以来,尤其是近十多年以来,随着我国经济的发展和居民生活水平的提高,膳食结构已经发生很大变化,动物性食物及油脂消费增多,谷类、薯类消费减少,这种情况在城市表现的更突出。但奶类、豆类及其制品摄入过低仍是普遍存在的问题。高能量、高脂肪和体力活动减少造成的超重、肥胖、糖尿病和血脂异常的发病率快速升高。

2.我国膳食结构的改进

随着我国人民生活水平的提高,膳食结构上应做以下改进:首先降低主食米、面的供给量;适量增加杂粮或豆类;每天增加一个蛋、半斤牛奶(或相当于 30g 干大豆的豆制品);把肥瘦肉改成瘦肉,在肉类的品种上,增加水产品、海产品及禽肉。

(五)中国居民膳食指南与膳食宝塔

1.膳食指南的概念

膳食指南是以营养学理论为依据,结合我国实际情况,为教育社区人群采用平衡膳食、摄取合理营养、促进健康而制定的指导性意见。

2.我国居民的膳食指南

《中国居民膳食指南(2007)》为一般人群的膳食提供了 10 条"经典"指南,适合于 6 岁以上的正常人群。

(1)食物多样,谷类为主,粗细搭配。

(2)多吃蔬菜水果和薯类。

(3)每天吃奶类、大豆或其制品。

(4)常吃适量的鱼、禽、蛋和瘦肉。

(5)减少烹调油用量,吃清淡少盐膳食。

(6)食不过量,天天运动,保持健康体重。

(7)三餐分配要合理,零食要适当。

(8)每天足量饮水,合理选择饮料。

(9)如饮酒应限量。

(10)吃新鲜卫生的食物。

3.我国居民平衡膳食宝塔

为帮助一般人群在日常生活中实践指南的主要内容,专家把指南精神融入"中国居民平衡膳食宝塔"(图 3-1),直观展示了每日应摄入的食物种类、合理数量及适宜的身体活动量,为居民合理调配膳食提供了可操作性指导。

膳食宝塔共分五层,包含每天应摄入的主要食物种类。膳食宝塔利用各层位置和面积的不同反映了各类食物在膳食中的地位和应占的比重。谷类食物位居底层,每人每天应摄入 250～400g;蔬菜和水果居第二层,每天应摄入 300～500g 和 200～400g;鱼、禽、肉、蛋等动物性食物位于第三层,每天应摄入 125～225g;奶类和豆类食物合居第四层,每天应吃相当于鲜奶 300g 的奶类及奶制品和相当于干豆 30～50g 的大豆及制品;第五层塔顶是烹调油和食盐,每天烹调油不超过 25g 或 30g,食盐不超过 6g。

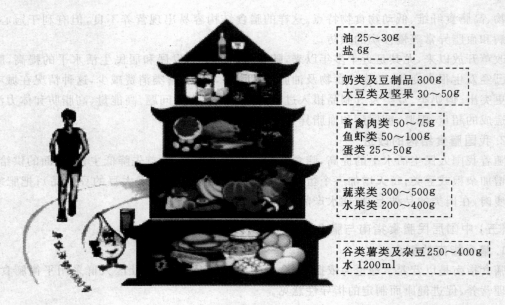

油 25～30g
盐 6g

奶类及豆制品 300g
大豆类及坚果 30～50g

畜禽肉类 50～75g
鱼虾类 50～100g
蛋类 25～50g

蔬菜类 300～500g
水果类 200～400g

谷类薯类及杂豆 250～400g
水 1200ml

图 3-1　中国居民平衡膳食宝塔

新膳食宝塔增加了水和身体活动的形象,强调足量饮水和增加身体活动的重要性。饮水应少量多次,要主动,不应感到口渴时才喝水。建议成年人每天进行累计相当于步行 6000 步以上的身体活动,如果身体条件允许,最好进行 30 分钟中等强度的运动。

四、食品污染的危害与预防

(一) 食品污染的概述

1. 食品污染的概念

食品污染是指在各种条件下,有毒有害物质进入到食物,造成食品安全性、营养性或感官性状发生改变的过程。食品污染可发生在生产、加工、运输、储存、销售等各个环节。

2. 食品污染的种类

根据污染物的性质,食品污染可分为三类,即生物性污染、化学性污染和放射性污染。

(1) 生物性污染　大多数食品污染均为生物性污染,如微生物、寄生虫及虫卵、昆虫污染等。

(2) 化学性污染　随着化工合成物质的生产与使用越来越多,化学性污染也越来越常见,如农药污染、重金属污染、食品容器及包装材料污染、食品添加剂污染等。

(3) 放射性污染　放射性污染主要来自放射性物质的开采、冶炼、国防、生产和生活中的应用与排放过程。食品可吸附或吸收外来的放射性核素,对于半衰期较长的铯、锶更具卫生学意义。环境中的放射性核素也可以通过食物链污染食品。

(二) 食品污染的危害

食品污染对人体健康造成的危害,可归结为影响食品的感官性状,引起急性食物中毒、慢性危害以及远期危害。

(1) 急性中毒　短时间内大量进食有毒有害成分的食品可引起食物中毒,如沙门氏菌污染肉制品可以引起以急性胃肠炎为主要临床表现的食物中毒。

（2）慢性中毒　　长期摄入含少量污染物的食品可以引起慢性危害，如长期摄入被黄曲霉毒素污染的玉米、花生等可以出现肝脏损害，甚而引发肝癌。

（3）远期危害　　某些食品污染物进入人体后，可以致突变、致畸、致癌，如黄曲霉毒素、苯并(a)芘、亚硝胺和氯乙烯等。

（三）常见食品污染的预防

1.生物性污染的预防

（1）低温保藏　　低温不仅可以降低或停止食品微生物的增殖速度，还可以减弱食品中一切化学反应过程。

（2）高温杀菌保藏　　在高温作用下，微生物体内的酶、脂质体和细胞膜被破坏，从而杀灭致病微生物，高温还可以使蛋白质变性，易被消化酶水解而提高消化率。但 160 ~ 180℃ 可使油脂产生过氧化物、低分子分解产物和聚合物以及羰基、环氧基等，不仅恶化食物质量，而且带有一定的毒性。

（3）脱水与干燥保藏　　将食品中的水分降至微生物繁殖所必需的水分以下，一般微生物均不易生长。

（4）辐射保藏　　将放射线用于食品灭菌、杀虫、抑制发芽等，以延长食品的保藏期限。

（5）腌渍和烟熏保藏　　常见的腌渍方法有盐腌、糖渍、熏制保藏。微生物处于高渗状态的介质中，菌体原生质脱水收缩，与细胞膜脱离，原生质凝固，从而使微生物死亡，但是腌制和烟熏食物的同时，会导致食物中添加一些有毒有害物质。

（6）提供酸度　　大多数微生物在 pH4.5 以下难以正常生长发育，故可用提高氢离子浓度来防腐。常用的方法有酸渍法、酸发酵，如泡菜和酸菜。

2.化学性污染的预防

化学性污染的预防主要包括以下四个方法：① 各类食品添加剂使用之前必须进行安全性评价，获得使用许可者，应遵照有关规定使用。② 使用安全卫生的运输工具、食品容器和食品包装物，不要将食品与化学品混放，以防被污染和误用误食。③ 保证食品生产环境的安全卫生，不用污染废水灌溉农作物，使用高效低毒易降解的农药。④ 制定农产品和食品农兽药残留标准，改善生产工艺和使用方法，大力发展绿色食品。

3.放射性污染的预防

放射性污染主要通过两方面预防：一是保证食品储存环境与容器的安全，避免各种杂质如金属碎片等污染食品；二是加强对放射性污染源的卫生防护和经常性的卫生监督，定期进行食品卫生监测，使食品中放射性物质的含量控制在允许范围之内。

五、食物中毒

（一）概述

1.食物中毒的概念

食物中毒（food poisoning）是指食入"有毒食物"后所发生的以急性感染或中毒为主要临床特征的疾病。"有毒食物"是指健康人经口摄入正常数量、可食状态的食物。食物中毒不包括食用某种未成熟的水果或因暴饮暴食而引起的胃肠炎，以及经食物而感染的肠道传染病等情况。

2. 食物中毒的特征

（1）潜伏期短，起病急　　食物中毒多为爆发，短期内出现大批患者。

（2）有相同的临床表现　　中毒患者症状相似，多有急性胃肠炎症状。

（3）有共同的饮食史　　发病与食用有毒食物具有明显的因果关系，不食者不得病，停止食用有毒食物后不再出现新患者。

（4）没有传染性　　发病曲线呈突然上升但又很快下降的趋势，没有流行余波。

3. 食物中毒的分类

（1）细菌性食物中毒　　常见有沙门氏菌属、副溶血性弧菌、变形杆菌、致病性大肠杆菌、金黄色葡萄球菌、肉毒杆菌等引起的食物中毒。

（2）非细菌性食物中毒　　①有毒动、植物食物中毒，如毒蕈、木薯、四季豆、发芽马铃薯、河豚、鱼类组胺、毒贝等；②化学性食物中毒，如亚硝酸盐、农药等；③真菌毒素和霉变食物中毒，如霉变甘蔗、黄曲霉毒素等。

（二）细菌性食物中毒

细菌性食物中毒是指因摄入被致病菌或其毒素污染的食品而引起的食物中毒。细菌性食物中毒是最常见的一类食物中毒。在我国，细菌性食物中毒事件占食物中毒事件总数的30%～90%，人数占食物中毒总人数的60%～90%。细菌性食物中毒全年皆可发生，但以夏、秋季节较多，一般病程较短，预后较好。

我国发生的细菌性食物中毒多以沙门氏菌、变形杆菌和金黄色葡萄球菌食物中毒为主，其次为副溶血性弧菌、蜡样芽孢杆菌食物中毒。

1. 几种常见的细菌性食物中毒

（1）沙门氏菌属食物中毒　　沙门氏菌属肠杆菌科，是一群寄生于人和动物肠道的革兰阴性杆菌。鼠伤寒沙门氏菌、猪霍乱沙门氏菌和肠炎沙门氏菌引起的食物中毒最为常见。沙门氏菌不耐热，加热至55℃ 1小时或60℃ 30分钟可被杀灭，100℃则立即死亡。

引起沙门氏菌属食物中毒的主要食品为动物性食品中的家畜、禽类、蛋类、奶类、水产品。由于沙门氏菌不分解蛋白质，因此被该菌污染的食品，通常不影响食物的感官性状而易被忽视。

沙门氏菌污染食品的来源有两个方面：一是生前感染，二是宰后污染。蛋类可因家禽带菌而被污染；带菌的牛、羊所产的奶中也可有大量沙门氏菌；水产品可因水体污染而带菌。烹调后的熟肉，如果再次受到污染，并且在较高的温度下存放，食前又没有充分加热，则危险性更大，这也是引起食物中毒的重要原因。

含有大量沙门氏菌的食物被机体摄入后，细菌可在肠道内繁殖，并通过淋巴系统进入血液，引起菌血症。沙门氏菌也可以在肠系膜淋巴结和网状内皮系统中被破坏而释放出内毒素。大量沙门氏菌及其毒素作用于胃肠道，可使胃肠道黏膜发炎、充血、水肿和出血，并引起全身发热。一般摄入的活菌量在达到$10^4 \sim 10^9$时才能出现临床症状。如果摄入的量较少，可成为无症状的带菌者。

沙门氏菌食物中毒的潜伏期一般为12～24小时，短者6～8小时，长者达48～72小时。主要症状为恶心、呕吐、腹痛、腹泻，有黄绿色水样便，有时带黏液和脓血，可有里急后重。多数患者体温可达 38～40℃。重症患者出现寒战、惊厥、抽搐和昏迷等。病程为 3～5 天，一般预后良好。

(2) 副溶血性弧菌食物中毒　副溶血性弧菌是一种嗜盐菌，在含盐 3%～4%、温度 37℃、pH 值为 7.5～8.5 的食物或培养基中生长最好，在含盐 10% 以下咸菜中可存活 30 天，在干盐粒上也能存活数天，在冰箱中能存活 75 天以上。该菌不耐高温，加热至 80℃ 1 分钟或 56℃ 5 分钟即可被杀灭。对酸敏感，在 2% 醋酸中或 50% 的食醋中即可被杀灭。

引起副溶血性弧菌食物中毒的食品主要为海产品，如海产的鱼、虾、蟹、贝类等，尤其是夏、秋季节生食或盐腌海产品危险性更大，其次为被该菌污染的肉类及咸菜。

副溶血性弧菌进入消化道，在胃肠道繁殖，侵入肠上皮细胞，引起细胞及黏膜下组织病变，也可产生肠毒素及耐热性溶血素。潜伏期 2～40 小时。发病初期有恶心、呕吐、上腹部阵发性绞痛，继而出现频繁腹泻，每天 5～6 次，大便先呈洗肉水样，后可转为脓血黏液样便，里急后重不明显。重症患者可出现发冷、发热、脱水、血压下降、循环障碍等，病程 3～4 天，一般预后良好。

(3) 致病性大肠杆菌食物中毒　大肠杆菌为肠道正常细菌，一般不致病，但其中有少量菌株具有致病性，污染食物后能引起食物中毒。此菌在室温下能生存数周，在土壤或水中能生存数月。加热到 60℃ 15～20 分钟可杀灭大多数菌株。

各类食物均可受到该菌污染，主要是由于食品加热不彻底或生熟交叉污染而引起食物中毒。

该菌随食物进入机体后，侵入肠黏膜上皮细胞并大量繁殖，产生肠毒素，致回肠及结肠有明显的炎症病变，引起急性菌痢样症状，或米泔样腹泻。

致病性大肠杆菌食物中毒潜伏期 4～48 小时，呈急性菌痢样症状，特点为腹痛、腹泻、里急后重、体温升高。因肠毒素引起中毒者以急性胃肠炎症状为主，腹泻每日达 5～10 次，粪便呈米泔水样，并有剧烈腹痛和呕吐。一般预后良好。

(4) 葡萄球菌肠毒素食物中毒　葡萄球菌为革兰阳性菌，其中以金黄色葡萄球菌致病能力最强，约有 50% 可产生肠毒素。该菌不耐热，但能耐干燥及低温。在 35℃ 左右，pH 值 6～7，水分较多，基质中含蛋白质和淀粉较丰富时繁殖极快，并产生大量肠毒素。肠毒素是一种蛋白质，已知有 A、B、C、D、E 五种抗原型，其中以 A 型毒力最强。肠毒素耐热性强，一般烹调方法很难破坏其毒性。

引起葡萄球菌肠毒素食物中毒的食品主要为奶及奶制品、肉制品、剩米饭、糯米糕、凉粉、凉糕、熏鱼等。

肠毒素被机体摄入，作用于迷走神经的内脏分支而致反射性呕吐，作用于肠道使水分的分泌和吸收失去平衡而致腹泻。肠壁产生炎症变化，可见斑点状黏膜充血、水肿、糜烂，并可致伪膜性小肠结肠炎。

葡萄球菌肠毒素食物中毒的潜伏期 1～6 小时，主要症状为恶心，剧烈反复呕吐，上腹部疼痛及水样腹泻，体温一般正常或稍高。病程 1～2 天。儿童对肠毒素更敏感，故发病率高，病情也较重。

(5) 肉毒杆菌食物中毒　肉毒梭状芽孢杆菌为厌氧性革兰阳性杆菌，有芽胞，对热的抵抗力很强，一般的加热方法无法杀灭芽胞。该菌广泛分布于土壤、淤泥、尘土、鱼贝类和动物粪便中。

引起肉毒杆菌食物中毒的食品以家庭自制的发酵食品最多,如豆酱、面酱、臭豆腐、霉豆腐等,其次为罐头食品、腊肉、熟肉等,凉菜、酱菜、蜂蜜、鱼制品、马铃薯等也有引起中毒的报道。

肉毒杆菌外毒素随食物进入消化道后,经肠道吸收进入血液循环,选择性作用于运动神经与副交感神经,抑制传导介质乙酰胆碱的释放,使肌肉收缩运动障碍,导致肌无力。

肉毒毒素中毒潜伏期较长,最短6小时,多为2～10天,最长为60天。早期表现全身乏力、头痛、头晕,继而出现由上至下的肌肉麻痹、眼睑下垂、吞咽困难、头下垂,由于胃肠肌肉蠕动障碍,出现顽固性便秘和腹胀,有时继续发展至呼吸肌麻痹,导致呼吸功能衰竭而死亡。一般体温正常,意识清楚,个别有腹痛、腹泻。

2. 细菌性食物中毒的预防原则

(1) 防止食品污染 对污染源进行严格管理,做好宰杀前后的卫生检疫,防止病死畜、禽肉混入市场出售。对海鲜食品应加强管理,防止污染其他食品。严防食品在加工、储存、运输、销售过程中被病原体污染。生熟食品的容器、刀具等严格分开使用,做好消毒工作,防止交叉污染。生产场所、厨房、食堂要有防蝇、防鼠设备。严格执行饮食行业和炊事人员的个人卫生制度,化脓性疾病和上呼吸道感染的患者,在治愈前不应接触食品。

(2) 控制病原体繁殖及毒素形成 食品应低温保存或放于阴凉通风处,以防止病原体繁殖和形成毒素。食品中加盐量达到10%,则可控制细菌的繁殖和产生毒素。

(3) 彻底加热杀灭病原体及破坏毒素 加热是防止食物中毒的重要措施。为彻底杀灭肉中可能存在的病原体,肉块不能太大,并应使肉块深部温度达80℃,并持续12分钟以上。蛋类要煮沸10分钟。发酵食品用的原料应先经高温灭菌,食用前还应加热。对可能形成葡萄球菌肠毒素的食品,应在100℃持续加热2小时以上方可食用。

(4) 严格执行卫生法规及管理条例 食品企业、饮食行业、集体食堂均应严格遵守《中华人民共和国食品卫生法》及《食品卫生管理条例》。

(三) 非细菌性食物中毒

1. 河豚中毒

河豚主要产于沿海及长江下游地区,是一种味道鲜美,但含有剧毒的鱼。

(1) 毒性 河豚的有毒物质是河豚毒素。河豚毒素是一种毒性极强的神经毒,在河豚的卵巢、肝脏中最多,其次是肾脏、血液、眼睛、鳃和皮肤。河豚毒素对热稳定,一般加工方法不能破坏,加热至220℃以上方可分解。

(2) 中毒机制 河豚毒素属神经毒,可以选择性阻断神经肌肉间的传导,使随意肌出现进行性麻痹,对骨骼肌、感觉神经、心血管系统和呼吸中枢有特殊的阻断作用。

(3) 临床表现 中毒潜伏期为0.5～3小时,早期出现手指、口唇和舌刺痛感,以及恶心、呕吐、腹痛、腹泻等胃肠道症状,然后出现以麻痹为特征的症状,如口唇、手指、四肢麻木,严重者全身麻痹瘫痪、血压下降、呼吸困难、昏迷,最后因呼吸衰竭而死亡。

(4) 防治措施 预防措施是最好不食用河豚。河豚毒素目前还没有特效解毒剂,对患者的处理主要是早期尽快催吐、洗胃和导泻,使毒素及早排出,同时给予对症处理。

2. 毒蕈中毒

蕈类又称蘑菇,种类繁多,味道鲜美,营养丰富。我国已知能食用的蕈有300多种,野生毒蕈有80余种。常因误食而引起中毒。毒蕈中毒多散在发生于高温、多雨季节。

（1）毒素及中毒特征　毒蕈毒素成分复杂，一种毒蕈可含多种毒素，有时多种毒蕈也可含同一种毒素。中毒程度与毒蕈种类、进食量、加工方法及个体差异有关。

（2）临床分型　根据毒素成分及中毒症状，毒蕈中毒常见胃肠炎型、神经精神型、溶血型和肝肾损害型四种类型，其中以肝肾损害型死亡率最高。

3.亚硝酸盐中毒

多是由于过量食用不新鲜蔬菜、腌制不够充分的酸菜，以及放置太久的熟剩菜和饮用苦水井的水引起亚硝酸盐中毒，有时也可因食过量的硝酸盐和亚硝酸盐加工过的肉制品或被亚硝酸盐污染的食品和误食亚硝酸盐所致。

（1）中毒机制　亚硝酸盐进入机体后，可使红细胞中低铁血红蛋白氧化成高铁血红蛋白，使之失去运载氧的功能，而引起组织缺氧。

（2）临床表现　潜伏期 10 分钟 ～ 3 小时。主要临床表现为口唇、指甲以及全身皮肤黏膜出现青紫发绀、头晕、头痛、心慌、胸闷、呼吸急促、烦躁不安或嗜睡等缺氧症状。严重中毒者若抢救不及时，可因呼吸困难、缺氧窒息、呼吸麻痹、循环衰竭而死亡。

（3）急救治疗与预防　对患者须及时抢救，早期应催吐、洗胃、导泻，使尚未吸收的毒物尽快排除。特效治疗采用亚甲蓝（亦称美兰）、维生素C肌注或静滴。预防在于严格管理亚硝酸盐，防止其污染食品或误食；不吃存放过久的不新鲜蔬菜和腌制不充分的酸菜、泡菜；腌制鱼肉制品及肉类罐头和火腿肠等，加入的亚硝酸盐量要严格按照国家标准规定；不饮用含亚硝酸盐和硝酸盐高的苦井水。

4.其他非细菌性食物中毒

如发芽马铃薯中毒、四季豆中毒、鲜黄花菜中毒、粗制棉籽油中毒、霉变甘蔗中毒、含氰苷果仁中毒等。

第四节　　住宅与健康

住宅是人们生活、居住、学习、工作的重要环境，人的一生有三分之二的时间是在室内度过的，而其中大部分时间又是在家中度过。婴幼儿、儿童、青少年和老弱病残者在居室中生活的时间更长。由于室内环境各个因素均会作用于人体，随着住宅不断向空中发展，高层建筑越来越多，人们也越来越开始重视住宅室内卫生。

住宅的卫生条件与人类健康关系密切，安静、整洁、光线充足、空气清新、小气候适宜的住宅环境有利于人体健康，拥挤、阴暗、潮湿、寒冷、炎热、空气浑浊、嘈杂喧嚣的不良住宅环境不利于人体健康。住宅卫生状况可影响许多家庭成员甚至几代人的健康，因此住宅环境对健康的影响具有长期性和复杂性。

一、住宅的基本卫生要求

（一）制定住宅基本卫生要求的原则

（1）保护和提高机体各系统的正常功能。

（2）有利于儿童、青少年生长发育和老年人身心健康。

（3）防止疾病传播。

(4) 提高学习和工作效率。

(5) 有足够的抗自然灾害的能力。

除遵守卫生方面要求外,还应根据我国的国情,合理地使用有限的资金、土地和建材等资源,满足适用、安全和经济的原则。

(二) 住宅的基本卫生要求

住宅需满足以下基本卫生要求:小气候适宜,采光照明良好,空气清洁卫生,环境安静整洁,卫生设施齐全,尽量接近自然。为满足住宅的基本卫生要求,从日照、采光、室内净高、微小气候及空气清洁度等五个方面提出以下卫生标准。

1. 日照

太阳光可以杀灭空气中的微生物,提高机体的免疫力。为了保证人体健康和儿童、青少年的正常发育,居室日照时间每天必须在 2 小时以上。

2. 采光

采光是指住宅内能够得到的自然光线。

采光系数是指窗户玻璃的有效面积和室内地面面积之比,简称为玻地比,一般应大于 1∶15(1/8 ～ 1/10)。

投射角是指室内工作点与采光口上缘的连线和水平线所成的夹角。投射角不应小于 27°。

开角是室内工作点与对侧室外遮光物上端的连线和工作点与采光口上缘连线之间的夹角。开角不应小于 4°。

3. 室内净高

室内净高是指室内地板到天花板之间的高度。室内净高不得低于 2.8 米。适宜的净高给人以良好的空间感,净高过低会使人感到压抑。当居室净高低于 2.55 米时,室内二氧化碳浓度较高,对室内空气质量有明显影响。

4. 微小气候

微小气候又称小气候,指小范围区域或建筑物内的气候。住宅的室内由于屋顶、地板、门窗和墙壁等围护结构以及室内的人工空气调节设备等综合作用,形成了与室外不同的室内气候,称为室内小气候。室内小气候主要是由气温、气湿、气流和热辐射(周围墙壁等物体表面温度)这四个气象因素组成,它们同时存在并综合作用于人体,对人体健康产生重要影响。有效温度是人体在不同温度、湿度和风速的综合作用下所产生的热感觉指标,它以风速为 0m/s、相对湿度为 100%、气温为 17.7℃ 时产生的温热感作为评价标准,将其他不同气温、气湿和风速组成的小气候与之比较而得出的有效温度值,是评价小气候的指标。

我国《室内空气质量标准(GB/T 18883 — 2002)》规定,适宜的小气候指:夏季空调室温 22 ～ 28℃、相对湿度 40% ～ 80%、空气流速 ≤ 0.3m/s;冬季采暖室温 16 ～ 24℃、相对湿度 30% ～ 60%、空气流速 ≤ 0.2m/s。

5. 空气清洁度

空气清洁度是指居屋内空气中某些有害气体、代谢物质、飘尘和细菌总数不能超过一定的含量,这些有害气体主要有二氧化碳、二氧化硫、氡气、甲醛、挥发性苯等。要有良好的通风换气设备以保证空气清洁卫生。

除上述五条基本标准外,室内卫生标准还包括诸如照明、隔离、防潮、防止射线等方面的要求。

二、室内空气污染与健康

目前室内空气污染主要来源于生活燃料的使用、人类活动、建筑材料与装饰物品、家用电器、室外的污染。其中释放出的各种各样的污染物对人体健康产生急性、慢性及远期的危害。

（一）室内空气污染的来源

1. 来自室外的污染

大气污染物可以通过机械通风系统和自然通风渗入室内空气中,常见的如二氧化硫、氮氧化物、一氧化碳、铅、颗粒物等。居住在交通主干道两侧,也可由于汽车尾气的排放使一氧化碳进入室内。

2. 人类生活炉灶、烹调油烟

生活炉灶的能源结构中,以电、煤气、液化气、煤炭占主导地位,还有木柴、秸秆、牲畜粪便等生物燃料。由于燃料的种类不同,燃烧物自身的杂质成分和燃烧物经高温后发生热解或合成反应的产物的种类、数量不同,燃烧产物的危害性也都不同。家庭中使用煤炉、煤气灶、燃气热水器以及吸烟等均可造成室内空气一氧化碳含量增高。一氧化碳与心血管疾病有着密切的关系,室内一氧化碳浓度增高可造成体内血液中碳氧血红蛋白含量上升,导致心肌的缺氧;燃料所含有杂质的污染,燃烧产物 SO_2、NO_x 可对机体皮肤、黏膜产生刺激作用;进入肺组织的颗粒物可引起肺通气功能下降,肺泡换气功能障碍。厨房烹调过程中高温食用油氧化分解产生的油烟具有致突变性和致癌性。

3. 人类活动

人们在室内进行生理代谢,进行日常生活、工作学习等活动,均可产生出很多污染因子。人体在新陈代谢过程中,伴随人体呼吸呼出气体的主要成分是 CO_2,同时散发出的病原菌及多种气味,人体通过皮肤汗腺排出的体内废物多达 171 种,例如尿素、氨等。此外,人体皮肤脱落的细胞,大约占空气尘埃的 90%。若浓度过高,将形成室内生物污染,影响人体健康,甚至诱发多种疾病。烟草燃烧产生的烟雾,主要成分有 CO、尼古丁、多环芳烃、甲醛、氮氧化物、亚硝胺、丙烯腈、氟化物、氰氢酸、颗粒物以及含砷、镉、镍、铅等物质,总共约 3000 多种,其中具有致癌作用的约 40 多种。吸烟是肺癌的主要病因之一。呼吸道传染病患者和带菌(毒)者可将流感病毒、结核杆菌、链球菌等病原体随飞沫喷出污染室内空气,特别是在通风不良、人员拥挤的情况下,这些污染室内空气的病原体可存活较长时间而使易感人群发生感染。

4. 建筑材料与装饰物品、家具、家用电器

室内装修使用各种涂料、油漆、墙布、胶粘剂、人造板材、大理石地板以及新购买的家具等,都会散发出酚、甲醛、石棉粉尘、放射性物质等。各种建筑材料石材等释放出来的氡是人们最关心的室内污染物之一,它可导致头疼、失眠、皮炎和过敏等反应,使人体免疫功能下降,因而国际癌症研究所将其列为可疑致癌物质。家具装饰材料中油漆、胶粘剂、人造板材等在加工过程中加入的多种助剂释放出多种有机化合物。电视机、电脑、微波炉、电话、手机等家用电器在使用过程中释放的电磁辐射、室内使用的喷雾杀虫剂、除臭剂、香水、厕所清洁剂、美容美发喷雾剂等家用化学品都可释放出一些有害化学物质,造成室内空气污染。

5. 空调

长期在空调环境中工作的人,往往会感到烦闷、乏力、嗜睡、肌肉痛,感冒的发生概率也较

高,工作效率和健康明显下降,这些症状统称为"空调综合征"。造成这些不良反应的主要原因是在密闭的空间内停留过久,换气不足,空气污浊,CO_2、CO、可吸入颗粒物、挥发性有机化合物以及一些致病微生物等的逐渐繁殖聚集而使污染加重。

上述种种原因造成室内空气质量不佳,危害健康,引起人们出现很多疾病,继而影响了工作效率。

(二) 室内空气主要污染物对健康的影响

目前室内污染的主要污染源来自建筑、装饰和家具,甲醛、苯、氨气污染超标已经严重影响了人们的身体健康。

1. 甲醛

甲醛是一种挥发性有机化合物,无色,有强烈的刺激性,其 40% 水溶液称福尔马林。甲醛是室内的主要污染物之一,大量存在于多种装饰材料中,也可来自建筑材料、装饰品及生活用品等化工产品,如粘合剂、隔热材料、化妆品、消毒剂、防腐剂、油墨、纸张等。

甲醛对健康的影响主要是刺激眼睛和呼吸道黏膜,引起眼红、流泪、咽干发痒、喷嚏、声音嘶哑、胸闷、皮肤干燥和皮炎咳嗽等症状,长期接触可引起变态反应如过敏性皮炎、哮喘等,高浓度可致急性过敏性紫癜。甲醛可使免疫功能异常,引起肝、肺和中枢神经受损,也可损伤细胞内遗传物质。甲醛是致癌和致畸物质,也是潜在的强致突变物之一。甲醛在室内的浓度变化主要与污染源的释放量和释放规律有关,也与使用期限、室内温度、湿度及通风程度相关,加强室内通风可降低其浓度。

2. 挥发性有机化合物

挥发性有机化合物是一类重要的室内空气污染物,包括 300 多种,常见的除甲醛外,还有苯、甲苯、二甲苯、三氯乙烯、三氯甲烷、萘、二异氰酸酯类等,它们主要来自各种溶剂、粘合剂等化工产品。挥发性有机化合物有嗅味,有一定刺激作用;能引起机体免疫水平失调;影响中枢神经系统功能,出现头晕、头痛、嗜睡、无力、胸闷、食欲不振、恶心等,甚至可损伤肝脏和造血系统,并可引起变态反应等。其中危害最大的是苯,它不仅能造成中枢神经系统的麻醉和对呼吸道产生刺激作用,而且能在体内骨髓中蓄积,破坏造血功能。国际癌症研究中心已将其列为人类致癌物,长期接触会导致白血病的发生。苯等环烃化合物还可来自燃料和烟叶的燃烧,这类化合物能引起免疫失调,影响中枢神经系统功能,出现头晕、头痛、嗜睡、无力等症状。亦可影响消化系统,表现为食欲不振、恶心、呕吐,严重者可损伤肝脏和造血系统。

3. 氡及其子体

氡是天然产生的放射性气体,无色、无味,不易察觉。现代居室的多种建材和装饰材料如大理石、瓷砖、地基都会产生氡,导致室内氡浓度逐步上升。氡及其子体对人体健康的危害主要为肺癌。

4. 烟草烟雾

烟草烟雾的主要成分:90% 为气体,主要有氮氧化物、二氧化碳、一氧化碳、氰化物、挥发性亚硝胺、烃类、氨、挥发性硫化物、腈类、酚类等;另外 8% 为颗粒物,主要有烟焦油和烟碱(尼古丁)。烟草烟气中的"肯定致癌物"不少于 44 种,主要为苯并(a)芘等 10 多种极强的致癌物。烟草燃烧产物烟雾对机体呼吸、神经、循环、内分泌、生殖系统以及免疫系统功能均有明显的损伤作用。吸烟是引起肺癌的主要原因。除肺癌外,还可引起喉癌、咽腔癌、口腔癌、食道癌、肾癌、胰腺癌、膀胱癌、子宫颈癌等。

5. 烹调油烟

烹调油烟是一种混合性污染物,约有 200 余种成分。油烟中的致突变物来源于油脂中不饱和脂肪酸的高温氧化和聚合反应。烹调油烟是肺鳞癌和肺腺癌的危险因素。

6. 致病性微生物

患呼吸道传染病的患者停留在室内,可使室内空气中致病微生物的含量增多,造成如流行性感冒、麻疹、百日咳等呼吸道疾病的传播。尘螨普遍存在于生活环境中,可随着人们扫地、吸尘飘散在空气中,引起哮喘、荨麻疹、过敏性皮炎等变态反应性疾病。空调军团菌病的病原体为嗜肺军团菌,主要通过室内空气传播,此病的传播流行与使用中央空调、淋浴设施等有密切关系。临床表现是以肺部感染为主的全身多脏器损害。

7. 臭氧

室内臭氧的主要来源是室外光化学污染产物,室内臭氧浓度与本地区室外臭氧的浓度密切相关。室内臭氧消毒器、紫外灯、家用消毒碗柜、部分家用电器和某些办公用具如复印机、电视机也可导致臭氧的产生,引起室内空气污染。臭氧的毒性主要表现为对呼吸系统的强烈刺激和损伤,长期接触一定浓度的臭氧易于引发上呼吸道感染。

(三) 室内空气污染的防护

1. 控制室外大气污染

住宅区应远离工业区或主要交通干道及其他污染源,在间隔的防护距离内进行绿化。

2. 提高室内空气质量

(1) 室内空气基本卫生要求

1) 室内空气应无毒、无害、无臭味,各种污染物浓度不应超过卫生标准的规定。

2) 减少室内装修污染,尽可能不使用有毒的建筑材料装修房屋。室内建筑和装修材料及室内用品不应对人体健康造成危害,也不应释放影响室内空气质量的污染物。

3) 室内建筑和装修材料及室内用品应符合有关卫生标准和规范的要求。室内板材应符合《木制板材甲醛卫生规范》;室内涂料应符合《室内用涂料卫生规范》。室内装修完成后,应充分通风换气,使室内空气质量达到卫生标准。

4) 改善炉灶和采暖设备房。提倡使用清洁能源。厨房应安装排油烟设备,将厨房油烟直接排放到室外。燃料和燃具、热水器应安装通风换气设备或安装在通风良好的地方,以保证燃气废气及时排至室外。

5) 经常开窗、通风换气,室内空气应保持清洁、新鲜和舒适,应尽量采用自然通风。室内要保证有足够的新风量、洁净空气量和换气次数,室内新风量的要求为每人每小时 $30m^3$。

6) 控制吸烟。

(2) 室内空气卫生学评价指标

1) 二氧化碳:浓度应 < 0.07%,最高不超 0.1%。当室内 CO_2 的浓度低于 0.07% 时,人体感觉良好;达到 0.07% 时,部分敏感的人就会感觉不适;增加到 0.1% 时,空气质量开始恶化,氧气含量降低,人们普遍感觉到不适。

2) 细菌和可吸入颗粒物:国家标准规定室内空气中细菌和可吸入颗粒物分别不应超过 $2500cfu/m^3$ 和 $0.15mg/m^3$。

3）一氧化碳：国家标准规定室内空气中 CO 日平均最高允许浓度为 $10\text{mg}/\text{m}^3$。

第五节　土壤与健康

土壤和空气、水一样，是人类赖以生产、生活和生存的物质基础，是人类生活环境的基本要素之一。土壤是地壳表面的岩石经过长期风化和生物学作用形成的，是由矿物质、水分有机质和空气等组成的综合体，是地球陆地表面的疏松部分。

人类的生产、生活和生存都与土壤有着密切的关系，人类所有生产和生活的消费物资，都是直接或间接地来源于土壤，但人类在生产和生活过程中产生的一切废弃物，如城市垃圾和生活垃圾，又都直接或间接地排放到土壤环境之中。如果土壤受到污染，破坏了其自净能力，土壤中的有害因素就可以通过水、食物和空气等途径进入人体，传播各种传染病和寄生虫病，继而影响人类的健康。

一、土壤的污染及其危害

（一）土壤污染

土壤污染是指由于人类生产和生活活动使有害的物质或因素进入土壤中，引起土壤结构和功能发生变化，超过土壤的自净能力，影响农作物的生长发育，直接或间接危害人类健康的现象。

1. 土壤污染的类型

（1）生物性污染　污染物主要是细菌、病毒、寄生虫等病原体，来自生活污水、垃圾和人畜粪便。用未经无害化处理的人畜粪便和垃圾作肥料，或直接用生活污水灌溉农田，都会导致土壤病原体的污染。这些病原体能在土壤中生存较长时间，如肠道致病菌、结核杆菌、厌氧芽孢杆菌属等。同时，一些蠕虫卵或幼虫生长发育过程都必须在土壤环境中进行。所以，土壤受到污染后，在细菌性疾病及寄生虫病的传播方面具有重要的意义。

（2）化学性污染　主要污染物为重金属和农药，可分为以下污染类型。

1）水型污染：包括工业废水和生活污水，这些废水如果不经过处理直接灌溉农田可污染土壤，并通过植物根系进入植物体内。以金属采矿、选矿和金属冶炼加工、石油加工等工业企业排放的废水对土壤造成的危害最大。某些污染物还可以由地上向地下渗透，以致污染地下水。这些废水污染物成分复杂，可能含有各种化学毒物、病原体和寄生虫虫卵等，是土壤污染的主要来源，占土壤污染面积的 80%。

2）固体废弃物型污染：包括城市生活垃圾、粪便和工业废渣等污染物直接排放进入土壤，或在不合理的堆放后，通过风的吹散和降雨冲刷等其他环境介质途径污染周围土壤。其特点是污染范围比较局限和固定，而且影响时间非常长久。根据其有无毒害分为有害有毒固体废物（如一些危险废物，包括医院垃圾、废树脂、药渣、含重金属污泥、酸和碱废物及放射性物质等）和无毒无害固体废物（如不含放射性物质的粉煤灰、建筑垃圾等）。其中城市生活垃圾、粪便和有害有毒固体废物的任意排放会严重污染土壤和破坏土壤环境。

3）气型污染：是大气中污染物自然沉降至地面或随雨雪水降落转移进入土壤，各种废气中含有汞、砷、铅、锰等有毒的烟尘，污染土壤，破坏生态平衡。大气中的硫氧化物、氮氧化物等形成酸雨后降至土壤,可使土壤酸化。汽车废气也可污染土壤。污染范围通常在排放源周围约10km的半径内,以表层土壤污染最严重。这种土壤污染常呈现以污染源为中心的椭圆或带状分布,范围可达很远的距离。

4)农业型污染:主要来自农药和化肥,污染途径主要包括直接施入土壤,向农作物喷洒时一部分直接喷入土壤,悬浮于空气中的农药随降水进入土壤。土壤中的化肥和农药可通过食物链危害人类健康。进入土壤中的农药通过吸附与分解、挥发与扩散等过程,可从土壤中转移和消失,但其生物半衰期很长且容易造成生态环境的二次污染。

(3)放射性污染 土壤放射性污染的人为来源包括核试验、核武器制造、核能生产和核事故、放射性同位素的生产和应用,以及矿物的开采、冶炼和应用。土壤被放射性物质污染后,通过放射性衰变,能产生 α、β、γ 射线,这些射线对机体既可造成外照射损伤,又可通过饮食或呼吸进入人体,造成内照射损伤,使受害者头昏、疲乏无力、脱发、白细胞减少或增多,发生癌变等。

2. 土壤污染的来源

(1)人畜粪便、生活垃圾和生活污水等生活性污染,主要以生物性污染物为主。

(2)工业废水、废气、废渣及汽车尾气等工业和交通污染,主要以化学性污染物为主。

(3)污水灌溉、施用农药、化肥等从事农业生产对土壤造成的污染,主要以化学性污染物为主。

3. 土壤污染的特点

(1)隐蔽性和滞后性 土壤污染从产生污染物到产生严重后果通常会滞后较长的时间。如日本的"痛痛病"。

(2)累积性 各种污染物在土壤中不断积累,同时也使土壤污染具有很强的地域性。

(3)不可逆转性 土壤重金属污染基本上是一个不可逆转的过程,许多有机化学物质的污染也需要较长的时间才能降解。

(4)土壤污染治理难度大 土壤中的难降解污染物很难靠稀释作用和自净作用来消除。土壤污染一旦发生,仅仅依靠切断污染源的方法则往往很难恢复。

(二)土壤污染的危害

土壤污染对健康的危害往往是潜在的、隐蔽的和间接的,甚至是滞后的,不同性质和来源的污染物对人群健康的影响不同。

1. 生物性污染对健康的危害

由于人、畜粪便大量排入土壤,使大量的致病性微生物、寄生虫及虫卵进入土壤,可以经过人—土壤—人、动物—土壤—人和土壤—人三种途径引起各种疾病,例如肠道传染病、寄生虫病、炭疽病、破伤风和肉毒中毒等等。抵抗力较强的细菌生存时间较长,并可通过适当的途径进入人体,引起感染性疾病。

(1)通过人—土壤—人的途径进入人体引起肠道传染病和寄生虫病。人体排出的含有病原体的粪便通过施肥或污水灌溉而污染土壤。人如果生吃了在这种土壤中种植的蔬菜、瓜果可感染疾病,包括细菌性、病毒性及寄生虫性疾病。

(2)通过动物—土壤—人的途径进入人体引起钩端螺旋体病和炭疽病。含有钩端螺旋体病和炭疽病原体的动物粪便污染土壤后,人的皮肤或黏膜与污染的土壤接触而感染。

（3）通过土壤—人的途径进入人体引起破伤风、气性坏疽和肉毒中毒。天然土壤中含有致病菌，人与土壤接触时，通过破损的皮肤进入人体，尤其有较深伤口时，易患破伤风、肉毒中毒、气性坏疽等。

2.重金属污染对健康的危害

土壤中的重金属污染物（如镉、铊、汞、铅、砷元素）对居民健康的危害是通过水和农作物进入人体的。由于重金属在土壤中不易移动、不易被微生物降解，更易在土壤中长期积累，积累到一定程度可以通过土壤-植物系统以及通过食物链传递进入人体而危害健康。生物富集作用使人体摄入高剂量的重金属，或转化为毒性更强的污染物，严重危害人体健康，如铊中毒、镉中毒等均与土壤的污染直接相关。

（1）镉污染　水稻、烟草等作物对镉具有较强的富集能力，土壤被镉污染后，通过水和农作物进入人体，镉在体内具有很强的蓄积性，长期暴露可发生慢性镉中毒。机体摄入的镉进入血液后能迅速与金属硫蛋白结合形成镉-金属硫蛋白。人体镉的最大贮存库是肝和肾，以肾皮质的镉含量为最高。肝内镉含量随时间延长递减，而肾脏镉含量则逐渐增加。慢性镉中毒的发病机理可能是镉通过干扰细胞内钙代谢而产生毒性作用。如被称为"痛痛病"的慢性镉中毒。

（2）铊污染　铊对环境造成的污染主要是由于含铊废水及废渣受风吹日晒和降水淋溶而污染地表水、地下水、土壤和大气所致。环境中的铊进入水体和土壤后，经过水生生物、陆地生物的富集作用进入人体而产生危害。铊几乎能完全地经呼吸道、消化道和完好的皮肤等途径进入机体。随新鲜蔬菜、水果摄入和经呼吸道吸收是铊进入体内的主要途径。铊及其化合物的毒性高、蓄积性强，为强烈的神经毒物，并可对肝、肾造成损害。铊对人体的危害主要表现在毛发脱落，呈斑秃或全秃；周围神经损害，双下肢感觉障碍、疼痛，甚至运动障碍，视力下降，可有视网膜炎、球后神经炎及视神经萎缩，甚至失明。雄性生殖系统对铊的早期作用特别敏感，男性中毒患者可见睾丸萎缩等生殖毒性。

铊进入土壤还可抑制农作物生长，对土壤微生物毒性很大，可抑制硝化菌的生长而影响土壤的自净能力。我国贵州兴义地区灶矾山麓矿渣中的铊化合物被雨水淋溶进入土壤中，在这种受污染的土壤中种植的蔬菜铊含量很高，当地居民食用这种含铊的蔬菜曾发生铊中毒。

3.农药污染对健康的危害

农业生产过程中大量反复多次的使用农药，如有机氯农药、重金属制剂、有机磷农药、氨基甲酸酯类杀虫剂、除草剂等，虽然增加了粮食产量，但因其高毒性、高生物活性以及在土壤中持久性的残留，可导致在土壤中积累，造成土壤的农药污染。农药污染土壤后，通过转化、降解等方式可使土壤中的农药含量降低，但有些农药如大多数有机氯农药在土壤中难以降解，可较长时间存留于土壤中。污染土壤的农药通过饮食进入机体，可通过食物链进行生物放大而引起人体健康损害，产生急性中毒、慢性中毒、致突变、致癌和致畸作用。

（1）急性毒性　农药施入土壤通过食物链所导致的急性中毒很少见，而在喷洒农药的过程中易引起急性中毒事件。人们误食含有高剂量残留农药的食物后，会造成急性或亚急性中毒事故。

（2）慢性毒性　各种农药长期低剂量进入人体均可导致慢性毒性，即使土壤中农药的残留量很低，通过生物浓缩作用和食物链的生物放大作用也可使高位营养级生物体（包括人）体内的浓度增加数千倍，乃至上万倍而引起慢性中毒。农药种类不同，表现也不同。例如，有机氯类在体内积累到一定数量时，可产生脑、肝脏的损害，以及再生障碍性贫血等；有机磷类农药长期低剂量摄入可造成血液胆碱酯酶活性的持久性降低和非特异性的自主神经功能紊乱症状。其他农药的慢性毒性还可侵害神经系统、免疫系统、内分泌系统和生殖系统,有些农药还具有"三致"作用。

(三)土壤污染的防治

1.控制和消除土壤污染源

实行污染总量控制,严格控制工业"三废"的排放量和排放浓度,合理施用肥料和使用农药等。为防止土壤污染,减轻和控制污染危害,须对人畜粪便、生活垃圾和生活污水等生活性污染物无害化处理,回收有用的物质和能源加以利用,既不污染环境也不损害健康。

2.增加土壤容量

提高土壤净化能力。增加土壤有机物含量、砂掺粘改良性土壤,以增加和改善土壤胶体的种类和数量,增加土壤对有害物质的吸附能力和吸附量,从而减少污染物在土壤中的活性。发现、分离和培养新的微生物品种,以增强生物降解作用,是提高土壤净化能力的极为重要的一环。

3.污染土壤的治理

对已污染的土壤,应采取措施防治土壤中污染物的迁移转化,阻止污染物进入食物链而影响人类健康。

由于土壤污染多为复合污染,且修复难度大,应根据污染物的来源及污染实际情况采取相应措施进行治理。通常需要结合不同方法开展污染土壤的综合治理。污染土壤的治理可分为物理措施、化学措施、生物措施、农业措施及改变土地利用方式。物理／化学措施所需时间较短,而且更能确定处理的一致性,但挖掘土壤常导致花费和工程量增大,因而不适宜于大面积的土壤治理。

(1)理化措施　理化治理方法的费用高,其中化学法对环境造成二次污染的风险性高。理化治理方法包括土壤深翻、施用石灰及其他化学试剂等。重金属污染的土壤:通过施加物改变重金属污染物在土壤中的迁移转化方向,常用的有石灰、磷酸盐、硅酸盐等。施用石灰提高土壤pH,使 Cd、Cu、Hg 形成氢氧化物沉淀。有机物(包括石油、农药、PAHs 等)污染的土壤:采用化学治理方法如化学清洗法、光化学降解法和化学栅防治法等。

(2)农艺措施　农艺措施的费用低,但治理效果有限。农艺措施包括改变耕作制度(轮作、灌溉等),改变土壤环境,可消除某些污染物或减小污染物的活性;合理施肥,降低土壤污染物活性;严重污染的土壤,改种其他抗性、耐性、低积累型作物。

(3)生物修复　生物修复技术具有成本低、无继发污染、操作简便、环境影响小、维持自然生态、提高土壤肥力、利于可持续发展等优越性。利用生物转化或降解的方法来去除或消除有毒有害污染物,是改善环境质量最有效的方法。生物修复是利用生物的吸收、富集、代谢等作用将污染物转化或降解为无害物质甚至有用物质,从而去除或消除环境污染的一种生物技术,也被称为生物清除、生物恢复,包括微生物、植物修复及微生物-植物联合修复。

应用微生物治理土壤有机污染,可以通过提高土壤微生物的代谢条件、人为增加有效微生物的生物量和代谢活性或添加针对性的高效微生物来加速土壤中污染物的降解过程,还可利用一些特异微生物处理土壤有机污染物。

应用植物修复重金属污染是以重金属(超)积累植物如东南景天、遏兰菜大量吸收某种或某些化学元素,然后利用除去地上部分生物量的方法将重金属移出土壤。

二、土壤的自净

土壤受污染后,由于受土壤物理、化学以及生物学的作用,使病原体死灭、有机物分解为无机盐类或综合成能被植物利用的腐殖质,即各种有害物质转化到无害的程度,土壤可逐渐恢复到污染前的状态,称为自净作用。土壤的净化能力是有限的,当进入土壤的污染物质数量和速度超过了土壤的净化能力时,污染物在土壤中积累,危害作物的正常生长发育,通过食物链会直接影响人类健康。

土壤自净作用的方式包括病原体的死灭和有机物的净化。

(一) 病原体的死灭

病原菌进入土壤后,在日光的辐射下,土壤中不适宜的生活环境、土壤微生物间的拮抗作用和噬菌体作用以及一些植物根系所分泌的植物杀菌素等不利因素的作用下逐渐死亡。蛔虫卵在土壤中有很强的抵抗力,蛔虫卵耐低温,0℃可保持4年不死,30℃时经24小时才死灭。促使蛔虫卵死灭的因素是干燥、温度和日光。

(二) 有机物的净化

进入土壤的有机物主要在微生物参与下发生一系列生物化学变化,从而达到净化的目的。

1. 有机物的无机化

包括含氮有机物的无机化和不含氮有机物的分解。

(1) 含氮有机物的无机化　土壤中的含氮有机化合物包括蛋白质、多肽、核酸、肽多糖、几丁质等。这类化合物可通过氨化和硝化作用分解为无机物。

1) 氨化作用:含氮有机物在需氧和厌氧条件下分解而产生氨的过程称为氨化作用。参与这一过程的微生物叫氨化微生物,其中有各种需氧菌、厌氧菌、放线菌及霉菌等。氨化作用的结果是形成铵盐化合物。土壤中氨的形成是有机物无机化的第一阶段,此时如果缺乏氧,其产物除氨外,还有一些恶臭物质,如 H_2S、硫醇、芳香族化合物。如果氧气充足,则分解过程继续,有机酸被氧化成 CO_2、H_2O。

2) 硝化作用:氨化过程产生的氨进一步氧化成亚硝酸盐和硝酸盐,此过程称为硝化作用。硝化过程包括两个阶段,即亚硝化过程和硝化过程,亚硝化过程是在亚硝酸盐菌的作用下进行。硝化过程是在硝酸盐菌的作用下进行,硝化作用是有机物无机化的第二阶段,在土壤自净过程中占有很重要的地位,应尽量创造条件使硝化作用快速进行。

(2) 不含氮有机物的分解　碳水化合物和脂肪类化合物等不含氮有机物的分解可在需氧和厌氧两种条件下进行。厌氧条件下的最终产物为 CH_4、H_2、CO_2 等,这些中间产物可改变土壤的空气状态和 pH 值。需氧条件下的最终产物为 CO_2 和 H_2O,当通风良好时,此过程进行的较快。

2. 有机物的腐殖质化

有机物除被无机化外,还可被腐殖质化而形成一种在卫生上无害的腐殖质。土壤有机物经过土壤微生物分解后再合成一种褐色或暗褐色的大分子胶体物质,称为腐殖质,形成腐殖质的过程称为有机物的腐殖质化。它是一组复杂的高分子物质,含有木质素、蛋白质、碳水化合物、脂肪和腐殖酸等。腐殖质的化学性质稳定,病原菌和寄生虫卵被杀灭,不再腐败分解,不放散臭气,不招引苍蝇。因此,在农业上它是一种安全的肥料。有机污染物可通过人工的方法转化为腐殖质,从而达到无害化的目的。

三、粪便、垃圾的卫生管理

为了防止土壤的污染,需要对固体废弃物粪便、垃圾进行卫生管理,以达到无害化的目的。

(一) 粪便的卫生管理

粪便的无害化处理是控制肠道传染病和改良土壤的重要措施,适合我国国情的处理方法主要有堆肥法、粪尿混合发酵法和沼气发酵法,通过这些方式杀灭其中的病原微生物和寄生虫卵。

1.堆肥法

堆肥法是一种适合我国国情、经济有效的粪便无害化处理方法。堆肥法是将粪便和有机垃圾、作物秸秆、叶等按一定比例堆积起来,在一定温度和微生物的作用下,分解有机物,产生可维持一定时间的 $60 \sim 70℃$ 的高温,从而使病原体、蝇蛆、病害虫等死亡并形成大量腐殖质。一般堆中温度越高(但不宜超过 $80℃$),持续时间越长,其杀灭效果也越好,腐殖质的形成也越迅速。高温堆肥时间一般需要 2 周,但在低温厌氧条件下,堆肥需要 1 个月以上的时间。

2.粪尿混合发酵法

粪尿在厌氧环境中密闭发酵,借厌氧菌分解有机物产生大量的氨。游离氨渗入血吸虫和钩虫的卵壳进入卵内,杀死虫卵。厌氧的环境也可使其他病原微生物死亡,粪便无害化成为良好的肥料。此种方法很多,一般有三格式、二格式、双缸式等。

3.沼气发酵法

将人畜粪便、垃圾、杂草、污水的废弃物放在密闭的发酵池中,在厌氧细菌的作用下使之分解产生沼气(即甲烷气体),同时放出一部分热量。经过沼气池发酵,在许多不利因素如厌氧条件、缺乏营养、细菌拮抗、中毒、温度等共同作用下,能够杀灭大多数寄生虫卵和病原菌,寄生虫卵减少 95% 以上。处理后的粪便不再孳生蝇蛆,形成的肥料不仅供给植物营养,还可改良土壤的物理性状。产生的沼气可作为能源用于生活炉灶和照明。

(二) 垃圾的卫生管理

垃圾是居民生活所产生的废弃物,多为煤渣和土砂,以厨房垃圾为主,处理方法有压缩、粉碎、分选、填埋和焚烧等。压缩、粉碎和分选可减少容积,便于运输,粉碎后便于堆肥、燃烧、填埋。

1.垃圾的分类

垃圾的成分比较复杂,基本上可分为两大类。

(1)有机垃圾　包括菜根菜叶、鱼肉骨头、蛋壳等厨房废弃物。果皮、树叶、杂草、动物尸体、牲畜粪便等有机垃圾较易腐败且含有病原菌,但含有较丰富的肥料成分,因此,要进行无害化处理后才可利用。处理方法主要是堆肥法。

(2)无机垃圾　包括大量的炉渣、煤灰以及建筑工地留下的碎砖、瓦块等,还有橡胶废品、废塑料、废玻璃等废金属、废化纤、废电池。

2.垃圾的卫生管理方法

(1)垃圾的卫生填埋　是最常用的垃圾处理方法,回填后的场地可用作绿化地、公园、游乐场等。卫生填埋方法安全,成本低。在卫生填埋时,应解决渗漏、压实、覆盖、雨水导流、环境绿化等一系列问题。

(2) 垃圾的焚烧　将垃圾置于高温炉内,使其可燃成分充分氧化后回收有机垃圾中潜在的热能的一种方法。焚烧法占地面积小,可产生热能,消灭病原体,经济效益好。排放气体经洗气、除尘后无害排放。但如果燃烧不充分,可产生二次污染物,如二噁英等。农村的无机垃圾通常在卫生学上危害不大,可以用作建筑材料的原料,或用填埋法填垫水洼,埋在坑内,填埋的场地应远离水源。如果填地造田,则应注意是否含有有毒物质,以免危害农作物。

(3) 垃圾的回收利用　在城镇,垃圾可以做到先分类收集,再回收利用,达到减轻污染、简化处理和废物利用的目的。

四、污水灌溉农田的卫生问题

未经处理的污水可能含有大量重金属、污染物、致病微生物和难以降解的有毒化合物,灌溉水质严重超标。直接采用未经处理的污水灌溉农田,对生态环境和人类健康将产生一系列卫生问题。

(一) 污水灌溉对土壤的影响

污水灌溉所用的水来源于城市污水、工业污水或混合污水,其中含有大量的有机污染物、无机污染物以及重金属、有毒非金属等。常年不合理使用未经处理的污水进行灌溉,将严重污染灌区土壤。长期使用水质不符合标准的污水灌溉,土壤中的有机污染物、重金属以及固体悬浮物含量超过了土壤自净和植物吸收能力,必然使土壤 pH 值、无机盐成分等发生变化,出现土壤板结、肥力下降、土壤结构和功能失调,土壤生态平衡受到破坏,土壤生物群落多样性减少,引起土壤环境的恶化,产生环境生态问题。

(二) 污水灌溉对地下水的影响

污水使用不当或者使用未经处理的污水灌溉,将造成灌区地下水污染。不合理的利用污水灌溉农田是造成环境污染的原因,不适合污灌的地区不能进行污灌,如在土地渗透性强、地下水位高、含水层露头处以及集中的饮用水源处不适合污水灌溉。地下水一旦受到污染将很难恢复,其后果将是非常严重的。

(三) 污水灌溉对农作物的影响

未经处理的污水中含有复杂的污染物,用未经处理的污水浇灌的粮食、蔬菜、水果,味道一般较差,维生素含量明显降低,重金属含量明显增加。人们长期食用含有较多有害物质的农产品,容易引发很多疾病。

目标检测

一、单选选择题

1. 生活饮用水卫生标准规定,自来水厂出厂水其游离性余氯含量应不低于(　　)
A. 0.03 mg/L　　B. 0.5 mg/L　　C. 0.3 mg/L　　D. 0.1 mg/L　　E. 0.05 mg/L

2. 目前我国大气污染的最主要来源是(　　)
A. 生活废气　　B. 工业废气　　C. 交通运输废气　　D. 农业生产废气

　　E.其他废气

3.我国食物中毒最常见的类型是(　　)

　　A.毒蕈中毒　　　B.细菌性食物中毒　　　C.发芽马铃薯中毒　　　D.河豚中毒

　　E.亚硝酸盐中毒

4.食物中钙的最好来源是(　　)

　　A.鸡蛋　　　B.动物肝脏　　　C.大豆　　　D.新鲜蔬菜水果　　　E.奶及奶制品

5.食物中维生素C的最好来源是(　　)

　　A.鸡蛋　　　B.动物肝脏　　　C.大豆　　　D.新鲜蔬菜水果　　　E.奶及奶制品

二、名词解释

1.余氯　2.大肠菌群值　3.平衡膳食　4.食品污染　5.食物中毒

三、简答题

1.简述大气污染对健康的危害及防治措施。

2.饮用水污染对人群健康有哪些损害?

3.生活饮用水的基本卫生要求有哪些?

4.简述生活饮用水净化、消毒的目的、原理和方法。

5.简述室内空气污染的来源及预防控制措施。

6.简述食物污染对健康的影响。

7.几种常见引起细菌性食物中毒的食品、临床特征和预防原则。

8.试述平衡膳食的基本卫生要求。

第四章　职业环境与健康

学习目标

【掌握】 职业性有害因素、职业病、生产性粉尘、尘肺的概念；职业病的诊断、预防原则。

【熟悉】 生产性毒物的概念、进入人体的途径和影响因素；铅、汞、苯中毒的诊断和预防。

【了解】 职业性有害因素的种类；刺激性气体和窒息性气体中毒的机制和预防；矽尘作业和矽肺的病理及预防。

预防案例

1989 ～ 1996 年，安徽省六安市裕安区三个乡镇，约有 1500 人在某市一些金矿务工，直接从事井下作业 300 余人。工作过程中，风钻开起，眼前就像蒸汽炉放气时一样，什么都看不见。许多矿井没有任何卫生防护设施，也未配备个人卫生防护用品，不对工人进行定期体检。自1995 年起，务工人员中陆续出现咳嗽、胸闷、呼吸困难、乏力等症状。由于缺乏尘肺病的知识，未能得到及时有效的治疗和妥善的安置。直到 1998 年 10 月，务工人员相继有 10 余人到省职业病防治所求治，发现有矽肺或可疑矽肺，且大多数为 Ⅱ 期以上，其中已死亡两人。

思考：生产劳动过程中，存在哪些生产性有害因素？可引起什么疾病？如何防治？

第一节　职业性有害因素与职业病

一、职业性有害因素及其来源

在生产、劳动过程和生产环境中存在的可直接危害劳动者健康和劳动能力的因素称为职业性有害因素（occupational hazardous factors）。一般将职业性有害因素按其来源分为三大类：生产过程中的有害因素、劳动过程中的有害因素和生产环境中的有害因素。

（一）生产过程中的有害因素

生产过程是按成品工艺要求利用生产设备对原材料进行处理的连续作业过程。生产过程产生的有害因素按其性质可分为三类。

1. 化学性有害因素

按其在环境中的存在形式又分为生产性毒物和生产性粉尘。

（1）生产性毒物　又称职业性毒物。生产性毒物可存在于原料、中间产品、辅助材料、产品、副产品及废品等中，以固体、液体、气体、蒸汽、粉尘、烟或雾等多种形态存在。生产过程中常见的生产性毒物有：① 金属及类金属，铅、汞、锰、磷、砷、硫等；② 有机溶剂，苯、甲苯、正己烷、三氯乙烯、二硫化碳、四氯化碳等；③ 刺激性气体和窒息性气体，前者常见的有氯、氨、氮氧化物、光气、二氧化硫,后者常见的有一氧化碳、氰化氢、硫化氢等;④ 苯的氨基和硝基化合物,三硝基甲苯及苯胺等;⑤ 高分子化合物生产过程中的毒物,如氯乙烯、氯丁二烯、丙烯腈等;⑥ 农药,如有机磷农药、有机氯农药、拟除虫菊酯类农药等。

(2)生产性粉尘　　如无机粉尘(有游离二氧化硅粉尘、石棉尘、煤尘、水泥尘等)和有机粉尘(有棉麻、面粉、烟草、兽毛等)。几乎所有的工厂、矿山在生产过程中均可产生生产性粉尘。

2. 物理性有害因素

按物理特性又分为以下几种。

(1)异常气象条件　　如高气温、高气湿、高气流、强热辐射、低气温等。

(2)异常气压　　如高气压、低气压等。

(3)非电离辐射　　如紫外线、红外线、可见光、射频辐射、激光等。

(4)电离辐射　　如 X 射线、γ 射线等。

(5)其他　　噪声、振动。

3. 生物性有害因素

按生物种类又分为细菌、病毒和霉菌。

(1)细菌　　如炭疽杆菌、布氏杆菌等。

(2)病毒　　如森林脑炎病毒等。

(3)霉菌　　如霉变谷物、甘蔗中的曲霉菌、青霉菌等。

(二) 劳动过程中的有害因素

劳动过程是指生产中劳动者为完成某项生产任务的各种操作的总和,涉及生产设备布局、劳动强度、组织及其方式等,劳动过程中影响健康的有害因素包括:

(1)劳动组织、作息制度不合理　　如工作分配不协调、轮班制度欠科学等。

(2)劳动生产中导致心理过度紧张　　如长时间机动车驾驶。

(3)作业安排与生理不相适应　　如劳动强度过大、生产定额过高等。

(4)个别器官或系统过度紧张　　在劳动过程中,由于职业性质或工作特点有时需要劳动者个别器官或系统长时间处于紧张状态,容易引起某些疾病,如修表工的用眼。

(5)长时间处于某种不良体位或使用不合理的工具等。

(三) 生产环境中的有害因素

生产环境是指劳动者操作、观察、管理生产活动所处的外环境,涉及作业场所建筑布局、卫生防护、安全条件和设施有关的因素,常见的有害因素包括:

(1)生产场所设计不符合卫生标准或卫生要求　　如车间布置不合理,厂房矮小、狭窄等。

(2)缺乏必要的卫生工程技术设施　　如通风、换气、照明等设置达不到标准要求。

(3)缺乏防护设备　　如缺乏防尘、防毒、防暑降温、防噪声与振动等的设备或其效果不好。

(4)工作场所一般卫生条件不完善。

在实际工作中,这些有害因素往往不是单一存在,而是同时存在多种有害因素,对劳动者健康产生综合的、甚至危害更大的影响。

随着生产力的发展和科学技术的进步,职业性有害因素的种类和数量也会发生不断的变化,有些有害因素会慢慢得到控制或消除,同时也会出现新的有害因素。高科技引起生产方式和工作方式的改变,劳动者的工作节奏、竞争压力越来越大,社会心理因素成为愈来愈突出的职业卫生问题,职业性紧张症、职业性疲劳综合征等现象已经成为重要的职业性危害,已受到广泛关注。职业性有害因素对从业人员健康造成的损害称为职业性损害,包括职业病、工作有关疾病和工伤,其中最重要的是职业病。

二、职业病

(一)职业病的概念

职业性有害因素作用于人体的强度与时间超过一定限度时,人体不能代偿其所造成的功能或器质性病理变化,从而出现相应的临床征象,影响劳动能力,这类疾病称为职业病(occupational disease)。

从广义上讲,凡是由职业性有害因素直接引起的疾病统称为职业病。在立法意义上,职业病有特定的范围,即由政府及其主管部门明文规定的法定职业病。法定职业病是依据规定需要报告的一类疾病,职业病患者可以依法享受国家规定的职业病待遇。

我国卫生部于1957年公布了《职业病范围和职业病患者处理办法规定》,该规定将危害职工健康比较严重的14种职业病列入我国的法定职业病范畴。1987年又颁布了修改后的职业病名单,共有职业病9大类99种。2002年4月,卫生部和劳动保障部联合发布了最新的职业病名单共10大类115种(表4-1)。新职业病名单中包括尘肺(13种)、职业性放射性疾病(11种)、职业中毒(56种)、物理因素所致职业病(5种)、生物因素所致职业病(3种)、职业性皮肤病(8种)、职业性眼病(3种)、职业性耳鼻喉口腔病(3种)、职业性肿瘤(8种)及其他职业病(5种)。

(二)职业病的特点

职业病作为与职业性有害因素有因果关系的一大类疾病,具有如下特点:

(1)病因明确 职业病的病因是职业性有害因素,有效控制与职业性有害因素的接触和作用条件后,可消除或减少发病。

(2)存在剂量-效应关系 病因大多可以检测和识别,病因与疾病之间一般具有明确的剂量-效应关系,即接触剂量越高,患病机会越高,病情越严重。

(3)群发性 在接触相同的职业性有害因素的人群中有一定的发病率。

(4)发病与劳动条件有关 职业病发病与否,取决于生产环境的防护条件和是否采取个人防护措施。

(5)临床疗效不好 某些职业病目前尚无特效疗法,只能对症处理,延缓病情,所以早期防治显得更为重要。

(6)发病可以预防 认真执行三级预防措施,可以有效控制职业病的发病率。

(三)职业病的诊断与处理

职业病的诊断与处理是一项政策性和科学性很强的工作,我国2001年12月27日通过并颁布,于2002年5月1日实施的《职业病防治法》对于职业病的诊断、鉴定、职业病患者的权利以及用人单位的责任和义务都进行了明确规定。

1.职业病的诊断

职业病诊断应由省级卫生行政部门批准的医疗卫生机构承担。承担职业病诊断的医疗卫生机构在进行职业病诊断时,应当组织3名以上取得职业病诊断资格的执业医师集体诊断,诊断应按照国务院卫生行政部门颁布的职业病诊断标准和职业病诊断办法进行,向当事人出具职业病诊断证明书。职业病诊断的依据如下:

表 4-1　我国法定职业病的种类和名单

法定职业病的种类	数量	法定职业病的名单
尘肺	13	矽肺、煤工尘肺、石墨尘肺、炭黑尘肺、石棉肺、滑石尘肺、水泥尘肺、云母尘肺、陶工尘肺、铝尘肺、电焊工尘肺、铸工尘肺、根据《尘肺诊断标准》和《尘肺病理诊断标准》可以诊断的其他尘肺
职业性放射性疾病	11	外照射急性放射病、外照射亚急性放射病、外照射慢性放射病、内照射放射病、放射性皮肤疾病、放射性肿瘤、放射性骨损伤、放射性甲状腺疾病、放射性性腺疾病、放射复合伤、根据《职业性放射性疾病的诊断标准（总则）》可以诊断的其他放射性损伤。
职业中毒	56	铅及其化合物中毒（不包括四乙基铅）、汞及其化合物中毒、锰及其化合物中毒、镉及其化合物中毒、铍病、铊及其化合物中毒、钡及其化合物中毒、钒及其化合物中毒、磷及其化合物中毒、砷及其化合物中毒、铀中毒、砷化氢中毒、氯气中毒、二氧化硫中毒、光气中毒、硫化氢中毒、磷化氢中毒（含量磷化锌、磷化铝）中毒、工业性氟病、氰及腈类化合物中毒、四乙基铅中毒、有机锡中毒、碳基镍中毒、苯中毒、甲苯中毒、二甲苯中毒、正己烷中毒、汽油中毒、一甲胺中毒、有机氟聚合物单体及其热裂解物中毒、二氯乙烯正己烷中毒、四氯化碳中毒、氯乙烯中毒、三氯乙烯中毒、氯丙烯中毒、氯丁二烯中毒、苯的氨基及硝基化合物（不包括三硝基甲苯）中毒、三硝基甲苯中毒、甲醇中毒、酚中毒、五氯酚（钠）中毒、甲醛中毒、硫酸二甲酯中毒、丙烯酰胺中毒、二甲基甲酰胺中毒、有机磷农药中毒、氨基甲酸酯、杀虫脒中毒、溴甲烷中毒、拟除虫菊酯类中毒、根据《职业中毒性肝病诊断标准》可以诊断的基本性中毒性肝病、根据《职业性急性化学物中毒诊断标准（总则）》可以诊断的其他职业性急性中毒
物理因素所致职业病	5	中暑、减压病、高原病、航空病、手臂振动病
生物因素所致职业病	3	炭疽、森林脑炎、布氏杆菌病
职业性皮肤病	8	接触性皮炎、光敏性皮炎、光电性皮炎、黑变病、痤疮、溃疡、化学性皮肤灼伤、根据《职业性皮肤病诊断标准（总则）》可以诊断的其他职业性皮肤病
职业性眼病	3	化学性眼部灼伤、电光性眼炎、电光性白内障（含放射性白内障、三硝基甲苯白内障）
职业性耳鼻咽喉口腔疾病	3	噪声聋、铬鼻病、牙酸蚀病
职业性肿瘤	8	石棉所致肺癌及间皮瘤、联苯胺所致膀胱癌、苯所致白血病、氯甲醚所致肺癌、砷所致肺癌及皮肤癌、氯乙烯所致肝血管肉瘤、焦炉工人肺癌、铬酸盐制造业工人肺癌
其他职业病	5	金属烟热、职业性哮喘、职业性变态反应性肺泡炎、棉尘肺、煤矿井下工人滑囊炎

（1）职业史和职业病危害接触史　　职业史是诊断职业病的重要前提条件。职业史应该包括患者的工种和工龄；接触有害因素的情况；症状出现的时间；同工种人群的发病情况；非职业性接触和其他生活情况等。

（2）生产现场危害调查与评价　　这是诊断职业病的重要支持资料。通过对现场危害因素情况的调查，了解工作场所中存在哪些职业性有害因素，及其种类、特点、强度、接触机会等。

（3）临床表现　　了解患者接触职业性有害因素后出现的临床症状和体征。

（4）辅助检查　　根据职业性有害因素对机体的毒作用特点，作针对性的特异检查。如对接触工业毒物的个人测定其生物材料（血、尿、头发、指甲等）中毒物的含量和代谢产物的含量。

凡是没有证据否定职业性有害因素与患者临床表现之间的必然联系的，在排除其他致病因素后，应当诊断为职业病。当事人对职业病诊断有异议的，可以向上级卫生行政部门申请鉴定。鉴定由 5 人以上相关专业专家组成的职业病诊断鉴定委员会负责。

2.职业病的处理

（1）职业病的报告　　用人单位和医疗卫生机构发现职业病患者或疑似职业病患者时，应当及时向所在地卫生行政部门报告。确诊为职业病的，用人单位还应当向所在地劳动保障行政部门报告。县级以上地方人民政府卫生行政部门负责本行政区域的职业病统计报告的管理工作，并按照规定上报。

（2）职业病患者的权力　　职业病患者依法享受国家规定的职业病待遇，除依法享有工伤社会保险外，依照有关民事法律，尚有获得赔偿的权利，有权向用人单位提出赔偿要求。

第二节　生产性毒物与职业中毒

 案例 4-1

中原某市电池厂，一段时间连续有工人到附近一市级医院门诊以失眠、乏力、肌肉酸痛、食欲下降就诊，引起本厂职工和就诊医院的注意，反映到市卫生部门。市卫生部门组织疾病控制中心和卫生监督有关人员到该厂调查。调查发现，12 位就诊患者都是来自铅蓄电池生产车间，还有个别工人存在失眠、乏力情况，症状较轻没有到医院就诊。该车间一般卫生状况良好，共有工人 89 人，大部分工人都是有 5 年以上的工龄，男 50 人，女 39 人，12 位就诊患者男、女各 6 人。该车间为三班倒连续工作，主要从事熔铅制作蓄电池的铅板。车间通风设备已经损坏半年，修理几次没有修好，计划安装新的通风设备，但因工厂经费紧张没有购置新设备。监督人员在工作现场进行空气铅烟采样、抽取工人血样，带回实验室检查。检查结果表明，工作现场空气中铅含量超过国家标准 22 倍，所有工人血样的血铅含量均存在不同程度超标。

分析：分析这次卫生事件的原因。应该采取什么样的干预措施？通过这次事件应吸取什么教训？

一、概述

生产性毒物（occupational toxicant）是指在生产过程中产生的或在劳动过程中使用的，存在于工作场所中,可对劳动者健康产生有害影响的化学物质。劳动者在生产劳动过程中,由于接触生产性毒物而发生的中毒称为职业中毒(occupational poisoning)。目前,我国在职业病目录中确定了 56 种职业中毒为法定的职业病。

(一)职业性毒物存在的状态与接触机会

1. 毒物在生产过程中的存在形式

毒物主要形式有原料、中间产品(或中间体)、辅助材料、成品、副产品或废弃物以及夹杂物。此外,生产过程中的毒物尚可以"分解产物"或"反应产物"的形式出现,如磷化铝遇湿自然分解产生磷化氢等。

2. 毒物在工作场所中存在的形态

毒物可以固体、液体、气体或气溶胶的形式存在。① 气体:指常温、常压下呈气态的物质,例如 H_2S、SO_2、Cl_2 等。② 蒸气:固体物质升华、液化-蒸发或挥发时均可形成蒸气,凡沸点低、蒸汽压大的物质均易形成蒸气。③ 粉尘:指能较长时间悬浮在空气中的固体微粒,其粒子大小多在 $0.1 \sim 10\mu m$。④ 烟(尘):指悬浮在空气中直径小于 $0.1\mu m$ 的固体微粒。⑤ 雾:悬浮于空气中的液体微滴。粉尘、烟及雾又统称为气溶胶。掌握生产性毒物存在的形态,可以了解毒物进入机体的途径,为制定预防措施、环境监测和生物监测提供依据。值得注意的是同一种生产性毒物存在的形态常不是单一、固定不变的。

3. 接触机会

在劳动过程中主要有以下环节可能接触到毒物:原料的开采与提炼;材料的搬运与贮藏;加工与准备;加料和出料;产品处理与包装;辅助操作等。有些作业可在特定情况下接触到毒物乃至发生中毒,如进入地窖、矿井,下废巷道或清除化粪池时发生 H_2S 中毒;修船时,在船体内局限空间中进行气割、电焊时可接触高浓度锰烟、一氧化碳等。

(二)职业性毒物进入人体的途径

在劳动生产过程中毒物主要经呼吸道、皮肤进入人体,亦可经消化道进入,但实际意义较小。

1. 呼吸道

呼吸道是生产性毒物进入人体的主要途径,上述 5 种生产性毒物的存在形态均可以从呼吸道进入人体。生产性毒物进入呼吸道,通过肺泡直接进入血液循环,毒作用发生较快。影响毒物在呼吸道吸收的主要因素如下所述:

(1)毒物在空气中的浓度或分压　浓度高时,生产性毒物在呼吸膜内外的分压差大,进入血液的速度就快。

(2)毒物的血/气分配系数　毒物在血液中的浓度与在肺泡空气中浓度之比称为该毒物的血/气分配系数,此系数越大,毒物越容易被吸收进入血液。

(3)毒物的质量　质量轻的气体,扩散快,易进入机体。

(4)毒物的水溶性　水溶性大的毒物(如氨气)易在上呼吸道溶解吸收,水溶性低的毒物(如光气),对上呼吸道的刺激较小,易进入呼吸道深部。

(5)其他　劳动强度、呼吸深度和频率、肺血流量与肺通气量,以及生产环境中的气象条件等因素都可以影响毒物经呼吸道的吸收。呈气体、蒸气、气溶胶状态的毒物都可以经呼吸道进入体内。

2.皮肤

在生产劳动过程中,毒物经皮肤吸收而致中毒者也较常见。经皮肤吸收的途径有两种:一种是经表皮屏障直接到达真皮,进入血液循环;另一种是通过汗腺、毛囊与皮脂腺到达真皮。经皮肤吸收的毒物也是直接进入血液循环。毒物的化学性质、脂溶性、浓度和黏稠度、接触皮肤的部位和面积、环境浓度和湿度等都可影响毒物经皮肤的吸收。

3.消化道

生产性毒物经消化道进入人体内而致职业中毒的机会很少。多与不遵守操作规程,在生产场所吃饭、喝水、吸烟或哺乳以及操作不规范导致意外事故有关。

(三)影响生产性毒物对机体作用的因素

生产性有害毒物对机体健康损害的程度与特点,主要取决于下列因素和条件。

(1)毒物的理化性质　毒物的毒性与其化学结构有直接关系,毒物的理化性质对其进入人体的机会以及体内过程都有着重要影响。如分散度高、化学活性大,挥发性大的毒物进入人体引起中毒的危险性就大。

(2)毒物的剂量、浓度和作用时间　任何毒物,只有当毒物的剂量、浓度及作用时间必须达到一定的程度才可能导致机体损害。因此,能否引起中毒,中毒的损害程度与生产环境中毒物的浓度、作用时间和进入人体的毒物量有直接关系。

(3)毒物的联合作用　工作场所中常常有数种毒物同时存在,并共同作用于人体。这时就存在毒物之间的联合作用,这种联合作用可表现为独立作用、相加作用、相乘作用或拮抗作用。因此,进行工作场所危害因素评定时,应考虑毒物的联合作用。此外,亦应注意生产性毒物与生活性毒物的联合作用,如饮酒可以增强苯胺、硝基苯的毒作用。

(4)工作场所与劳动强度　工作场所的气象条件可影响毒物的吸收速度和机会,如高温条件下接触毒物经皮肤吸收速度大,高劳动强度下机体对毒物常常更敏感。

(5)个体易感性　不同个体对毒物的敏感性会有不同,接触相同剂量的毒物,出现的不良反应强度不一定一致。引起这种差异的因素很多,如性别、年龄、健康状况、营养状况、机体的抵抗力等。

二、常见的职业中毒

(一)铅及其化合物中毒

1.理化性质

铅是一种柔软略带灰白色的重金属,比重11.3,熔点327℃,沸点1620℃,加热到400℃以上时即有大量铅蒸汽逸出,在空气中经过迅速氧化、冷凝形成铅烟。铅的氧化物多以粉末状态存在,其在酸性条件下溶解度升高。

2.接触作业

铅的用途非常广泛,在生产过程中接触铅的机会很多,如铅矿的开采及冶炼、蓄电池及颜料作业的熔铅和制粉、含铅油漆的生产与使用、制造电缆和铅管、铅的化合物的生产和使用、电子显像管的制造等。日常生活中也可接触到铅,如用铅壶和含铅锡壶烫酒饮酒,滥用含铅的偏方治疗慢性疾病等。

3. 毒性

在工作场所中铅及其化合物主要以铅烟、铅尘的形式，经呼吸道进入人体，少量经消化道摄入。铅的吸收和毒性主要取决于铅尘的分散度和在组织中的溶解度，铅烟与铅尘相比，颗粒小，化学活性大，溶解度大，很容易经呼吸道吸收，因此，发生中毒的可能性比铅尘大。进入到血液中的铅约90％与红细胞结合，10％在血浆中。血浆中的铅由可溶性磷酸氢铅和血浆蛋白结合铅两部分组成。血液中的铅初期分布于肝、肾、脾、肺等器官中，以肝、肾浓度最高，数周后约有95％的铅离开软组织以不溶性的磷酸铅形式，缓慢地沉积于骨、毛发、牙齿等。人体内约90％～95％的铅储存于骨内。骨中铅比较稳定，其半衰期约为27年。铅在人体内的代谢与钙相似，当食物中缺钙或因感染、饮酒、外伤和服用酸碱药物而造成酸碱平衡紊乱时，均可使骨内不溶性的磷酸铅转化为可溶性磷酸氢铅进入血液，引起铅中毒症状发作或加重。铅主要随尿排出，小部分随粪、胆汁、乳汁、唾液、汗液和月经排出。血铅可通过胎盘进入胎儿体内，影响子代；母体内的铅可通过乳汁影响婴儿。

铅作用于全身各系统和器官，可造成神经、造血、消化、心血管系统及肾脏多系统的损害。铅可影响体内许多生物化学过程。在铅中毒机制中，卟啉代谢障碍是铅中毒重要的、早期的变化之一。卟啉是血红蛋白的主要成分，铅通过抑制卟啉代谢过程中一系列酶的活性，导致血红蛋白的合成障碍。由于血红蛋白合成障碍，加之铅可使红细胞脆性增加，可导致低色素正细胞型贫血，骨髓内幼红细胞代偿增生，血液中点彩红细胞、网织红细胞、碱粒红细胞增多。

此外，铅可致肠壁和小动脉壁平滑肌痉挛引起腹绞痛、暂时性高血压、铅面容、眼底动脉痉挛与肾小球滤过率减低。铅使大脑皮层兴奋和抑制过程失调，导致一系列神经系统功能障碍。铅对神经鞘细胞直接作用，可引起神经纤维节段性脱髓鞘，最终导致垂腕征。

4. 临床表现

职业性铅中毒多为慢性中毒，其临床上主要表现在对神经系统、消化系统和血液系统的损害。

（1）神经系统　　中毒性神经系统症状是铅中毒早期的常见症状，主要表现为头痛、乏力、肌肉关节的酸痛、失眠和食欲不振等神经衰弱症候群。随着病情的进展，可出现周围神经病，有感觉型、运动型和混合型三种，表现为肢端麻木，呈手套或袜套区域的感觉障碍；伸肌无力，握力下降，重者可出现伸肌瘫痪，出现腕下垂。严重铅中毒病例，可出现铅中毒性脑病，主要表现为癫痫样发作，精神障碍或脑神经受损的症状。

（2）消化系统　　铅中毒的患者口内有金属味、食欲不振、恶心、腹胀、腹隐痛，腹泻与便秘交替出现也是常见症状。口腔卫生较差者在切牙、尖牙牙龈边缘有蓝色"铅线"。中等或较重中毒病例，可以出现铅绞痛，多为突然发作，呈持续性绞痛，阵发性加剧，部位多在脐周围，少数在上腹或下腹部，发作时患者面色苍白，出冷汗，多伴有呕吐、烦躁不安，手压腹部疼痛可缓解；一般止痛药不易缓解，发作可持续数分钟以上。检查时腹部柔软平坦，可能有轻度压痛，但无固定压痛点，肠鸣音减弱。

（3）血液系统　　低色素正细胞型贫血，多属轻度，周围血中可见点彩红细胞、网织红细胞及碱粒红细胞增多。

此外，铅尚可引起肾脏的损害，表现为尿中出现蛋白、红细胞及管型。女性患者有月经不调、流产及早产等。哺乳期妇女可通过乳汁影响婴儿，甚至引起母源性婴儿铅中毒。

5.诊断与治疗

铅中毒诊断必须依据职业史、工作现场调查、临床表现及实验室辅助检查结果进行综合分析,并按国家《职业性慢性铅中毒诊断标准》(GBZ 37—2002)诊断。铅中毒的治疗包括特殊治疗、对症治疗及一般治疗。

(1)驱铅治疗 首选药物为依地酸二钠钙,具体用药根据驱铅情况决定疗程。依地酸二钠钙在络合铅的同时也可与体内的钙、铜、锌等形成稳定的络合物而排出,从而导致相应元素排出过多,故不合理用药可出现"过络合综合征",患者自觉疲劳、乏力、食欲不振等。另外,还可用二巯基丁二酸钠和二巯基丁二酸驱铅。

(2)对症治疗 如铅绞痛发作时和贫血的对症治疗与内科治疗相同。

(3)一般治疗 适当休息,合理营养,补充维生素等。

在铅中毒治疗过程中严密观察病情变化及用药后的疗效,及时向患者解释用药后的反应,警惕中毒性脑病的发生,指导患者定期做尿铅检查。如发生腹绞痛,可给10%葡萄糖酸钙10ml静脉推注或阿托品0.5～1.0mg,并可进行腹部热敷和针灸治疗。指导患者用稀醋酸溶液与生理盐水配合漱口。向患者宣传合理膳食。正确进行心理疏导,使患者放下思想包袱,从中得到精神鼓励,树立战胜疾病的信心。

(二)苯中毒

1.理化性质

苯在常温下是无色透明的具有芳香气味的易燃液体,极易挥发,属于有机溶剂。苯沸点为80.1℃,蒸汽比重2.77。苯微溶于水,易溶于酒精、乙醚、氯仿、汽油、丙酮和二硫化碳等有机溶剂。

2.接触作业

在工业生产中接触苯的机会很多。

(1)苯的制造 由焦炉气、煤气和煤焦油提炼,或由石油裂解重整等制造过程中接触。

(2)苯的使用 作为原料如制造酚、氯苯、药物、农药、塑料、合成纤维、合成洗涤剂、合成染料和炸药等过程中接触;作为溶剂、稀释剂和萃取剂如用于油墨、油漆、树脂、人造革、粘胶和制鞋业等生产过程中接触。

3.毒性

苯在生产环境的空气中以蒸气状态存在,主要通过呼吸道进入人体,皮肤仅能吸收少量,消化道吸收很完全,但职业性意义不大。吸收的苯约50%以原形由呼吸道呼出,40%左右在体内氧化,形成酚、对苯二酚等,这些代谢产物与硫酸根和葡萄糖醛酸结合随尿排出,故测定尿酚的量可反映近期体内苯吸收的情况。蓄积在体内的苯(约10%左右),主要分布在骨髓、脑及神经系统等富有类脂质的组织,尤以骨髓中含量最多,约为血液中的20倍。

苯的急性毒作用主要表现为对中枢神经系统的麻醉作用,而慢性毒作用则主要为对造血系统的损害,其发病机制迄今尚未清楚。

4.临床表现

职业性苯中毒以慢性造血系统的损害为主。

(1)急性苯中毒 系短时间内吸入大量苯蒸气所致,以神经系统的损害为主。患者表现为兴奋、面部潮红、眩晕等酒醉状,中毒进一步发展可出现恶心、呕吐、步态不稳、意识丧失,对光反射消失,脉细速,呼吸浅表,血压下降,严重的可因呼吸和循环衰竭而死亡。实验室检查可见白细胞先轻度增加,然后降低,尿酚升高。轻度中毒者经治疗可恢复正常,无任何后遗症。

(2)慢性苯中毒　　系长时间吸入中低浓度苯蒸气所致。以造血系统的损害为主。早期出现不同程度的中毒性神经衰弱症候群,主要表现为头痛、头晕、记忆力减退、失眠、感觉异常、食欲不振等。对造血系统的损害是慢性苯中毒的主要特点,早期表现为白细胞总数降低及中性粒细胞减少,而淋巴细胞相对增多;中性粒细胞可出现中毒性颗粒或空泡。随后可发生血小板减少,皮肤、黏膜出血及紫癜,出血时间延长;女性有月经增多。出血倾向不一定与血小板减少相平行。在慢性苯中毒早期,红细胞由于补偿作用及其寿命较长,其数量不见明显减少。中毒晚期可出现全血细胞减少,甚至发生再生障碍性贫血,严重者可发展成白血病。苯所致白血病有多种类型,其中以急性粒细胞性白血病较多见。

5. 诊断与治疗

苯中毒的诊断必须依据职业史、工作现场的调查、临床表现及实验室辅助检查结果进行综合分析诊断。

急性苯中毒的诊断是根据短期内吸入大量的高浓度苯蒸气,临床表现有意识障碍,并排除其他疾病引起的中枢神经功能改变,即可诊断;慢性苯中毒应根据较长时间密切接触苯的职业史,以造血系统损害为主的临床表现,参考工作现场的调查监测资料,进行综合分析,排除其他原因引起的血象改变,并按国家职业卫生标准《职业性苯中毒诊断标准》(GBZ 68 — 2008)诊断。

急性苯中毒时,应迅速将患者移至空气新鲜的场所,立即脱去被污染的衣服,清洗皮肤。可静脉注射葡萄糖和维生素 C,忌用肾上腺素。慢性苯中毒时,治疗重点是针对造血系统损害的对症治疗。可采用中西药物,如给予多种维生素、核苷酸类药物以及糖皮质激素、丙酸睾丸素和升血细胞药物等。慢性重度苯中毒的治疗原则和其他原因引起的或原因不明的白血病和再生障碍性贫血相同。

(三) 汞中毒

1. 理化性质

汞俗称水银,为银白色液态金属。沸点 357℃。不溶于水,能溶于脂肪。在常温下即能蒸发,汞蒸气常位于室内下方。汞的表面张力大,溅落在地面后即形成很多小汞珠,且可被泥土、地面缝隙、衣物等吸附,不易清除,增加了蒸发面积。

2. 接触作业

汞矿开采与冶炼可造成汞蒸气污染;汞广泛应用于电工器材,仪器仪表制造和维修,如湿度计、气压表、整流器、石英灯、荧光灯等;化学工业中用汞作阴电极和催化剂;生产含汞药物及制剂;口腔科用银汞齐补牙等等。

3. 毒性

金属汞主要以蒸气形式经呼吸道进入体内。由于蒸气具有脂溶性,与皮肤接触也可经完整皮肤进入人体。汞可迅速弥散、透过肺泡壁吸收,吸收率可达 70% 以上。金属汞很难经消化道吸收,但汞盐及有机汞易被消化道吸收。汞及其化合物随血流分布到全身很多器官,主要为肾脏,其次为肝脏、心脏、中枢神经系统。

汞中毒的机制目前还不完全清楚,认为与汞-巯基反应有关。汞在体内被氧化为二价汞离子,汞离子与蛋白质的巯基结合,由于巯基是细胞代谢过程中许多重要酶的活性部分,汞与之结合后使其失去活性,这是汞产生毒效应的基础。如汞与细胞膜表面巯基结合,可以改变其结构和功能,进而损害整个细胞。汞主要随尿排出,此外,粪便、汗腺也可排出少量。汞可进入毛发中储存。

4.临床表现

生产过程中多为慢性中毒,急性中毒较少见。慢性中毒主要表现为三大典型症状:易兴奋征、汞毒性震颤和口腔炎。易兴奋征表现为易兴奋、激动、烦躁、焦虑、记忆力减退和情绪波动。汞毒性震颤表现为震颤开始时为手指、舌、眼微小震颤,进一步可发展成意向性粗大震颤,出现书写障碍,也可伴有头部震颤和运动失调。后期可出现幻觉和痴呆。口腔炎为黏膜糜烂、牙龈肿胀、牙齿松动,有时在牙龈边缘可见汞线。

5.诊断与治疗

根据职业接触史、临床表现、尿汞、驱汞试验等进行综合分析。依据我国现行《职业性汞中毒诊断标准》(GBZ 89－2002)诊断。

急性汞中毒患者应立即脱离中毒现场,进行驱汞及对症治疗。口服汞盐患者不应洗胃,需尽快灌服蛋清、牛奶或豆浆,以便汞与蛋白质结合,保护被腐蚀的胃壁。汞吸收和轻度中毒者不必调离原工作,中、重度中毒应调离原工作。驱汞治疗主要应用巯基络合剂,首选药物为肌注二巯基丙磺酸钠和静脉注射二巯基丁二酸钠。

6.预防

少用或不用汞,如用电子仪表、气动仪表代替汞仪表,氯碱工业用隔膜电极代替汞电极;工作场所的地面、墙面、桌面等要求光滑不吸附汞,便于冲洗。汞作业工作者每年至少体检一次。肝肾疾患、精神疾患、慢性胃肠疾患、严重口腔炎为汞作业的就业禁忌证。

(四)刺激性气体中毒

刺激性气体(irritant gas)是指对皮肤、眼、呼吸道黏膜有刺激性作用的一类有害气体的统称。它是工业生产中最常见的有害气体。由于刺激性气体多具有腐蚀性,在生产过程中常因设备、管道被腐蚀或意外事故而发生跑、冒、滴、漏现象,致使气体外逸,造成急性中毒。长期接触较低浓度刺激性气体的情况下,可能产生慢性影响。

刺激性气体有数百种,常见的有氯气、氨气、氮氧化物、光气、氟化氢、二氧化硫和三氧化硫等。

1.临床表现

刺激性气体中毒以急性损害为主,主要临床表现有:

(1)局部刺激性症状　出现流泪、畏光、结膜充血、流涕、喷嚏、咽部充血疼痛、发音嘶哑、呛咳、胸闷、局部皮肤灼伤等。

(2)喉痉挛、水肿　突然出现严重呼吸困难,由于缺氧、窒息而发绀甚至猝死,喉头水肿发生缓慢,持续时间较长。

(3)化学性气管炎、支气管炎及肺炎　剧烈咳嗽、胸闷、气促。肺部可有散在干湿啰音;体温及白细胞均可增加。支气管黏膜损伤严重时,恢复期可发生黏膜坏死脱落,突然出现呼吸道阻塞而窒息。

(4)中毒性肺水肿　临床表现可分为刺激期、潜伏期、肺水肿期和恢复期四个阶段。最值得重视的是刺激期后进入潜伏期,此时患者自觉症状减轻或消失,但潜在病变仍在发展,潜伏期一般 2～12 小时,症状突然加重,表现为剧咳、吐粉红色泡沫、气促、呼吸困难、恶心、呕吐、烦躁。体检可见明显发绀,两肺可闻湿啰音,血压下降、血液浓缩、白细胞增高。如果处理得当,进入恢复期后,多无后遗症。

2. 诊断与治疗

职业性刺激性气体急性中毒的诊断必须依据职业史、工作场所的条件、临床表现及实验室辅助检查结果进行综合分析,并参照有关的国家职业卫生标准进行分级诊断。

刺激性气体急性中毒中最严重的危害是肺水肿,且病情急、变化快,因此积极防治肺水肿是抢救刺激性气体中毒的关键。

(五)窒息性气体中毒

窒息性气体(asphyxiating gas)是指以气态吸入而引起组织窒息的一类有害气体。按其作用机制分为单纯性窒息性气体和化学性窒息性气体。单纯性窒息性气体本身毒性很低,但当它们在高浓度时,占位排斥使环境空气中氧相对含量大大降低,致肺内和动脉血氧分压下降,引起机体缺氧窒息。常见的有 N_2、CO_2、CH_4 等。化学性窒息性气体主要是能对血液或组织产生特殊化学作用,使氧的运送和组织利用氧的功能发生障碍,造成全身组织缺氧。常见的有一氧化碳、氰化物、硫化氢等。

窒息性气体中毒的特点如下:① 任何一种窒息性气体的主要致病环节都是引起机体缺氧;② 脑对缺氧最为敏感,轻度缺氧表现为注意力不集中,定向能力障碍等;较重时可有头痛、头晕、耳鸣、呕吐、嗜睡,甚至昏迷;进一步可发展为脑水肿;③ 不同的化学性窒息性气体有不同的中毒机制,应针对中毒机制和中毒条件,进行有效的解毒治疗。

1. 一氧化碳中毒

一氧化碳是无色、无味、无臭的气体,比重 0.967,难溶于水,易溶于氨水。含碳物质燃烧不完全时均可产生一氧化碳。生产中接触的作业有冶金、化工以及窑炉、煤气发生炉等。另外家庭用煤炉、燃气热水器和汽车发动机尾气均可产生大量一氧化碳,在通风不良或气体泄漏时可发生生活性一氧化碳中毒。

一氧化碳经肺泡进入血液循环,与血液中的血红蛋白结合,形成碳氧血红蛋白,使其失去携氧功能。一氧化碳与血红蛋白的亲和力比氧与血红蛋白的亲和力大 240 倍,而且碳氧血红蛋白的离解比氧合血红蛋白慢 360 倍。碳氧血红蛋白的存在还影响到氧合血红蛋白的正常解离,阻碍氧的释放和传递,导致低氧血症和组织缺氧。

急性一氧化碳中毒临床上以急性脑缺氧的症状与体征为主要表现;少数患者可有迟发性的神经症状;部分患者亦可有其他脏器的缺氧改变。中毒的程度主要取决于空气中一氧化碳浓度和接触时间。① 轻度中毒:可出现剧烈头痛、头晕、四肢无力、恶心、呕吐;轻至中度的意识障碍,但无昏迷;血液碳氧血红蛋白浓度可高于 10%。② 中度中毒:除上述症状外,意识障碍表现为轻至中度昏迷,经抢救后恢复,无明显并发症;血液碳氧血红蛋白可高于 30%。③ 重度中毒:可出现深度昏迷或去大脑皮层状态意识障碍;患者可伴有脑水肿、休克或严重的心肌损害、肺水肿、呼吸衰竭、上消化道出血、脑局灶损害如锥体系或锥体外系损害体征等;碳氧血红蛋白浓度可高于 50%。

急性一氧化碳中毒患者意识恢复后,会出现急性一氧化碳中毒迟发脑病。在患者意识恢复

2～30天的"假愈期"后,又出现脑病的神经精神症状,可有下列临床表现:① 精神及意识障碍,呈痴呆状态、谵妄状态或去大脑皮层状态;② 锥体外系神经障碍,出现帕金森综合征的表现;③ 锥体系神经损害,如偏瘫、病理反射阳性或小便失禁;④ 大脑皮层局灶性功能障碍,如失语、失明,或出现继发性癫痫。头部CT检查可发现脑部有病理性密度减低区,脑电图检查可发现中度及高度异常。

职业性急性一氧化碳急性中毒诊断并不难,可根据明确的职业史、工作现场的条件、临床表现及实验室检查结果进行综合分析,并参照国家职业卫生标准和《职业性急性一氧化碳中毒诊断标准》诊断。

在明确诊断的基础上,及时对中毒者的治疗和护理,对救治患者和预防并发症非常重要。迅速将中毒患者移至通风处,解开衣领,注意保暖,护理人员要密切观察病情和意识状态,随时采取对症处理。轻度中毒,可不必给予特殊治疗;中度中毒者可给予吸氧;重度中毒者,如果出现呼吸停止,立即施行人工呼吸。有自主呼吸者应给予常压口罩吸氧,有条件时进行高压氧治疗。酌情积极防治脑水肿,促进脑血液循环,维持呼吸循环功能和解痉等对症与支持治疗。加强护理,积极防治各种并发症,预防迟发脑病。出现迟发脑病时,可给予高压氧、糖皮质激素、血管扩张剂、抗震颤麻痹药物以及其他对症与支持治疗。

2. 硫化氢中毒

硫化氢是无色气体,具腐败臭鸡蛋味,蒸气比重1.19,易溶于水、乙醇和石油,呈酸性反应。生产中接触硫化氢的作业主要有有机磷农药生产时的硫化反应,含硫化物的生产制造过程,以煤或原油为原料的化肥生产过程。此外,有机物腐败过程,如在粪坑、下水道、矿井中均可产生硫化氢。

硫化氢在体内与氧化型细胞色素氧化酶中的铁结合,使之失去传递电子的能力,造成细胞内窒息。高浓度硫化氢可刺激神经末梢与化学感受器,引起反射性呼吸抑制,可直接作用于呼吸中枢,使呼吸麻痹造成"电击型"死亡。

轻度中毒主要表现为眼和上呼吸道刺激,继之出现呼吸困难,甚至晕厥或意识模糊等;中度中毒常伴发肺炎、肺水肿,血压下降甚至休克;重度中毒全身肌肉痉挛,大小便失禁,深度昏迷。吸入高浓度硫化氢时,可致"电击型"死亡。

对硫化氢中毒的治疗应立即使患者脱离中毒现场,在新鲜空气中抢救和对症处理。预防的关键是对接触硫化氢作业的职业人员加强宣传教育,严格执行安全操作规程。

3. 氰化氢

氰化氢为无色、有苦杏仁味的气体,蒸气比重0.94,易溶于水、乙醇和乙醚,易在空气中均匀弥散。接触氰化氢的生产过程有氰化氢制造、电镀、金属表面渗碳、金、银等矿石提炼等。

氰化氢进入血液后,迅速解离出氰根。氰根能够阻断呼吸链功能,引起细胞内窒息。

氰化氢轻度中毒时,出现眼及上呼吸道刺激症状,有苦杏仁味,口唇及咽部麻木,继而可出现恶心、呕吐、震颤等;中度中毒时,出现"叹息样"呼吸,皮肤黏膜常呈樱桃红色;重度中毒时,出现意识丧失,强直性和阵发性抽搐,甚至角弓反张,血压下降,小便失禁等,常伴有脑水肿和呼吸衰竭。

"亚硝酸钠-硫代硫酸钠"疗法是氰化氢中毒的特效解毒治疗。

第三节　生产性粉尘与尘肺

一、概述

生产性粉尘是指在生产过程中形成的并能较长时间飘浮在空气中的固体微粒。生产性粉尘可致多种职业性肺部疾患,是威胁职业人群健康的重要职业性有害因素之一。

(一)生产性粉尘的来源及分类

1.生产性粉尘的来源

工农业生产的很多生产过程都可产生生产性粉尘,如矿山开采、隧道开凿、筑路、矿石粉碎及生产中固体物质的破碎和机械加工;水泥、玻璃、陶瓷、机械制造、化学工业等生产中的粉末状物质的配料、混合、过筛、包装、运转等;皮毛、纺织业的原料处理;金属熔炼、焊接、切割以及可燃物的不完全燃烧等。此外,生产环境中沉积的降尘也可因机械振动、气流变化等形成二次扬尘,而成为生产性粉尘的另一来源。

2.生产性粉尘的分类

按粉尘的性质可分为三类。

(1)无机粉尘　包括矿物性粉尘,如石英、石棉、滑石、煤等;金属性粉尘,如铝、铅、锰、锌、铁、锡等及其化合物;人工无机粉尘,如水泥、玻璃纤维、金刚砂等。

(2)有机粉尘　包括动物性粉尘,如兽毛、羽绒、骨质、丝等;植物性粉尘,如棉、麻、亚麻、谷物、木、茶等;人工有机尘,如合成染料、合成树脂、合成纤维、TNT炸药、有机农药等。

(3)混合性粉尘　在工作场所中大部分生产性粉尘是以两种或多种粉尘的混合形式存在,常称之为混合性粉尘。

(二)生产性粉尘的特性及其卫生学意义

生产性粉尘的理化性质、粉尘浓度和接触时间是决定粉尘对机体健康危害的主要因素。

1.粉尘的化学组成

粉尘的化学成分是决定其对机体作用性质的最主要因素。不同化学成分的粉尘对机体的作用性质各异,如游离型二氧化硅的粉尘可致硅沉着病(矽肺),含结合型二氧化硅的石棉尘可引起石棉沉着病(石棉肺),铅尘可致铅中毒,铝尘可致铝尘肺,棉、麻尘可引起棉尘肺等。

2.粉尘分散度

分散度是指物质被粉碎的程度,以粉尘粒子直径大小来表示。小粒径粉尘所占比例愈大,则粉尘的分散度愈高。粉尘的分散度影响其在空气中的悬浮稳定性,分散度愈高,其在空气中的悬浮时间愈长,沉降速度愈慢,被人体吸入的机会愈大;分散度愈高,其表面积愈大,生物活性愈高,对机体危害则愈大。分散度还影响粉尘在呼吸道中的阻留部位和阻留度。直径小于 $15\mu m$ 的尘粒可进入呼吸道,被称为可吸入性粉尘;直径在 $10\sim15\mu m$ 的粉尘主要沉积于上呼吸道;直径小于 $5\mu m$ 的粉尘可达呼吸道深部和肺泡,称之为呼吸性粉尘。

3.粉尘浓度与接触时间

工作场所中粉尘浓度、接触时间以及粉尘分散度等是影响肺内粉尘蓄积量的主要因素。同一粉尘,浓度越高、接触时间越长,对机体的危害越严重。

4.其他

粉尘的比重、硬度、溶解度、荷电性、爆炸性等均具有一定的卫生学意义。粉尘比重影响尘粒在空气中的沉降速度;粒径较大的坚硬尘粒能引起上呼吸道黏膜的机械性损伤;具有化学毒性的粉尘溶解度大,其毒性作用强;无毒粉尘溶解度大,则对机体危害性弱;可氧化的粉尘在适宜浓度下,遇明火或放电火花,可发生爆炸。

(三) 生产性粉尘对健康的损害

1.局部作用

尘粒可对呼吸道黏膜局部产生刺激作用,引起鼻炎、咽炎、气管炎等。刺激性强的粉尘还可引起鼻腔黏膜充血、水肿、糜烂、溃疡,甚至导致鼻中隔穿孔;金属磨料粉尘可引起角膜损伤;粉尘堵塞皮肤的毛囊、汗腺开口引起粉刺、毛囊炎、脓皮病等;沥青粉尘可引起光感性皮炎。

2.中毒作用

含有毒物的粉尘可引起急、慢性中毒,如吸入铅、锰、砷等粉尘可致相应中毒。

3.呼吸系统疾病

(1) 尘肺(pneumoconiosis)　我国《职业病目录》共列出13种尘肺,即矽肺、煤工尘肺、石墨尘肺、炭黑尘肺、石棉肺、滑石尘肺、水泥尘肺、云母尘肺、陶工尘肺、铝尘肺、电焊尘肺、铸工尘肺及根据《尘肺病诊断标准》和《尘肺病理诊断标准》可以诊断的其他尘肺。其中矽肺最严重,其次为石棉肺。

(2) 粉尘沉着症　某些生产性粉尘如锡、钡、铁、锑尘,沉积于肺部后,可引起一般性异物反应,并继发轻度的肺间质非胶原纤维增生,但肺泡结构保留,脱离接尘作业后,病变不再进展甚至会逐渐减轻,X线阴影消失。

(3) 有机粉尘引起的肺部病变　吸入棉、大麻、亚麻等粉尘可引起棉尘病;吸入霉变枯草尘等可引起以肺泡和肺间质反应为主的外源性变态性肺泡炎,即农民肺;吸入聚氯乙烯、人造纤维粉尘可引起非特异性慢性阻塞性肺病;吸入禽类排泄物和含异体血清蛋白的动物性粉尘,可引起禽类饲养工肺等。

(4) 其他　呼吸系统肿瘤、粉尘性支气管炎、肺炎、支气管哮喘等。

二、尘肺

尘肺(pneumoconiosis)是长期吸入生产性粉尘而引起的以肺组织纤维化为主的全身性疾病。其特征是肺内有粉尘阻留并有胶原型纤维增生的肺组织反应,肺泡结构永久性破坏。尘肺是危害接尘作业人群健康的最主要疾病,引起尘肺的原因主要有矽肺、煤工尘肺、石棉肺等。

(一) 矽肺

矽肺(silicosis)又称硅沉着病、硅肺,是由于在工作场所中长期吸入游离二氧化硅含量较高的粉尘而引起的以肺组织纤维化为主的全身性疾病。矽肺是尘肺中进展最快、危害最严重的一种,矽肺病例数占尘肺病总人数的一半以上。

1.矽尘作用

游离二氧化硅在自然界分布很广,它是地壳的主要组成成分,在16km以内的地壳中约占25%,95%以上的矿石中均含有游离二氧化硅。石英中含游离二氧化硅达99%,故常以石英为代表。通常将接触含游离二氧化硅10%以上的粉尘作业称为矽尘作业。

常见的矽尘作业有：各种矿山的采掘、凿岩、爆破、运输、选矿以及筑路、水利工程等隧道的开挖等；石粉厂、玻璃厂、陶瓷厂以及耐火材料等工厂生产过程中的原料破碎、研磨、筛分、配料等；机械制造业中铸造工段的砂型调制、清砂和喷砂等作业。

2. 影响因素

矽肺的发病与粉尘的游离二氧化硅含量、粉尘浓度、分散度、接触时间、防护措施以及接尘者个体因素等有关。如接尘量一定时，粉尘的游离二氧化硅含量愈高，发病时间愈短，病情也愈严重。个体因素如年龄、营养、个人卫生习惯以及呼吸道疾患，特别是肺结核均影响矽肺发病。

矽肺的发生发展是较缓慢的，一般在持续性吸入矽尘 5 ～ 10 年后发病，发病后即使脱离粉尘作业，病变仍可继续发展，有的可长达 15 ～ 20 年；但持续吸入高浓度、高游离二氧化硅含量的粉尘，经 1 ～ 2 年后也可发病，称为"速发型矽肺"(acute silicosis)；还有部分病例，在较短时间接触高浓度矽尘后，脱离矽尘作业，当时 X 线未显示矽肺改变，但若干年后发生矽肺，称为"晚发性矽肺"(delayed silicosis)。

3. 病理

目前尚不能全面阐明矽肺的发病机制。一般认为，矽尘进入肺内被巨噬细胞吞噬，在巨噬细胞内游离二氧化硅的硅氧键断裂形成活性羟基，后者与巨噬细胞溶酶体膜上的受氢体（如氧、硫、氮等原子）形成氢键，从而改变细胞膜的通透性，逸出水解酶，导致巨噬细胞自溶。硅氧键的断裂还可促进氧自由基和过氧化氢形成，参与细胞膜的脂质过氧化反应而导致巨噬细胞的死亡。巨噬细胞损伤后释放出一系列生物活性物质，如白细胞介素Ⅰ、肿瘤坏死因子和转化生长因子β等都是致纤维化因子，能刺激成纤维细胞增生，合成胶原纤维。除了激发炎症反应外，还伴随有免疫反应，有多种不同细胞增生，它们在肺纤维化过程中起协同作用。

矽肺的病理改变有矽结节、弥漫性间质纤维化、矽性蛋白沉积和进行性大块纤维化，矽结节是矽肺的特征性病理改变。典型的矽结节是由多层排列的胶原纤维构成，内含闭塞小血管或小支气管，断面似洋葱状。结节越成熟，尘细胞或成纤维细胞成分越少，而胶原纤维越粗大密集，并可出现透明性变。矽结节增多、增大并融合，在其间继发纤维化或形成团块状。

4. 临床表现

（1）症状与体征 矽肺患者可在相当时期内无明显自觉症状，但 X 线胸片上已呈现较典型的矽肺影像改变。随病情进展或发生并发症时，可有胸闷、气急、胸痛、咳嗽、咳痰等。胸闷、气急程度与病变范围有一定的相关关系。

（2）X 线胸片表现 胸片上圆形、不规则形小阴影和大阴影与肺组织内粉尘聚积及纤维化的病变程度密切相关，现已公认可作为矽肺诊断的依据。X 线胸片的其他表现，如肺门改变、肺纹理和胸膜改变以及肺气肿等，对矽肺的诊断有重要参考价值。

（3）矽肺的并发症 矽肺最常见的并发症是肺结核，此外还有肺及支气管感染、自发性气胸、肺心病等。矽肺和并发症有相互促进作用，一旦出现并发症，可加剧病情进展，甚至死亡。因此，应积极防治并发症。

5. 诊断与治疗

（1）诊断 根据矽尘作业的职业史、作业场所粉尘浓度测定资料，以技术质量合格的高千伏 X 线前后位胸片表现为主要依据，参考动态系列胸片，结合临床表现和实验室检查，排除其他肺部类似疾病后，对照标准片，按照《尘肺病诊断标准》(GBZ 70 － 2002)，由尘肺诊断组作出诊断和分期。矽肺一经确诊，不论其期别，都应及时调离矽尘作业。

（2）治疗　　矽肺目前尚无根治办法。我国研究的治疗药物如克矽平、抗矽14、柠檬酸铝、粉防己碱等，临床上试用观察到有减轻症状、延缓病情进展的疗效，但尚有待进一步观察评估。积极对症治疗，预防并发症尤为重要，还应加强营养，并进行适当体育锻炼。

（3）预防　　矽肺的病因明确，是完全可以预防的疾病。1995年世界劳工组织和世界卫生组织在国际职业卫生联合会的建议下发出"全球消除矽肺的国际规则"的号召，以实现21世纪前叶消除矽肺。我国已经积极参与到该项活动中。

矽肺预防的关键是贯彻执行国家防止矽尘危害的法令和条例，坚持综合防尘，把粉尘浓度降至国家卫生标准的接触限值以下。我国在多年实践的基础上，总结出"八字"综合防尘措施，即革、水、密、风、护、管、教、查。

1）革：改革生产工艺，避免接触粉尘，是消除粉尘危害的主要途径。如遥控操纵、计算机控制、隔室监控等措施，采用风力运输、负压吸砂等措施减少粉尘外溢，用含石英低、危害较小的石灰石代替石英砂作为铸型材料等。

2）水：湿式作业是一种相对经济又简单实用的防尘措施。如采用湿式碾磨石英、耐火原料，矿山湿式凿岩，井下运输喷雾洒水，煤层高压注水等，可在很大程度上防止粉尘飞扬，降低作业场所粉尘浓度。

3）密：密封尘源和密闭作业工人也是一种十分有效的防尘措施。如把粉尘源用机械隔离的方法与作业工人分开。

4）风：通风除尘。对不能采用湿式作业的场所，应采用密闭抽风除尘方法。如采用密闭尘源与局部抽风或送风相结合，防止粉尘外溢，抽出的含尘空气再经除尘装置处理后排入大气。

5）护：加强个人防护。在作业现场防尘、降尘难以使粉尘浓度降至国家卫生标准所要求的水平时，可佩戴个人防尘护具作为辅助防护措施，效果较好的有防尘口罩、防尘安全帽、送风头盔等。

6）管：加强管理，制定和执行科学、严格的防尘管理制度是落实防尘措施的保证。设备的正常运转和预防措施的执行落实都需要通过管理来实现。

7）教：宣传教育。防尘知识的教育，是开展预防工作的基础。通过各种形式的宣传教育，让管理者和工人都能充分认识到粉尘的危害和防尘的积极意义，掌握防尘技术，自觉遵守相关规程。

8）查：查体查尘。就业前体检可以及时排除矽尘作业的禁忌证；对接尘工人定期体检可以实现矽肺"三早"，并及时调离矽尘作业；定期检查生产场所的粉尘浓度，可以及时发现作业现场存在的问题，及时纠正和预防。

（二）其他尘肺

1. 煤工尘肺

煤工尘肺是指在生产过程中长期吸入煤粉尘所引起的一类尘肺。由于煤矿生活工种工序繁多，不同工种工人可分别接触煤尘、煤矽尘和矽尘三类粉尘，均可引起肺的弥漫性纤维化，统称为煤工尘肺。

煤炭与我们的生产和生活有着广泛联系，煤炭是我国电力的主要原料，老百姓的日常生活也经常用到煤，因此煤的开采、运输、加工及使用过程中都要不同程度的接触到煤。如煤矿工人、煤球制造工、城市送煤球者等。煤工尘肺的发病与煤矿开采方式、煤炭种类等因素有关。

煤工尘肺的临床表现、诊治原则和预防措施同尘肺。

2.有机粉尘所致的肺部疾病

有机粉尘是指在生产环境空气中飘浮存在的来源于植物、动物和微生物的颗粒和微滴。依据来源不同将有机粉尘分为动物性有机粉尘、植物性有机粉尘和人工合成有机粉尘等。有机粉尘来源于工农业生产及其废弃物的处理过程。如谷物、小麦、豆类、棉花、烟叶等农作物的收割、运输与加工；家禽家畜饲养、木材砍伐和加工、造纸、皮毛的采集与加工、有机垃圾的处理等。

有机粉尘主要引起呼吸系统疾病，如急、慢性呼吸系统炎症、慢性阻塞性肺疾病、支气管哮喘、变态反应性肺泡炎、棉尘肺、有机粉尘毒性综合征等。还可引起混合性尘肺与肿瘤。以棉尘肺为例简要介绍有机粉尘对健康的危害。

棉尘肺是由于长期接触棉、麻等植物性粉尘引起的、具有特征性的胸部紧束感、胸闷、气短等症状，并有急性通气功能下降的呼吸道阻塞性疾病。长期反复发作可导致慢性通气功能损害，亦称棉屑沉着病。

棉尘肺的发病机制可能与以下因素有关：① 组胺释放，研究表明棉尘暴露引起的支气管收缩是由于组胺释放所致；② 免疫学说，棉尘中的某些化学成分可能具有抗原作用，刺激机体产生特异性抗体所致；③ 内毒素激发炎症反应，研究认为，棉尘受革兰氏阴性细菌及其内毒素污染，内毒素激发的炎症反应是棉尘肺发病的基础。

棉尘肺的特征性症状是胸部紧束感，如胸部发紧、憋气、胸部压迫感、胸部发凉等，发病时可伴有轻度干咳。这种症状可以持续多年无变化。继续接触棉尘，患者可突然症状加重，且症状可持续存在而不消失，患者逐渐出现呼吸困难。早期体格检查患者多无肺部阳性体征，晚期患者肺部可有啰音、呼吸音减弱及肺气肿体征等，合并慢性支气管炎及吸烟者症状明显加重。

棉尘肺根据长期接触棉、麻等植物性粉尘的职业史，具有特征性呼吸系统症状和肺通气功能损害，结合现场劳动卫生情况调查，排除吸烟等其他原因引起的阻塞性呼吸系统疾病，方可诊断。

棉尘肺的防治和护理原则与其他尘肺相同。

第四节　　职业病的预防

职业病是一大类严重影响人们健康的人为性疾病，其预防应遵循三级预防原则。如果针对性地采取有效的预防措施，完全可以控制甚至消除职业性有害因素所造成的职业损害。

一、职业卫生法规与卫生监督

《职业病防治法》及其配套法规是以预防、控制和消除职业危害为目的，以保护劳动者权益为倡导所做出的明确立法规定的根本保证。各种职业卫生标准如《工伤场所有害因素职业接触限值》等是执行法规的技术规范，是对劳动条件卫生要求的统一规定，也是衡量工伤场所卫生状况的尺度。认真贯彻执行职业卫生法规和标准，是预防和控制职业危害的最主要措施。

卫生监督按照性质不同可分为预防性监督和经常性监督。预防性监督指对新建、改建、扩建企业的建设项目中的劳动卫生防护设施，是否与主体工程同时设计、同时施工、同时投入使用所进行的劳动卫生监督。经常性卫生监督包括对作业场所有害因素和作业者接触水平的监测、监督，对安全操作规程、个体防护用品使用、企业执行卫生法规和标准情况等进行的常规监督。

二、工程技术措施

工程技术措施是防治职业损害的第一道防线,可通过预防职业有害因素的发生(如用低毒、无毒物质代替高毒物质),限制职业性有害因素的扩散(如对产生有害物质的生产过程进行密闭隔离,并辅以局部吸风排毒),防止直接接触(如采取机械化、自动化、远距离操作)等措施来消除或减少职业性有害因素的危害。

三、个人防护与卫生保健措施

个人防护用具包括呼吸防护器(面罩、口罩)、面具、防护服、手套(防振动)、眼镜、耳塞等,应根据职业性有害因素的接触情况,有针对性地选用。此外,对接触某些职业性有害因素的作业,应提供保健膳食。加强健康教育工作,使劳动者正确认识有害因素接触的危害性,提高自我保护意识,自觉参与预防,培养良好的卫生习惯,纠正不良生活方式和行为倾向。

四、健康监护与环境监测

健康监护是以预防为目的,对接触职业性有害因素人员的健康状况进行系统的检查和分析。健康监护包括就业前健康检查和定期健康检查。就业前健康检查(pre-employment examination)是指对准备从事某种作业的劳动者进行的健康检查,其目的在于掌握就业者就业前的健康状况和发现职业禁忌证(occupational contraindication)。禁忌证是一种身体状态,处于这种状态的人,接触特定职业性有害因素时,比一般人更容易遭受职业危害。不同的作业其职业禁忌证也不同,具有职业禁忌证的人员不宜从事该作业。定期健康检查(periodical examination)是指按一定时间间隔,对接触有害作业的工人进行常规的健康检查,可及时发现职业性疾病的可疑征象,早期发现健康损害。

生产环境监测是通过对生产中有害因素的定性、定量分析测定,评价生产环境污染的原因、程度和动态变化,以及工人接触有害因素的水平。

通过将健康监护与环境监测所获得的资料进行定期分析及汇总评价,可及早识别危害,合理评价危害因素及其作用条件。在此基础上,以便及时采取有效措施,消除有害因素或降低其强度,使其符合国家标准规定的容许限值,从而达到控制职业危害的目的。

目标检测

一、单项选择题

1. 职业病诊断的前提条件是(　　)
　　A. 临床表现　　　B. 实验室检查　　　C. 职业史　　　D. 生产现场调查　　　E. 以上都是

2. 几种毒物同时作用于机体,其毒性大小为各个毒物毒性的总和时,称为(　　)
　　A. 独立作用　　B. 相加作用　　C. 协同作用　　D. 拮抗作用　　E. 相乘作用

3. 在生产条件下,生产性毒物进入人体最主要的途径是(　　)
　　A. 呼吸道　　B. 消化道　　C. 皮肤　　D. 以上都是

4. 粉尘进入呼吸道的深浅与下列哪些因素有关(　　)
　　A. 呼吸道的防御功能　　B. 粉尘颗粒的大小　　C. 粉尘的形状和比重　　D. 粉尘的脂溶性

5.下列哪种情况是苯作业的禁忌证(　　)

    A.肺结核　　　B.慢性盆腔炎　　　C.血液病　　　D.子宫肌瘤　　　E.慢性肠炎

二、名词解释

1.生产性有害因素　2.职业病　3.尘肺　4.职业中毒　5.生产性毒物

三、简答题

1.简述职业病的特征。

2.简述生产性粉尘对健康的损害。

3.简述急性苯中毒与慢性苯中毒在临床表现上的区别。

4.简述生产性毒物的存在形态与其进入人体的途径的关系。

5.简述防尘"八字"措施。

［7］引起铅中毒主要的作业是（　）。

　　A．蓄电池　　　　B．油漆业　　　　C．印刷业　　　　D．炼钢业

二、简答题

1．试论述无机铅中毒的临床表现。

2．试论述刺激性气体引起肺水肿的处理方法。

（根据以上内容，请同学们课余时间自行总结各个职业病的特点，加深记忆）

（本章节由XXX老师编写）

第五章 社会环境与健康

学习目标

【掌握】 个人行为生活方式与健康的关系。

【熟悉】 个性心理特征、生活事件、应激对健康的影响。

【了解】 社会心理因素、心身疾病、个性心理特征、应激的定义；社会经济与健康的关系；人口状况、家庭、文化对健康的影响。

预防案例

广播主持人小Y主持一个热门节目，因为经常播放、讨论敏感话题，受到听众的广泛支持。由于是直播节目，要承受在节目中不能出现漏洞的精神压力和"既然是尖锐敏感的问题就必须做详细的调查，进行丰富的取材"的责任感。她每天早起晚睡，一天的睡眠时间只有五、六个小时，有时甚至要通宵达旦地忙碌。有一天，她感觉有些发热、头痛、头晕。她认为只是轻微的感冒，想到每天准时的现场直播，因此随便吃了一些药就坚持上班。然而持续的低热、全身的疲劳感、倦怠感变得越来越严重。她想只是自己太过劳累，抵抗力下降导致的，休息几天就没事了。但是休过年假后症状没有任何改善，只得去医院就诊，结果诊断为慢性疲劳综合征。

思考：患者患病是由什么原因导致的？这些原因能不能通过现有检测手段来测量，有什么共同特点？此案例给了我们什么启示？

社会因素是指社会的各项构成要素，包括环境、人口、经济基础和上层建筑等，内容非常广泛，涉及人们生活的各个环节。

第一节 社会因素与健康

随着经济的发展，带来了医学的发展和社会的进步。医学模式也随之发生了转变，由单纯生物医学模式转变为生物-心理-社会医学模式，说明人们在重视生物学致病因素的同时，也开始重视疾病发生的心理因素和社会因素。因为人不仅是生物的人，还是社会的人，因此强调把人作为一个整体来研究。近年来"社会病"、"心理病"、"慢性病"正日益严重地危害人们的健康，作为未来的医务工作者对此更应有明确的认识。社会发展到现在，各种传染病已被有效控制，而各种慢性非传染性疾病，如心脑血管疾病、恶性肿瘤、代谢性疾病（如糖尿病）等已成为危害人类健康的主要因素，这些疾病的发生常伴有大量的心理、社会问题，而造成这些疾病的主要因素是社会和心理因素。

社会因素包括一系列与社会生产力、生产关系有密切联系的因素。如社会制度、政治经济、文化、人口、社会关系、卫生保健、生活方式、社会道德以及人们的社会行为与性格特征等，

它们主要通过对人的心理、生理以及社会适应能力等方面的作用,直接或间接地影响人类的健康。

一、社会制度与健康

社会制度是指在一定历史条件下形成的社会关系和社会活动的规范体系,包括经济制度、政治制度、婚姻制度等。对人群健康的影响主要表现在国家制定的各种方针、政策、法律、法规对经济水平和医疗卫生事业的作用。不同的社会制度制定的卫生工作方针政策是不同的。

目前世界各国制定的与健康问题相关的法规涉及 20 多个方面的问题。新中国成立以来,我国也制定和修订了一系列法律法规,如《环境保护法》、《职业病防治法》、《传染病防治法》、《食品安全法》、《药品管理法》、《国境卫生检疫法》等,此外,自 2007 年 6 月 15 日起《国际卫生条例(2005)》在我国正式生效,这些法律法规对于促进我国人民采取健康行为、维护和提高健康水平已经发挥了积极的作用。

除了这些法律规定外,一些政府规划中也提到了有关健康问题,比如卫生部下发的医药卫生中长期人才发展规划、区域卫生规划、改革卫生服务方式、大力发展社区卫生服务等。而对一些重大的影响健康的因素进行制度性的建设也在政策制定的范围内,截至目前,我国大陆地区已基本建成以城镇职工基本医疗保险、城镇居民基本医疗保险、新型农村合作医疗、公务员补助、企业补充保险、特殊人群、商业保险为补充的医疗保障制度。卫生部将加快卫生信息化建设作为“十二五”规划中的一项重要内容,并确定了我国卫生信息化建设路线图,简称“3521工程”,即建设国家级、省级和地市级三级卫生信息平台等。事实证明,只有重视制定行之有效的健康公共政策,动员一切积极因素共同参与,才能有效地预防疾病和伤害,提高全民健康水平。

二、社会经济与健康

经济是满足社会人群基本需要的物质基础,社会经济的发展推动了卫生工作,卫生工作也同样推动着社会经济的发展,两者具有双向互动作用。社会经济的发展是人群健康水平提高的根本保证,社会经济的发展促进人群健康水平的提高。同时社会经济的发展也必须以人群健康为条件,人群健康水平的提高对推动社会经济的发展起着至关重要的作用。这里主要关注的是经济发展状况对健康的影响。

(一)经济发展促进健康

衡量一个国家经济发展水平的常用指标是国民生产总值或国内生产总值(GDP)和人均国内生产总值。国内生产总值不仅能反映一个国家的经济表现,更可以反映一国的国力与财富。人均国内生产总值是人们了解和把握一个国家或地区的宏观经济运行状况的有效工具,排除了人口因素的影响,便于不同国家和地区的比较。

经济发展对健康的影响,主要表现在以下几个方面。

1.经济发展是提高居民物质生活水平的前提

经济的发展带来了丰富的物质条件,居民居住条件改善、能获得充足的营养、安全的饮用水和基本的药物,使得一些介水传染病、呼吸道传染病、营养缺乏性疾病的发病率下降。

2.经济发展有利于增加卫生投资,促进医疗卫生事业发展

国家对卫生保健事业的投入直接关系到人民的健康水平。2009 年我国卫生总费用支出占 GDP 百分比为 5.15%,高于世界卫生组织(2010~2015 亚太地区的目标为 4%~5%)的要求。增加卫生费用的投入,才使得居民可以获得传染病防治、预防接种、健康教育、孕产妇保健、儿童保健、慢性病管理等基本公共卫生服务项目,极大地改善和提高了居民健康状况。

3. 经济发展通过对教育的影响间接影响人群健康

经济的发展带来教育水平的提高。一般来说,一个人受教育的程度越高,其理性化也会越高,可能会更偏重于生活、工作条件的改善及精神生活的丰富,把闲暇时间作为增长知识的机会,能采用比较健康合理的行为和方式安排生活。从健康的角度来看,人们采取健康生活的能力及方式,诸如自我保健能力的提高、良好的生活习惯、正确的求医行为等都与教育水平有密切的关系。

(二)经济发展带来新问题

1. 现代社会病的产生

社会病是指主要由社会原因造成的、与社会发展和进步方向相违背的社会性现象,这些现象与人群的健康有着密切的联系。随着社会经济的发展,人们生活节奏的加快带来了生活方式的变化,吸烟、酗酒、缺乏运动及不良的饮食、睡眠习惯越来越普遍,这些都会直接或间接地影响到机体的健康。目前,主要社会病有自杀、吸毒、吸烟、酗酒、性传播疾病/艾滋病、青少年妊娠、车祸、精神障碍、遵医行为不良等。社会病既是社会问题,也是健康或公共卫生问题,需要全社会共同努力进行防治。

2. 心理紧张因素增加

随着我国国民经济的发展,经济体制改革日益深入,社会竞争不断加剧。劳动力的重新组合、人口和家庭结构的变化、生活节奏加快和生活压力增加等,导致了各种心理应激因素的急剧增加,对人们的生活习惯、生活行为和方式产生明显影响,使心理卫生问题及精神疾病的发生有不断增高的趋势。根据 1990 年 WHO 公布的资料,全球疾病负担排序,抑郁症列第五位,而到 2020 年,抑郁症将成为继冠心病后的第二大疾病负担源。在中国疾病总负担中,预测 2020 年精神障碍与自杀所占总疾病负担将列第一位(20.2%)。

3. 环境污染的出现

经济的快速发展带来城市化、工业化进程加快,使土地、森林、煤炭、石油等资源过度开发,工业"三废"排出量增加,同时也造成了植被的破坏、水体的污染等生态环境问题。在经济"快速发展"的同时,环境污染已如影随形且越来越严重。这样的情况在我国甚至全世界都已不是"个别现象"。由此带来的健康危害也广泛存在于我们的日常生活中,需引起关注。

(三)人群健康水平的提高促进经济发展

1. 延长劳动者的工作时间

经济的发展带来了生活条件的改善,医疗卫生事业的发展,健康水平的提高,使死亡率降低,平均期望寿命增高。我国居民的平均期望寿命由 1950 年的 35 岁增加到 2009 年的 73 岁,而女性的人均预期寿命提高到 75.2 岁。这样,劳动者的工作时间得到延长,能创造出更多的经济价值。

2. 降低病伤缺勤损失

患病、伤残(失能)和过早死亡都会给个人和社会带来经济损失。由于人群健康水平的提高,降低了病伤缺勤损失,促进了经济发展。

3. 提高工作和劳动效率

身体健康的人比患病的人更有能力学习科学文化知识和掌握工作技能,能够通过自己的劳动创造价值。我们享受着高新科技给生活带来的种种便利,这些方便也是人们通过自己的聪明才智发明创造的,而这些高效的机器设备离开人也是无法运转的,所以健康在提高社会生产效率和促进经济发展方面起着非常重要的作用。

三、人口发展与健康

人口的发展状况应与社会经济增长相协调。如果人口增长过快,不仅使生产积累减少,生活水平和健康水平降低,还会造成自然环境的破坏,资源的过度开发使用,加重环境污染,对健康造成威胁。"十二五"规划纲要提出了"促进人口长期均衡发展"的战略目标。

(一)人口数量与健康

1. 人口数量增加导致资源紧张

我国一直面临人口多、人均资源短缺的困境。2010 年第六次人口普查结果全国人口数量超过 13.7 亿,仅大陆的人口数量也超过了 13.3 亿。人口数量增加带来了土地资源、水资源以及能源的不足。

2. 人口数量增加影响教育和卫生事业的发展

资源短缺影响经济的发展,生活来源缺乏,使得社会的大部分财富都用来解决温饱等基本生活问题,在教育和卫生事业的投资必然减少,这又进一步影响到社会经济的发展,形成恶性循环。

3. 人口数量增加导致生活水平下降

随着新增人口的成长,他们面临着巨大的就业压力和将来沉重的养老负担。此时,年轻一代的消费就会受到抑制,消费能力下降,生产也会下降,人民生活水平降低,不利于经济的发展和健康水平的提高。

4. 人口数量增加对环境的影响

人与环境之间的关系是相互影响、相互作用的,人类生存所需的各种物质都来自于自然环境。因此人口增加自然需要获得更多的水、燃料等自然资源,造成过度开发,破坏生态环境。同时人类生产和消费的各种废弃物也要排放到自然环境中,超过环境的自净能力时,就会造成环境污染。污染物又会随着物质的迁移、循环再次进入人体内,损害机体健康。

(二)人口结构与健康

人口结构是指人口的性别、年龄、婚姻、职业、文化等结构。其中与健康最为密切的是年龄和性别结构。

1. 年龄结构

年龄结构指一定时间、一定地区各年龄组人口在全体人口中的比重,又称人口年龄构成,通常用百分比表示。反映人口年龄结构特征的指标很多,主要有:①老年系数,又称老年人口比重,指老年人口占总人口的百分比;②少儿系数,指少年儿童的人数占总人数的百分比;③老少比,指人口中老人与少年儿童人口的百分比;④抚养比,又称负担系数,指人口中非劳动年龄人口与劳动年龄人口的百分比;⑤老年抚养比和少年儿童抚养比,指老年人口或少年儿童人口与劳动年龄人口之比。根据反映人口年龄结构的指标,可将人口区分为 3 种不同的人口年龄结构类型,即年轻型、成年型和老年型。

不同年龄结构类型的人口,具有不同的人口再生产规模、速度和发展趋势,具有不同的社会经济和人口问题。20 世纪 80 年代,大多数发展中国家和地区的人口属于年轻型,特点是少年儿童比重较高,育龄妇女人群大,即使在妇女生育率水平不变的情况下,未来人口的增长速度仍然是较快的。因此少年儿童抚养比高于老年抚养比。未成年人口的抚养、教育、就业以及住宅等问题,成为这些国家和地区所面临的主要人口问题。大多数发达国家和地区的人口属于年老型,根据联合国的定义,60 岁及以上人口超过 10%,或 65 岁以上人口超过 7% 为老年型社会。我国 2000 年 11 月底第五次人口普查结果,65 岁以上老年人口已达 8811 万人,占总人口 6.96%,60 岁以上人口达 1.3 亿人,占总人口 10.2%,标志着我国已进入了老年型社会。老年人口比重高,老年人的照顾、赡养、医疗保健和未来劳动力是否充裕等成为主要人口问题。

2.性别结构

人口性别比=男性人口数/女性人口数×100。一般国家的人口性别比例为 103～107。我国自 1982 年第三次全国人口普查发现出生人口性别比开始偏高以来,已经经历了近 30 年出生人口性别比偏高的状况,且逐年持续攀升。第四次人口普查是 111,第五次人口普查是 116.86,2004 年出生人口性别比高到 121.20,创历史最高纪录,在 2010 年第六次人口普查时略下降达到 118.06,但是出生性别比失衡仍是摆在我们面前的事实。出生人口性别比失衡,不仅不利于形成孩子成长的良好性别生态环境,对未来社会的良性稳定运行、社会伦理道德体系也会造成一定冲击。如婚配失当、人口拐卖等,影响和谐社会的构建。女性在社会人口中比例的萎缩,必然会导致人口再生产能力的降低。

(三)人口质量与健康

人口质量亦称人口素质,即人口总体的各种特质。通常指人认识社会和改造社会的能力和条件。它包括人口总体的思想道德素质、文化技术素质和身体健康素质。反映人口质量的指标很多,如人口平均身高和体重、平均寿命、儿童智力水平、人口文化教育程度、熟练劳动者的比重等。

衡量人口质量的高低主要以是否与社会生产力的发展需要相适应为标准。影响人口质量的因素可概括分为自然因素和社会因素。自然因素包括个体遗传、自然条件、生态环境、气候、地域等。社会因素包括政治、经济、思想、文化、道德、宗教等。其中,起主导作用的是经济因素。与自然因素相比,社会因素是影响人口质量的决定因素。

人口质量与社会经济发展关系密切。一方面,一定的人口质量是由一定的生产力发展水平和社会经济状况决定的;另一方面,人口质量对社会生产力发展起着促进或延缓作用。人口质量与经济发展既相互促进,又相互制约。当人口质量与生产力发展相适应时,可以加速生产力的发展;反之,就会延缓生产力的发展。人口质量和人口数量相互关联、相互制约。在中国目前的经济发展水平下,控制好人口数量,有利于节约出更多的资金用于提高人口质量,而提高人口质量又有利于人们增强控制人口过快增长的自觉性。

四、文化教育与健康

广义的文化是指人类创造出来的所有物质和精神财富的总和。其中既包括世界观、人生观、价值观等具有意识形态性质的部分,也包括自然科学和技术、语言和文字等非意识形态的部分。狭义的文化即精神文化,指人类精神财富的总和,包括思想意识、宗教信仰、文学艺术、科学技术、风俗习惯、教育、法律、道德规范等。不同的文化对人群健康的影响方式不同。智能文化指人们掌握的生产知识和科学技术,影响人类改造环境和改善生活条件的能力;规范文化包括法律、道德规范、风俗习惯等,决定了人们的行为与生活方式;精神文化指人的思想意识、观念、信仰等,影响人们的心理状态和精神生活。

(一)教育对健康的影响

1.影响人们的生活方式

文化程度不同的人会选择不同的生活方式,产生不同的健康效果。一般来讲,具有较高文化水平的人能够树立正确的价值观,选择合理的消费方式,对事业和生活都有较高追求,能充分利用闲暇时间选择有意义的活动,达到身心健康的目的。

2.提高人群的自我保护能力

一般来说,受教育水平较高的人,能获得更多的预防保健知识,自我保健意识较强,具有较好的饮食、运动等生活习惯。同时能合理地利用社会提供的医疗卫生服务,从而达到预防控制疾病、增进健康的目的。

3.双亲受教育水平对下一代人健康的影响

受教育水平的提高会增强人们的健康意识。教育能够增进个人的知识存量,增强对健康知识的学习和接受能力,使双亲更好地理解疾病预防和治疗的要求,同时在对下一代人的营养摄入、生活习惯的养成等方面都起到积极作用。

(二)风俗习惯对健康的影响

风俗与人的生活广泛联系,贯穿人们的衣、食、住、行各个方面,表现在人的一举一动中,因此是与健康素联系最为密切的行为规范。风俗对健康的影响表现在正反两方面。我国人民长期以来遵从的优良风俗习惯:黎明即起,洒扫庭院,内外整洁;端午赛龙舟;重阳登高等均有利于健康。而在有些地区盛行宴席上强制敬酒,一醉方休,否则不足以体现诚意和友情,既危害自己也伤害他人健康,实属陋习。

优良的风俗习惯是历代相沿的规范文化,是一种无形的力量,约束着人们的行为,从而对人体健康产生着重要的影响。不良的风俗习惯可导致不良的行为,将直接危及和影响人群健康。

(三)思想意识对健康的影响

思想意识是人们对客观世界认识的理性化产物,表现为观点、信念等。一个大力提倡健康、公益、积极、进取思想意识的社会,其成员的基本行为取向必定倾向于促进健康的行为。相反,一个颓废、思想意识混乱、丧失理想的社会,其成员中必定大量存在危害健康的行为,如吸毒、性乱等。而极端的利己主义和虚无主义、集体意识淡薄、缺乏正确的自我意识和宽广胸怀、缺乏有效的社会网络支持等因素,是某些社会成员选择自杀的重要原因。自杀则是危害健康的终极表现,它彻底地否定了生命与健康。

思想意识的核心内容是世界观,确定人们的其他观念。人的观念的形成,一方面来源于个人的生活经历和实践,另一方面来源于社会观念的影响,从而使思想观念具有个别性和社会普遍性。因此,由某种观念带来的健康问题也表现出个别性和社会倾向性。不良的社会道德和观念可带来社会病态现象和健康问题——社会病。

(四)宗教对健康的影响

宗教是人类在自然和社会压迫的条件下产生的信仰体系和实践体系,以对超自然力的崇拜为根本特征。宗教强烈地影响着人们的心理过程,在一定的社会环境和历史时期中,是维持社会秩序的巨大精神力量。即使在人类文明高度发展的今天,宗教的影响力仍是不小的,至今仍有很多人希望通过祈祷和信仰来获得健康。在研究文化与健康的关系时,必须注意宗教影响的存在。一方面应鼓励人们继承和发扬教义教规中有益于健康的成分,如行善积德、节淫欲、互相帮助等;另一方面通过宗教组织的巨大影响来开展促进人群健康的活动,最终逐步地、巧妙地在人群中传播科学的健康信息,以取代教义教规中不利于健康的成分。

(五)科学技术对健康的影响

科学技术的发展,使劳动生产率大大提高,也促进了医学现代化,改善了人们的工作环境和生活环境,在为生活提供更多便利的同时也改变了人们的生活方式,因此在享受高科技的同时也要防止对心身健康产生的不利影响。

五、家庭与健康

家庭是以婚姻和血缘关系为基础的人类社会的最小细胞,是维护健康的基本单位。通过优生、优育和计划生育可使人口数量得以控制,且能保证人口质量,降低人群发病率。家庭成员和睦相处,有助于保持良好的生理和心理状态。良好的家庭生活习惯、卫生习惯可保证生活质量,增强体质,减少疾病。

(一)家庭的类型

按人际构成划分,我国常见的家庭类型包括:

(1)核心家庭　是指由已婚夫妇和未婚子女或收养子女两代组成的家庭。核心家庭已成为我国主要的家庭类型。特点是人数少、结构简单,家庭成员间容易沟通、相处。

(2)主干家庭　又称直系家庭。主干家庭是指由父母、有孩子的已婚子女三代人所组成的家庭。在我国,主干家庭曾为主要家庭类型,但随着社会的发展,此家庭类型已不再占主导地位。

(3)联合家庭　指包括父母、已婚子女、未婚子女、孙子女、曾孙子女等几代居住在一起的家庭。特点是人数多、结构复杂。

(4)其他家庭　如单亲、重组、丁克家庭或鳏寡孤独等一个人的家庭。

不同类型的家庭对人产生不同的影响,同一家庭在不同时期也会面临不同的健康问题。

(二)家庭的功能

家庭的形成是为了满足人们的生理和社会需要,其主要功能包括养育子女、生产和消费、赡养、提供休息和娱乐的环境。

(三)家庭对健康的影响

人是生活在由一定社会关系结合而成的社会群体之中,这其中包括家庭、邻里、同学、朋友、同事等关系群体。这些社会群体共同构成个人的社会网络并发挥着许多功能,如帮助个人形成意见和作出决定、获得信息和建议以及找到同伴等。研究发现,在排除如社会经济状况、吸烟、饮酒、肥胖和医疗保健服务的利用等诸多因素后,社会网络指数低的人,其死亡可能性是高指数人的两倍。

家庭成员关系是最简单的社会关系。和谐的家庭关系,成员相互信任依赖,相互理解支持,相互沟通协商,相互包容付出,共同劳动致富,有利于家庭的建设和发展,有利于增加个人的安全感,形成和谐的心理环境,促进身心健康。当家庭结构破坏、功能失调、关系失调时,会引起心理状态和情绪不稳,影响机体的免疫、内分泌等多个系统功能,造成健康损害。

1. 家庭对儿童早期生长发育的影响

对儿童早期生长发育的影响除了先天的遗传因素外,许多研究已经证实,儿童所在的家庭社会经济状况是其重要的影响因素。不太理想的成长环境,长期的压力造成对生理的影响,无能为力和情感疏远的感觉以及功能失调的社会支持网络会产生恶性循环。这个循环,在短期与学习差、犯罪、吸毒和少年怀孕有关,在长期则与工作、生命质量、社会支持、中年时的慢性疾病以及晚年老化的加快有关。

2. 家庭的生活习惯对健康的影响

疾病发生的"家庭聚集性"非常明显,除了遗传因素的影响,生活习惯也成为影响家庭成员健康的重要因素。

(1)吸烟　根据美国的调查显示,尽管有吸烟嗜好的父母大多并不赞成孩子吸烟,但来自父母吸烟家庭的孩子有14%吸烟,而来自父母不吸烟家庭的孩子只有6%吸烟。兄弟姐妹之间在吸烟行为上也有较强的相互影响,来自父母不吸烟而兄、姐吸烟家庭的孩子,约有17%吸烟。相反,双方吸烟的夫妻往往在一方戒烟之后,另一方也相继戒烟,在戒烟上配偶双方的支持是有益的。这说明吸烟有很强的家庭聚集性。

(2)饮食习惯　饮食爱好和习惯也有很强的家庭聚集性。如在过量的钠盐摄入上,夫妻往往相似。孩子多喜好父母喜好的食物,呈现出父母与子女在摄入热量、脂肪和钠的多少上成高度的一致性。如果父母有喜好高盐、高脂、高糖的不良饮食习惯,家庭成员患肥胖、高血压、高血脂的概率就高,反之,如果父母合理安排、科学饮食则会促进家庭成员的健康。

(3)体育锻炼　一般而言,肥胖父母的孩子也较少体育锻炼,喜好电视节目的家庭明显影响孩子的体育锻炼习惯。爱好体育运动的青少年较不爱好运动的青少年更多地认为其父母赞同体育锻炼,这说明夫妻之间、父母与孩子之间在对体育锻炼的态度和实践上非常一致。而现在多发的慢性非传染性疾病都与不良饮食、吸烟饮酒、静坐等生活方式有关。要达到较好的预防控制慢性病、社会病需要采取个体预防和家庭预防相结合的方式。

六、卫生保健服务与健康

卫生保健服务是健康影响因素之一,因此医疗保障也被列入社会保障的范畴。卫生保健服务是指卫生系统借助一定的卫生资源,向居民提供的医疗、预防、保健、康复等各种活动的总称。其功能包括健康促进、疾病预防、治疗和康复。卫生服务系统的公平性、反应性直接决定其是否能达到提高人群健康水平的目标。

(一)卫生资源的投入与健康

卫生资源投入的总量及其分布对人群健康水平的影响很大。随着卫生服务投入增加,使得卫生服务项目和覆盖面扩大,孕产妇死亡率、新生儿死亡率等大幅下降,人均期望寿命延长。

我国卫生事业近几年有了较大发展,卫生费用支出也有所提高,但与发达国家还存在着较大差异。此外,卫生资源投入分布不均的现象非常普遍,城乡之间、不同级别医疗机构之间都存在很大差别,在一定程度上也造成了目前"看病难"的问题。

(二)卫生服务的组织实施与健康

卫生资源的投入是卫生保健服务实施的前提条件,但是并非充足的投入一定会获得好的健康效应。只有合理高效地使用卫生资源、保证良好的卫生保健服务组织实施,才能获得理想的健康投资效益。目前,我国的卫生组织机构分为卫生行政组织、卫生服务组织和群众性卫生组织,不同的卫生组织具有不同的职能,相互配合,承担着保护人群健康的责任。

为了提高卫生保健服务的质量,同时保证医疗费用达到相对可接受的水平,需要有一个合理的资金筹集的医疗保障制度。目前公费医疗制度、劳保制度都已逐渐被城镇职工基本医疗保险制度取代,农村地区也建立了新型农村合作医疗制度,目的在于引导大众科学合理地使用卫生资源,兼顾公平和效率,最大程度地促进人群健康。

第二节　社会心理因素与健康

一、概述

(一)社会心理因素

社会心理因素是指在特定的社会环境中,导致人们在行为乃至身体器官功能状态方面产生变化的因素。能对人的心理产生作用的因素非常广泛,包括社会政治经济制度、生活和工作环境、医疗制度和生活事件等。可按照个体的年龄或按刺激的性质对社会心理因素进行分类。人的心理现象较为复杂,既包括认识、情感和意志等共性的特征,也包括能力、气质、性格及兴趣爱好等个性特征,这些特征都可能成为影响人们健康的因素。

(二)社会心理因素对机体健康造成的影响

社会心理因素通过生理变化的各环节对机体发生作用。人的心理活动通常与情绪活动相关联。情绪虽然是人对外界环境刺激的一种正常反应,但是反应持续时间较长或反应强烈,都会造成心理不平衡,进而引起一系列生理变化,若变化超过了自我调节功能时,会对健康产生不良影响。

二、个性心理特征与健康

个性心理特征是个人经常表现出来的本质的、稳定的成分,反映着个人的心理活动和行为。它包括能力、气质和性格,其中以性格为核心。这些特征影响着个人的言行举止,反映个人的基本精神面貌和意识倾向,集中地体现了个人心理活动的独特性。每个人都能产生情绪活动,但情绪产生的速度和强度却因人而异,有人脾气暴躁,一触即发;有人却是慢性子,不易发脾气,这是气质上的不同所致。个性心理特征是在心理过程中形成的,它又反过来影响心理过程的进行。个性心理特征是以一定的素质为前提,在后天生活实践中形成和发展起来的。

（一）气质与健康

气质是指人的心理活动的动力特征。所谓心理活动的动力特征是指心理过程的强度、速度、稳定性以及心理活动的指向性特点等方面在行为上的表现。人的情绪体验的强弱，意志力的大小，知觉或思维的快慢，注意力集中时间的长短，注意力转移的难易，以及心理活动是倾向于外部事物还是倾向于自身内部等等，都是气质的表现。

1. 气质的特点

（1）稳定性　每个人的心理活动或行为都有这种动力表现。一般说来，人在遇到顺境或获得成功，总会精神振奋情绪高涨，干劲倍增；反之，遇到不幸的事情会精神不振，情绪低落。但是我们所说的气质不是指这种一时的情况，而是指人们在许多场合一贯表现得比较稳定的动力特征。

（2）可塑性　气质比其他心理特征更有稳定性，但它又不是固定不变的，具有一定的可塑性。

2. 气质的类型

气质的体液学说把人的气质分为四种基本类型，心理特征可表述如下：

（1）多血质　活泼好动，容易适应新环境；注意力易转移，接受新事物快，但印象不深刻；情绪和情感易于产生改变，并直接表露于外。

（2）胆汁质　直率热情，精力旺盛，性情急躁，反应迅速；情绪明显外露，但持续时间不长；行为上表现出不平衡，工作特点带有明显的周期性。

（3）黏液质　安静平衡，反应缓慢；善于克制自己，情绪不易外露；注意力稳定但难于转移。

（4）抑郁质　柔弱易倦，情绪发生慢，体验深刻，善于觉察，言行迟缓无力，胆小、忸怩。

在日常生活中，具有单一典型气质的人是极少见的，绝大多数人是混合性气质，只是表现更接近或类似某种气质。

3. 气质的意义

气质本身没有好坏之分，它只表明一个人心理活动的动力特征，每一种气质类型都有积极和消极的方面。气质不能决定一个人活动的社会价值和成就的高低，每一种气质类型的人都能为社会作出自己的贡献。然而不同气质类型对健康有不同的影响，据我国的一项调查显示在确诊为精神疾病的患者中，有40％的人属于抑郁型气质。我们应当正确认识并学会掌握和控制自己的气质特点，发扬积极的一面，削弱消极的气质特征对健康造成的损害。

（二）性格与健康

性格是指一个人对现实的态度和习惯化了的行为方式中表现出来的比较稳定而具有核心意义的个性心理特征。性格是在社会实践中形成的，具有明显的社会性，是个性的核心部分，在一定程度上标志着某个人的行为方向和其行为的结果。性格受外界环境影响较大，具有相对稳定性，但还是具有一定的可变性和可塑性。

在某一类人身上所共有的某些性格特征的独特结合称之为性格类型。性格类型的划分依据多种多样，如按知、情、意在性格中的表现程度为依据进行分类，以心理倾向为划分依据进行性格分类等。

按照人的行为方式，即人的言行和情感的表现方式可分为 A 型性格、B 型性格和 C 型性格。20 世纪 50 年代 Friedman 和 Rosenman 等提出 A 型性格模型,A 型性格的人表现为脾气比较火爆、遇事容易急躁、不善克制、喜欢竞争、好斗、爱显示自己才华,有闯劲、常有时间紧迫感等。A 型性格或 A 型行为模式的提出是心理学对于身心疾病研究的一大贡献,长期以来医学界认为诱发心脏病的原因是高血压、血清胆固醇、吸烟等,但这些因素解释或预测不到心脏病的半数。后来心理学提出易患心脏病的人有一种共同的行为模式,称为 A 型行为模式。有关研究也表明,A 型性格与冠心病的发生密切相关。在心脏病患者中,A 型性格达 98%。尸体解剖检验证明,A 型性格的人患心脏冠状动脉硬化的概率要比 B 型性格的人高 5 倍。有关专家认为其原因是:A 型性格能激起特殊的神经内分泌机制,使血液中的血脂蛋白成分改变,血清胆固醇和甘油三酯平均浓度增加,而导致冠状动脉硬化。在 1977 年国际心肺血液病学会上,已确认 A 型行为模式(也称 A 型性格)是引起冠心病的一个重要的危险因素。与 A 型性格对应的是 B 型性格,B 型性格表现为无时间上的紧迫感以及其他类似的不适感,能享受娱乐和休闲时光,充分放松。

Baltruch 于 1988 年首次提出 C 型性格。C 型性格指情绪受压抑的抑郁性格,表现为害怕竞争、不善交往、逆来顺受、有气往肚子里咽、过分焦虑、对不幸之事内心体验深刻、过分忍耐、爱生闷气等。C 型性格是一种与癌症发生有关的性格。C 就是取 cancer(癌)的第一个字母,预示具有这种性格特征的人易患癌症。国内外大量研究认为癌症的发生与人的性格有相关性。性格积极乐观、豁达向上,能及时排解不良情绪的人,癌瘤生长缓慢,甚至会自然消退;C 型性格的人则会加速癌瘤的发展。C 型性格的人,长期处于压抑状态,负性情绪不能及时宣泄,感到绝望和孤立无援,没有信心,抑郁寡欢。这就难免不使免疫系统功能下降,诱发各种癌变。有研究表明,具有上述性格特征的人宫颈癌发病率比其他人高 3 倍以上,患其他癌症的危险性也明显增高。

三、应激与健康

(一)应激

1.应激的概念

应激(stress)是指由于出乎意料的紧急情况,导致客观要求和应付能力不平衡所引起的机体心理、生理平衡的失调即紧张的情绪状态,是机体对各种内、外刺激因素所作出的适应性反应的过程。一个人在一定的社会环境中生活,总会有各种各样的情境变化或刺激对人施以影响,作为刺激被人感知到或作为信息被人接收,一定会引进主观的评价,同时产生一系列相应的心理生理的变化。通过信息加工过程,对刺激作出相应的反应,这种反应是全身性非特异性适应反应,又称为应激反应。

应激的最直接表现即精神紧张。应激一词,首先由汉斯•塞里于 1936 年应用于生物学和医学领域,将外界刺激(应激源)与疾病和健康联系起来。他通过多次临床和实验研究,提出了应激和全身适应综合征的理论,受到了医学界的重视。简单地说,可以把应激理解为压力或刺激。当人受到应激作用时,就会产生一种相应的反应,并在新的情况下逐渐地适应。如果人不能适应这种刺激,就可能在生理或心理上产生异常,甚至可能发生疾病。

2.应激的过程

应激可以引起心率加速,血压升高,血脂、血糖升高,血凝加快等一系列交感-肾上腺素系统兴奋表现,随时准备攻击或逃跑,故又称"或战或逃反应"。但是,现代生活中存在的威胁对于个体来说,感受到更多的是心理方面的挑战。因此,上述的反应已经失去了原有的自我保护性生理意义,而成了使机体产生疲劳和损害的源泉。

引起应激反应的因素即应激源,应激源不局限于生物方面,而是扩展到心理、社会、文化等方面。可以是躯体性的,如烧伤、感染等;物理性的,如冷热刺激、气候变化等。应激源不一定都是不愉快的,如庆典、结婚等重大活动也属于应急源。但最主要的是心理因素,如紧张、焦虑、过喜、过悲等,这些刺激物构成心理应激源。

人的一生中可遇到各种不同的心理应激。适度的心理应激不但对个体的成长、发展,而且对人的健康和功能活动都有积极的促进作用;但心理应激超过个体的适应承受能力时,则可使机体的生理、心理产生损伤性的变化而使机体抗病能力下降,使已有的疾病加速或复发,还可使人罹患心身疾病。

塞里在研究中发现,当机体受到应激源刺激后,机体会随时间出现一系列相似的非特异反应,调动机体的潜力去应付刺激,他将这一系列反应称为"全身适应综合征"(general adaptation syndrome,GAS)。根据塞里的应激学说,全身适应综合征包括三个阶段:

第一阶段叫警戒期,当机体受到伤害性刺激之后,会产生一系列生理生化的变化,以唤起体内的整体防御能力,主要表现有肾上腺素分泌增加,心率和呼吸加快,血压增高,出汗,手足发凉等。此时,全身血液优先供应到心、脑、肺和骨骼肌系统,以确保机体处于准备阶段。

第二阶段叫抵抗期,此期体内生理和生化改变继续存在,合成代谢增强,如肾上腺皮质激素分泌增加,以增强应对应激源的抵抗程度。

第三阶段叫耗竭期,此期是在应激因素严重或应激持久存在时,机体会丧失所获得的抵抗能力,最终进入衰竭阶段,表现为淋巴组织、脾、肌肉和其他器官发生变化,导致躯体的损伤,甚至死亡。

随着医学的发展,人们在临床工作中发现,不少的躯体疾病其发生发展与心理社会因素密切相关,而采用心理和社会支持的办法有助于这些疾病的预防、缓解和康复。

（二）应激对健康的影响

世界是物质的,物质处于不断地运动之中。无论是自然环境、社会环境,还是人类本身,都处于不断地发展、变化当中。这些发展、变化达到一定的强度或持续到一定的程度,便可能成为应激源而引起人的心理应激。所以说心理应激是人类生活中不可回避的问题。

通常,人们比较关注的是心理应激对健康的消极影响,然而当我们回顾人类的过去,便会发现:自然界风、雪、雷、电、地震、台风等应激性事件不但造就了大批自然科学家,也使人类面对这些刺激不再像动物那样慌乱、紧张和束手无策;人类社会的政治、经济、军事、文化上的激烈竞争不但造就了大批出类拔萃的政治家、经济学家、军事家和文化巨匠,也使人类在残酷的生存竞争中不再去怨天尤人,而是冷静、积极地去学习、工作、创造,从而在赢得生存的同时,赢得了自尊。

心理应激对健康的影响究竟是积极的还是消极的,受许多因素的影响。一般而言,由于青少年处于生命的旺盛时期和心理的可塑阶段,经过科学的教育和心理疏导,多可使心理应激发挥对健康的积极作用。对老弱妇孺则应通过关爱和帮助,尽可能使心理应激对健康的消极作用降到最低程度。

1. 应激对健康的积极影响

就像艰苦的体育锻炼能铸就出强健的体魄一样,痛苦的心理应激常常能打造出优秀的心理素质和生理功能。

(1)心理应激是个体成长和发展的必要条件 个体的成长发育取决于先天遗传和后天环境两个主要方面。心理应激可以被看做是一种环境因素。研究表明,个体的早期,特别是青少年时期,适度的心理应激经历可以提高个体后来在生活中的应对与适应能力。如青少年期艰苦的家庭条件与生存环境,锤炼出他们坚强的意志与毅力,使他们在以后的各种艰难困苦面前应对自如,社会适应能力大大增强。所以有位哲人说过,痛苦和逆境是最好的老师。这样的实例是很多的。心理治疗的临床经验也从反面证实了这种情况:缺乏心理应激的青少年(如被父母过度保护),适应环境的能力较差,在离开家庭走向社会的过程中,往往容易发生环境适应障碍和人际关系问题。

(2)心理应激是维持正常功能活动的必要条件 人的生理、心理和社会功能都需要刺激的存在。由于经常参加紧张的比赛,运动员的骨骼肌,心、肺功能,神经反射功能,大脑分析、判断、决策功能均得到增强;同样,紧张的学习、工作使人变得聪明、机灵、熟练,大大增强了个体的生存和适应能力。心理学的许多实验研究证明,人在被剥夺感情或处于缺乏刺激的单调状态超过一定时间限度后,会出现幻觉、错觉和智力功能障碍等身心功能损害。如流水线上的工人从事单调和缺少变化的工作,容易发生注意力不集中、情绪不稳定的现象。

2. 应激对健康的消极影响

当心理应激超过人的适应能力就会损害人的健康,因此,心理应激与疾病的发生发展都有密切的关系。在社会竞争更加激烈,人际关系更加复杂的 21 世纪,更多的疾病与应激有关。目前人类的疾病谱及死亡顺位的变化也证实了这一结论。

慢性频繁的应激反应,使精神长期处于紧张状态,容易诱发高血压、糖尿病、神经性头痛、胃溃疡等慢性疾病,而过分剧烈的情感应激,如过喜、过悲则极易引起脑卒中、心肌梗死等。由于应激反应时还伴随着糖皮质激素分泌增多,显著地抑制了机体的免疫力,故应激状态可增加对传染病的易感性。

现代研究表明,应激还与癌症有密切的关系。心理性应激可以影响肿瘤发生的假说,现已有些证据,如鼠受束缚可以肯定地增强其肉瘤病毒致癌的易感性。另有流行病学调查显示,紧张的人际关系、不和睦的家庭生活和意外事件等,都与多种恶性肿瘤的发生明显相关。

(1)直接引起生理和心理反应,使人出现身体不适与精神痛苦 强烈的心理刺激作用于体弱或应激能力差的人,便可发生这种情况。强度虽小但长期的心理应激常使个体出现头晕、疲惫、乏力、心悸、胸闷伴心率加快、血压升高等症状和体征,还可出现各种神经症表现,情感性精神障碍和精神分裂样表现,并常常被医生忽略而久治不愈。

(2)加重已有的精神和躯体疾病或使旧病复发 已患有各种疾病的个体,抵抗应激的心理、生理功能较低,心理应激造成的心理、生理反应很容易加重原有疾病或导致旧病复发。研究发现,门诊神经症患者的心理应激程度与疾病的严重程度呈线性关系。躯体疾病的例子则更为常见。如高血压患者在工作压力增大时病情加重;冠心病患者在争执或激烈辩论时应激发生心肌梗死;病情已得到控制的哮喘患儿,在母亲离开后哮喘继续发作等。

（3）导致机体抗病能力下降　人是心、身的统一体,身可以影响心,心也可影响身。严重的心理应激引起个体过度的心理和生理反应,造成内环境的紊乱,从而使机体的抗病能力下降,机体处于对疾病的易感状态。体内那些比较脆弱的器官和系统便极易受累而发病。临床上的应激性胃溃疡就是典型的例子。

四、生活事件与健康

生活事件是指人们在日常生活中遇到的各种各样的社会生活的变动,如结婚、升学、亲人亡故等,是一项预测身体和心理健康的重要指标。生活事件存在于各种社会文化因素之中,诸如人们的生活和工作环境、社会人际关系、家庭状况、角色适应和变换、社会制度、经济条件、风俗习惯、社会地位、职业、文化传统、宗教信仰、种族观念、恋爱婚姻等,当这些因素发生改变时,即可能成为生活事件。

生活事件对心身健康的影响日益受到人们的重视,并促进了医学模式的转变。许多研究表明了生活事件与某些疾病的发生、发展或转归的相关关系。但是,这类研究的结果并不一致,甚至相互矛盾。原因是多方面的,生活事件的评定问题就是其中之一。在研究生活事件评定的初级阶段,人们关注更多的是大型生活事件,因而只统计某一段时期内较大事件发生的次数。次数越多,表示遭受的精神刺激越强。这种评定方法非常简单,不足之处是显而易见。不同的生活事件引起的精神刺激可能大小不一,因此,人们在所有生活事件中的刺激强度是不同的,应该有一个统一的定量标准。从 60 年代起,人们对各种生活事件的“客观定量”有了较多的研究兴趣。霍姆斯(Holmes)和雷赫(Rahe)等对 5000 多人进行社会调查,把人类社会生活中遭受到的生活危机(life crisis)归纳并划分等级,于 1977 年编制了“社会再适应量表”(表 5-1)。评定表列出了 43 种生活变化事件,并以生活变化单位(life change units,LCU)为指标加以评分。

霍姆斯(Holmes)在研究中发现 LCU 与 10 年内的重大健康变化有关。生活变故的人群中,37%有重大的健康变化;有重大生活变故者中,70%呈现重大健康变化。Holmes 等提出,LCU 一年累计超过 300,则预示今后 2 年内将有重大的病患;后来又进一步提出,若一年 LCU 不超过 150,来年可能是平安;LCU 为 150～300,则有 50%的可能性来年患病;LCU 超过 300,来年患病的可能性达 70%。1976 年他们报道,心脏病猝死、心肌梗死、结核病、白血病、糖尿病、多发性硬化等与 LCU 升高有明显关系。一般而言,伴心理上丧失感(feeling of loss)的心理刺激,对于健康的危害最大。这种丧失感可以是具体的事或物,例如亲人亡故等;也可以是抽象的丧失感,例如工作的失败等。其中,尤以亲人(如配偶)丧亡的影响最大。有些研究者指出,丧失或亲人的丧亡能引起个体一种绝望无援的情绪反应,此时个体不能从心理学和生物学上来应付环境的需求。在这一方面,已经作了许多调查研究。如有人对新近居丧的 903 名男性作了 6 年的追踪观察,并与年龄、性别相仿的对照组进行比较。结果表明,居丧的第一年对健康的影响最大,其死亡率为对照组的 12 倍,而第二、三年的影响已不甚显著。另有研究发现,中年丧偶者与同年龄组相比,对健康的影响更为明显。有一调查还发现,不仅是配偶死亡,而且子女或其他近亲的死亡也有相当大的影响,一年内的死亡率为对照组的 5 倍。当然这些生活变故对于不同个体的影响是不等同的。

表 5-1 社会再适应量表

	变化事件	LCU		变化事件	LCU
1	配偶死亡	100	23	子女离家	29
2	离婚	73	24	姻亲纠纷	29
3	夫妻分居	65	25	个人杰出的成就	28
4	坐牢	63	26	配偶开始或停止工作	26
5	家庭亲密成员死亡	63	27	学业的开始或结束	26
6	受到伤害或疾病	53	28	生活水平的改变	25
7	结婚	50	29	个人习惯上的修正	24
8	被解雇	47	30	和上级矛盾	23
9	复婚	45	31	工作时数或工作条件的改变	20
10	退休	45	32	搬家	20
11	家庭成员健康状况改变	44	33	转学	20
12	怀孕	40	34	娱乐的转变	19
13	性生活障碍	39	35	教堂活动的改变	19
14	家庭中新成员的增加	39	36	社交活动的改变	18
15	业务重新调整	39	37	少量负债	17
16	收入状况的改变	38	38	睡眠习惯的改变	16
17	亲密朋友死亡	37	39	生活在一起的家庭人数变化	15
18	改行	36	40	饮食习惯的改变	15
19	与配偶多次争吵	35	41	休假	13
20	中等负债	31	42	过圣诞节	12
21	取消赎回抵押品	30	43	轻微犯法行为	11
22	工作中职责变化	29			

我国于 80 年代初引进社会再适应量表,在 1987 年由张明园等人,按照"个体的精神刺激评定不宜使用常模的标准化计分,而应分层化或个体化,并应包括定性和定量评估,以分别观察正性和负性生活事件的影响作用"这种新的构思,根据在中国的实际情况作了修订,编制了"生活事件量表"(life event scale,LES)(表 5-2),现已在我国各地广泛应用。LES 也是自评量表,含有 65 条我国较常见的生活事件,包括三个方面:一是家庭生活方面;二是工作、学习方面;三是社交及其他方面。另设些空白项目,供填写当事者已经经历而表中并未列出的某些事件。LES 总分越高反映个体承受的精神压力越大,负性事件的分值越高对心身健康的影响越大。

表 5 - 2 正常中国人生活事件量表

生活事件	LES	生活事件	LES
1 丧偶	110	34 性生活障碍	37
2 子女死亡	102	35 家属行政处分	36
3 父母死亡	96	36 名誉受损	36
4 离婚	65	37 中额借贷	36
5 父母离婚	62	38 财产损失	36
6 夫妻感情破裂	60	39 退学	35
7 子女出生	58	40 好友去世	34
8 开除	57	41 法律纠纷	34
9 刑事处分	57	42 收入显著增减	34
10 家属亡故	53	43 遗失重要物品	33
11 家属重病	52	44 留级	32
12 政治性冲击	51	45 夫妻严重争执	32
13 子女行为不端	50	46 搬家	31
14 结婚	50	47 领养继子	31
15 家属刑事处分	50	48 好友决裂	30
16 失恋	48	49 工作显著增加	30
17 婚外两性关系	48	50 小量借贷	27
18 大量借贷	48	51 退休	26
19 突出成就荣誉	47	52 工种变动	26
20 恢复政治名誉	45	53 学习困难	25
21 重病外伤	43	54 流产	25
22 严重差错事故	42	55 家庭成员纠纷	25
23 开始恋爱	41	56 与上级冲突	24
24 行政纪律处分	40	57 入学或就业	24
25 复婚	40	58 参军复员	23
26 子女学习困难	40	59 受惊	20
27 子女就业	40	60 业余培训	20
28 妊娠	39	61 家庭成员外迁	19
29 升学就学受挫	39	62 邻居纠纷	18
30 晋升	39	63 同事纠纷	18
31 入党入团	39	64 睡眠重大改变	17
32 子女结婚	38	65 暂去外地	16
33 免去职务	37		

第三节　行为生活方式与健康

一、概述

在四大类与健康相关的危险因素中,行为因素是一个主要影响因素。美国学者对美国人13种死亡分类调查研究发现,在导致死亡的四大类因素中,与行为因素有关的约占43%。国内学者对我国各类疾病死因的分析研究表明,行为因素相关死因约占37.3%。

(一)行为

行为是指人在主客观因素影响下产生的外部活动。人类对自己的行为有明显的目的性与意志性。健康相关行为是指与人类健康或疾病紧密相关的行为,其形成受特殊文化、社会和经济状况等因素的制约。

健康相关行为分为促进健康的行为和危害健康的行为(不良行为)两类。

1.促进健康的行为

健康行为的特点有:有利性、规律性、和谐性、一致性和适宜性,可分为五大类。

(1)日常健康行为　指日常生活中利于健康的基本行为,如合理饮食、充足睡眠、经常洗手、适量运动等。

(2)避开环境危害行为　指避免暴露于环境中的有害因素,如离开污染环境、不接触疫水等。

(3)戒除不良嗜好　如戒烟、限酒、杜绝药物滥用(吸毒)等。

(4)预警行为　指为预防灾害事件发生的行为和发生事故后正确处置的行为,如驾车使用安全带,火灾、车祸、雷击等事件的预防及中毒、地震等事件发生后的自救与互救行为。

(5)合理利用卫生保健服务　指有效、合理地利用现有卫生保健服务,维护自身健康的行为,包括定期体检、预防接种、及时就诊、遵从医嘱、保持积极乐观态度、康复训练等。

2.危害健康的行为

其特点有:危害性、明显性、稳定性和习得性,可分为四大类。

(1)不良生活方式　是一组习以为常的、对健康有害的行为习惯,与多种慢性病的发生有密切关系。

(2)致病性行为模式　主要指的是A型行为模式和C型行为模式,是A型性格和C型性格人的主要行为模式,其分别与冠心病和癌症的发生有关。

(3)不良疾病行为　包括疑病、瞒病、恐病、讳疾忌医、不遵从医嘱等从患病到康复过程中表现出的不利于健康的行为。

(4)违规行为　违反法律法规、道德规范并对健康有危害的行为,如药物滥用(吸毒)、不洁性行为等。既危害个体健康,又严重影响社会健康。

(二)生活方式

生活方式是指人们长期受一定社会文化、民族习俗、规范以及家庭影响所形成的一系列生活意识和习惯。它包括人们的衣、食、住、行、劳动工作、休息娱乐、社会交往、待人接物等物质生活和精神生活的价值观、道德观、审美观等,这些方式可以理解为在一定的历史时期与社会条件下,各个民族、阶级和社会群体的生活模式。

一个人的生活方式总是客观存在的,可以是传统的,也可以是现代的。然而,不管何种生活方式总要受许多因素制约。生活方式的构成要素是由生活的行为习惯、生活时间、生活节奏、生活空间和生活消费组成的。

当生活方式违背了常理、伦理与价值观、道德观、审美观甚至与相关法律法规相左即是不良生活方式。

二、不良生活方式与健康

不良生活方式(unhealthy lifestyle)会造成人体诸多疾病,目前社会中大多数人体现为亚健康,体质下降,从而易生病,甚至引起癌症等严重疾病。

在过去的一个世纪里,不良生活方式导致的慢性非传染性疾病取代传染病,成为人类健康的"头号杀手"。不健康的生活方式直接或间接与多种慢性非传染性疾病有关,如高血压、冠心病、肥胖、糖尿病、恶性肿瘤等。

基于行为与生活方式因素同疾病发生发展的关系和易干预性,采取措施改善人群的健康相关行为,是当前临床医学和预防医学的共同任务。

(一)危害健康的行为生活方式

对人类健康危害最大的不良行为生活方式有酗酒、吸烟、药物滥用(吸毒)、不洁性行为、赌博、不良饮食习惯和饮食结构以及缺乏体育锻炼等。

1.酗酒

日常生活中,经常饮用的酒有啤酒、葡萄酒及白酒。各种酒的来源、酿造工艺及乙醇含量(即酒精度数)各不相同。"中国居民膳食指南"的第七条是"如饮酒应限量",并有一段文字说明过量饮酒的害处。

酗酒指的是无节制的大量饮酒,过量饮酒可以导致体内多种营养素缺乏。酒不含任何营养素,首先,过量饮酒减少了其他含有多种重要营养素(如蛋白质、维生素、矿物质)食物的摄入。其次,可损伤胃肠黏膜,影响肠道对营养素的吸收,从而导致多种营养素缺乏。酒中乙醇对肌体的组织器官有直接毒害作用,对乙醇最敏感的器官是肝脏。连续过量饮酒能损伤肝细胞,干扰肝脏的正常代谢,进而可致酒精性肝炎及肝硬化。过量饮酒影响脂肪代谢,减慢脂肪酸氧化,肝脏脂肪合成增多,使血清中甘油三酯含量增高,发生甘油三酯血症的可能性增大。

此外,人群流行病学研究表明长期过量饮酒会增加高血压、脑卒中危险。酗酒还可引发暴力事件等,对个人健康及社会治安都有害。

2.吸烟

烟草燃烧产生的烟雾中含有一氧化碳、尼古丁、亚硝胺类、多环芳烃、焦油和氰化物等有害物质,这些物质是导致心、脑血管病,慢性呼吸系统疾病等多种疾病和死亡的重要危险因子。同时烟雾又污染室内环境,对被动吸烟者的健康造成严重危害。为反对吸烟,WHO 将 1988年 4 月 7 日的世界卫生日定为无烟草日(戒烟日),1989 年起把每年的 5 月 31 日定为无烟日。《烟草控制框架公约》于 2005 年生效,我国已经签约并积极履约,但是目前控烟的效果仍很微弱,而且吸烟人群的年龄也在年轻化。2011 年 8 月中国控制吸烟协会发布抽样调查,目前中国中学生吸烟率为 15.8%,男生吸烟率为 22.9%,女生吸烟率为 5.4%,青少年控烟形势非常严峻。控制吸烟应采取综合措施,包括健康教育、禁止烟草广告、开展公共场所禁烟等活动。

3.药物滥用

在中国的习惯讲法是吸毒,在医学上多称药物依赖和药物滥用,国际上通用术语则为麻醉品的滥用或药物滥用。造成药物滥用的原因很多,最重要的是社会因素。随着社会生活节奏加快、工作压力增大,带来诸如人际关系、社会适应方面的问题,很多人为了缓解紧张情绪、逃避现实或为了寻求安慰而滥用一些精神活性物质,带来成瘾性、身心受损和社会危害问题。药物滥用对身心的损害包括毒性作用、戒断反应、精神障碍与变态、感染性疾病。除此之外,还会给家庭及社会带来危害,并导致一系列社会问题。人一旦染上毒瘾,往往难以自拔,为获得毒品而不择手段,造成卖淫、盗窃、凶杀等各种犯罪,使家庭陷入经济困难、亲属离散、甚至家破人亡的困难境地。同时也严重影响社会安定,败坏社会风气。

4.不洁性行为

不洁性行为如卖淫嫖娼、多性伴、婚外性行为等是导致性传播疾病发生的主要途径。性传播疾病(sexually transmitted diseases,STD)是指通过性接触可以传染的一组传染病,包括的病种有 20 余种,具有特定的传染源和传播途径、特殊的临床特征和流行病学规律,是一个严重的社会问题。其危害极大,给患者造成不同程度的身体损伤,同时带来精神痛苦,尤其是艾滋病,患病后破坏机体免疫系统功能,死亡率极高,目前尚无特效治疗药物。不洁的性行为除了引起疾病外,还会带来其他家庭和社会问题,有可能导致婚姻破裂、家庭解体,对配偶、子女的身心健康产生不良影响。家庭的稳定受到影响后,部分患者产生报复心理,出现反社会行为,成为社会的不稳定因素,无疑也会给社会和国家造成严重损失。

5.赌博

赌博本身是一种刺激,容易上瘾。赌博时,其神经高度紧张,可以引起体内的一系列变化,如激素分泌增加、血管收缩、血压升高、呼吸加快、心跳加速,长期下去,对人的心身健康是非常有害的。一旦赌博上了瘾,常常是夜以继日,甚至通宵达旦,这样就打乱了人的正常生物节律,容易发生神经衰弱或其他心身疾病。赌博还可导致打架斗殴、偷盗抢劫、家庭不和等,败坏社会风气,腐蚀人的思想,危害人的身心健康,有百害而无一利。

6.不良的饮食习惯和饮食结构

不良的饮食习惯和饮食结构可危害健康。饮食中缺乏新鲜蔬菜或水果是发生多种癌症,特别是食管癌和胃癌的一个重要危险因素。而且蔬菜食用一般以生冷为好,因为高温可使蔬菜中的维生素 C 与干扰诱导剂(干扰素有抗肿瘤和抗病毒的作用)破坏,而失去其营养价值。摄入过量的盐对健康不利,高盐饮食是高血压的主要病因之一。经济发展使生活水平提高,人们摄入过多的蛋白质、脂肪与糖,增加了患冠心病、肥胖症、糖尿病的危险性,而且精细食物摄入也明显增加,缺少粗纤维物质使结肠癌的发病率增高。

饮食没有规律或暴饮暴食,进食速度快,喜食烫或硬的食物等习惯都会导致消化系统的病变,使健康状况受到不同程度的影响。

7.缺乏体育锻炼

体育锻炼可以促进生长发育、增强体质、防治疾病、延缓衰老,也可以丰富生活、调节心理和情绪。总在伏案工作或看电视、不爱走路、不爬楼梯或缺少体力活动的人,久而久之会使体重超重、肥胖,而多余的重量对心脏造成很大的负担,关节也会变得不灵活。坐姿长久固定,也是颈椎、腰椎发病的重要因素。有规律的长期体育锻炼会增加血管内皮弹性,从而能避免血管过早老化引发的心脑血管疾病。

不良生活方式犹如病毒，需要我们结合自身的实际情况，用科学的态度、坚强的意志、清醒的头脑和正确的方法，摆脱它们的干扰，避免其对自己的危害。

(二)倡导健康的行为生活方式

为界定我国公民健康素养的基本内容，普及现阶段健康生活方式和行为应具备的基本知识和技能，卫生部组织专家制定了《中国公民健康素养——基本知识与技能(试行)》，以促进我国公民健康素养水平的提高，其中列出了以下公民健康素养的基本知识和理念：

每个人都有维护自身和他人健康的责任，健康生活方式能够维护和促进自身健康；健康生活方式主要包括合理膳食、适量运动、戒烟限酒、心理平衡4个方面；劳逸结合，每天保证7~8小时睡眠；吸烟和被动吸烟会导致癌症、心血管疾病、呼吸系统疾病等多种疾病；保健食品不能代替药品；环境与健康息息相关，保护环境促进健康；避免不必要的注射和输液，注射时必须做到一人一针一管；从事有毒有害工种的劳动者享有职业保护的权利；接种疫苗是预防一些传染病最有效、最经济的措施；艾滋病、乙肝和丙肝通过性接触、血液和母婴三种途径传播，日常生活和工作接触不会传播；蚊子、苍蝇、老鼠、蟑螂等会传播疾病；应该重视和维护心理健康，遇到心理问题时应主动寻求帮助等等。

1.合理膳食两句话

即一二三四五，红黄绿白黑。

"一"指每天饮一杯牛奶，内含250毫克钙，也可用每天喝两杯豆浆代替。可有效改善我国膳食结构钙摄入量普遍偏低的现象。

"二"指每人每天摄入碳水化合物250~350克，即相当于主食6~8两。

"三"指每天进食三到四种高蛋白食物，包括瘦肉1两，或鸡蛋1个，或豆腐2两，或鸡鸭2两，或鱼虾2两。

"四"指四句话：有粗有细(粗细粮互相搭配)；不甜不咸(每人每天碘盐摄入量不超过6克)；三顿五顿(指在总量控制的情况下，少量多次，有利于防治糖尿病、高血脂)；七八分饱(每顿饭吃到七八分饱就可以了)。

"五"指每天食用500克水果及蔬菜，这是预防癌症很有效的措施之一。

红黄绿白黑："红"是指如无禁忌证，每日可饮少量红葡萄酒50~100毫升，每日进食1~2个西红柿；"黄"是指黄色蔬菜，如胡萝卜、红薯、南瓜等，对儿童及成人均能提高免疫力；"绿"是指绿茶及深绿色蔬菜，具有防感染、防肿瘤的作用；"白"是指燕麦粉或燕麦片，食燕麦对糖尿病患者效果更显著；"黑"是指黑木耳，有助于预防血栓形成。

2.适量运动三五七

"三"指每次步行30分钟3公里以上；"五"指每周至少有5次的运动时间；"七"指中等度运动，即运动后的心率等于170减去年龄。一般来讲稍作休息即可恢复到正常水平。

适量运动不但有助于保持健康的体重，还能够降低患高血压、脑卒中、冠心病、2型糖尿病、结肠癌、乳腺癌和骨质疏松等慢性疾病的风险；适量运动还有助于调节心理平衡，有效消除压力，缓解抑郁和焦虑症状，改善睡眠。要养成经常运动的习惯，建议成年人每天进行累计相当于步行6000步以上的身体活动，生命需要运动，过少和过量运动都不利于健康。个人可根据自己的年龄、身体状况和环境选择适当的运动种类。如果身体条件允许，最好进行30分钟中等强度的运动。

3. 戒烟限酒

我国居民膳食指南建议如饮酒应适量。若饮酒可饮用低度酒,并控制在适当的限量以下,建议成年男性一天饮用酒的酒精量不超过 25g,成年女性一天饮用酒的酒精量不超过 15g。

吸烟对吸烟者和被动吸烟者都会产生健康损害,因此要加大控烟力度,促进人群健康水平提高。

4. 心理平衡

心理平衡指一种良好的心理状态,即能够恰当地评价自己,正确看待他人,正确看待社会,适应社会。有乐观、开朗、豁达的生活态度,树立适当的人生追求目标,建立良好的人际关系,积极参加社会活动等都有助于个体保持自身的心理平衡状态。

心理平衡应做到"三三三"。

三个"快乐":一心助人为乐,事事知足常乐,常常自得其乐。

三个"正确":正确对待自己,正确对待他人,正确对待社会。

三个"既要":既要尽心尽意奉献社会,又要尽情品味美好人生;既要在事业上有进取心,又要在生活上有平常心;既要精益求精于本职工作,又要有多姿多彩的业余生活。

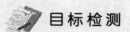 **目标检测**

一、单项选择题

1. 以下不属于社会心理因素的有( )
   A. 政治冲击　　B. 经济纠纷　　C. 家庭不和　　D. 文化教育　　E. 工作紧张

2. 老年型国家是指一个国家 65 岁以上人口占全人口比例的( )
   A. 12％以上　　B. 15％以上　　C. 7％以上　　D. 10％以上　　E. 5％以上

3. 家庭通过哪种方式对健康造成影响( )
   A. 遗传因素　　B. 提供社会支持　　C. 家庭的环境改善
   D. 家庭成员的生活习惯直接影响健康　　E. 以上各条均影响家庭成员健康

4. 健康的行为生活方式有( )
   A. 合理膳食　　B. 适量运动　　C. 戒烟限酒　　D. 心理平衡　　E. 以上都是

5. 人在一年中发生的生活事件量总评分达到哪个水平,下年患病的概率大于86％( )
   A. 150～300　　B. 大于 150　　C. 大于 300　　D. 小于 150　　E. 大于 400

二、名词解释

1. 社会心理因素　2. 气质　3. 个性心理特征　4. 性格　5. 应激

三、简答题

1. 分析社会环境中各种因素对健康的影响。

2. 简述生活事件与健康的关系。

3. 简述常见不良行为对健康的危害。

医学统计基础

第六章　医学统计概述

学习目标

【掌握】总体与样本、误差与抽样误差、概率与小概率事件的定义。
【熟悉】统计资料的类型及其区别；统计工作的基本步骤。

医学统计学(health statistics)是应用数理统计学的原理与方法研究居民健康状况以及卫生服务领域中数据的收集、整理和分析的一门应用科学。通过研究数据的搜集、整理、分析和推断，反映事物特征，揭示事物间的客观规律性，为预防疾病、促进健康提供客观依据。医学统计学应用于预防医学领域，包括三个方面的内容：医学统计学的基本原理和方法；健康统计；卫生服务统计。这里主要介绍医学统计学的基本原理和方法。

第一节　基本概述

一、总体与样本

科学研究的最终目的是发现一个事物或者一种现象的规律。众所周知，七岁儿童的平均身高要比六岁儿童高，比八岁儿童矮，但是否每一个七岁儿童的身高都比六岁儿童高，比八岁儿童矮呢？不一定。由于偶然性的影响，很多事物间存在个体差异，把偶然性去掉就显示出必然性。统计方法就是在掌握偶然性规律的基础上，利用概率来探讨总体与样本的关系，从而使科学研究得到正确结论。那么，到底何为总体，何为样本呢？

总体(population)是根据研究目的确定的同质(具有相同性质或属性)观察单位(或称为研究对象)的变量值的全体。无论何种统计研究都必须首先确定观察单位，它是统计研究中最基本的单位，这个个体可以是一个人(或患者)、一个家庭、一个地区、一个样品等。在统计工作中反映个体的某个特征的指标称为变量。例如，要调查某地中学生的健康状况，每一个被调查的中学生称为个体，反映中学生的健康指标如身高、体重、胸围、肺活量、体温、脉搏数、血压等都称为变量。又如患者的年龄、性别、红细胞数、血红蛋白含量、患病时间等，都可作为变量。反映各变量的具体数据称为变量值。

在很多情况下，直接观察总体的情况要耗费大量的人力、物力和时间，有时甚至是不可能的，所以，只能对总体中的一部分观察单位进行观察、研究。这种从总体中随机抽取一部分个体进行观察研究的过程称为抽样(sampling)。从总体中随机抽取的有代表性的部分观察单位就称为样本(sample)。例如,要研究某地某年正常成人的血压情况,则该地该年全部正常成人的血压值就构成了一个总体;现从该总体中随机抽取 500 人的血压值就是样本。

　　根据样本中所含观察单位的多少,将样本分成小样本和大样本。要注意,对于总体来说,样本要具代表性,须满足随机抽取的原则,即总体中每一个观察单位都有同等的机会被选入到样本中来;另外,样本的含量要足够大。

二、同质与变异

　　同质(homogenization)是指观察单位某些性质相同的部分。在同质条件下,各观察单位同一观察指标会表现出个体间的差异,这种差异称为变异(variance)。变异是生物的重要特征。例如,同地区、同民族、同性别、同年龄的正常儿童,称为同质;其身高有高有矮,称为变异。变异是由众多的、偶然的、次要的因素造成的。

　　统计分析的任务就是在同质分组的基础上,通过对变异所呈现出的统计现象的研究,透过偶然现象,揭示同质事物的本质特征和规律。

三、参数与统计量

　　参数(parameter)是描述总体的统计指标。习惯上用希腊字母表示。如总体均数(μ)、总体标准差(σ)、总体率(π)等均为参数。统计量(statistic)是描述样本的统计指标。一般用拉丁字母表示。如样本均数($\overline{X}$)、样本标准差(S)、样本率(p)及假设检验中的 t 值、u 值等都是统计量。例如,要了解某地 12 岁健康男孩的平均身高 μ(参数),今测得 100 名男孩身高值,求得平均数 $\overline{X}$(统计量)。

　　总体参数常常未知,而样本统计量可以通过计算得到。当样本含量足够大时,往往可以将统计量代替参数。

四、误差

　　任何科学研究都会存在误差(error),统计学中误差泛指实测值与真实值之间的差异。根据产生原因和性质不同,可分为系统误差、随机测量误差、抽样误差。

　　系统误差(systematic error)是由测量系统不正确、试剂未校准、操作不规范、标准未统一等造成的误差,由于系统误差会影响原始资料的准确性,必须克服。如果已经发生,一定要尽力查明原因,予以校正。

　　随机测量误差(random error of measurement)是由于偶然因素的影响,造成同一对象多次测定的结果不完全一致,随机测量误差是不可避免的,但却可以控制。一般可以通过技术培训、指定固定人员操作等措施来控制。

　　抽样误差(sampling error)是在抽样研究中,样本指标与总体指标之间,或样本指标与样本指标间存在的误差。其产生的原因:一是个体之间存在差异;二是抽样时只能随机抽取总体中的一部分作为样本造成的。该误差是不可避免的,但也可以控制,可以通过统计方法进行分析。

五、概率

　　概率(probability)是描述某随机事件发生的可能性大小的量值,常用符号 P 表示。P 越接近 1,表明某事件发生的可能性越大,P 越接近 0,表明某事件发生的可能性越小。随机事件的概率一般在 0~1 之间,即 $0 \leq P \leq 1$,常用小数或百分数表示。许多统计结论都是建立在概率大小基础上的。在统计学上,习惯将 $P \leq 0.05$ 或 $P \leq 0.01$ 的事件称为小概率事件,表示该事件发生的可能性很小,可以认为在一次抽样中几乎不可能发生。

第二节　统计资料的类型

根据变量的类型可以将统计资料分成三类。

一、计量资料

计量资料(measurement data)亦称定量资料或数值变量资料,是对每个观察单位用定量方法测定某项指标值的大小所得的资料。一般有度量衡单位,表示观察单位某项指标的程度。如身高(cm)、体重(kg)、胸围(cm)、肺活量(ml)、脉搏(次/分)、血压(kPa)等。

二、计数资料

计数资料(numeration data)又称定性资料,是将观察单位按某种属性或类别分组后计数所得的资料。如调查某人群的血型分布,按 O、A、B、AB 分组,统计各血型组的人数;又如结核菌素试验,要统计阴性、阳性人数等,没有度量衡单位。

三、等级资料

等级资料(ranked ordinal data)亦称半定量资料或有序分类资料,是将观察单位按某一属性的不同程度进行分组,然后分别计数,所得资料称为等级资料。如将临床化验结果按一、+、++、+++、++++来分组,再计算每组患者数,故同时具有计量资料和计数资料的特性。

计量资料、计数资料和等级资料可以转化。以血红蛋白为例,如每个人的血红蛋白量属于计量资料,若按正常与异常分组统计各组人数则得到计数资料,若将血红蛋白按量(g/dL)的多少分成五等:<6(重度贫血),6~9(中度贫血),9~12(轻度贫血),12~16(正常),>16(血红蛋白增高),再统计各等级人数,就是等级资料。

第三节　统计工作的步骤

医学统计工作的全过程一般分为四个基本步骤,即研究设计(statistical design)、搜集资料(collection of data)、整理资料(sorting of data)和分析资料(analysis of data)。

一、研究设计

首先要对统计工作的全过程有一个全面的设想,明确研究的目的,对研究的事物有一定的了解(可以通过查阅文献资料或作预试验来实现)。如:要研究什么,需要收集什么资料,如何收集,人力物力财力条件是否满足需要,观察对象和观察单位是什么,需要计算哪些统计指标,需要多大样本量,等等。它是统计工作的第一步,也是影响研究能否成功的最关键环节,是提高观察或实验质量的重要保证。

二、搜集资料

搜集资料是根据研究的目的、统计设计的要求获取准确完整的原始数据,是统计工作的基本依据,因此,也是统计工作的重要步骤。资料来源有:统计报表,如传染病报告卡、出生报告卡、死亡报告卡等;卫生医疗机构日常工作记录,如医院各科的门诊病历、住院病历、化验报告、医学检查记录、卫生监测记录等;现场或专题调查资料;实验数据。这些资料的搜集过程,必须要进行质量控制,首先资料必须完整、准确和及时,其次要具有统一性、代表性和可比性,要有足够的数量。

三、整理资料

将搜集到的原始资料进行反复核对和认真检查,纠正错误,分类汇总,使其系统化、条理化,也即数据的预处理,以便进一步计算和分析。整理资料要注意以下几点:对资料的逻辑性、一致性进行检查,从专业角度对资料进行合理性检查,并将原始数据再加工,进行分类汇总,将其转化成利于分析的频数表资料。

四、分析资料

将经过整理的资料进行有关统计指标的计算,阐明事物的内在联系和规律,包括统计描述和统计推断。统计描述是通过统计指标,结合统计图表,描述资料的数量特征及分布规律;统计推断就是要用样本信息去推断总体特征。

 目标检测

一、单项选择题

1. 下列结果属于等级资料的是(　　　)
   A. 红细胞压积　　　　　　B. 脉搏数
   C. ABO 血型　　　　　　　D. 尿糖值－到＋＋＋＋
   E. 住院天数

2. 具有代表性的样本指(　　　)
   A. 总体中随意抽取的部分个体　　　B. 总体中容易获得的部分个体
   C. 总体中随机抽取的部分个体　　　D. 总体中积极参与的部分个体
   E. 总体中按照意愿抽取的部分个体

3. 搜集资料不可避免的误差是(　　　)
   A. 系统误差　　　　　　　　B. 测量误差
   C. 仪器故障误差　　　　　　D. 随机误差
   E. 记录误差

4. 统计量是(　　　)
   A. 统计总体数据得到的量
   B. 反映总体统计特征的量
   C. 根据总体中的全部数据计算出的统计指标

D. 用参数估计出来的

E. 由样本数据计算出的统计指标

5. 测量体重、转氨酶等指标所得的资料叫做（　　）

A. 计数资料　　　B. 计量资料　　　C. 等级资料

D. 间断性资料　　E. 二分类资料

二、名词解释

1. 总体　2. 样本　3. 参数　4. 统计量　5. 误差　6. 抽样误差　7. 概率　8. 小概率事件

三、简答题

1. 如何区分统计资料的类型？

2. 统计工作有哪些基本步骤？

第七章　计量资料的统计描述

学习目标

【掌握】描述数据分布集中趋势、离散趋势指标的意义、用途及计算方法；正态分布的特征
　　　　及正态曲线下面积分布规律；医学参考值范围的正态分布法的计算。

【熟悉】频数分布的类型；频数表的用途。

【了解】频数表的编制。

通过临床研究等方式获得计量资料的原始数据，要了解这些数据的分布规律，首先要对其
进行统计描述，为进一步的统计推断打基础。常用的描述计量资料的统计指标有集中趋势指
标和离散程度指标两大类。

第一节　集中趋势指标

描述集中趋势的指标称为平均指标或平均数，用来描述一组同质变量值的集中趋势或平
均水平。常用的平均指标有算术均数、几何均数和中位数。

一、算术均数

算术均数（arithmetic mean）简称均数（mean），是描述一组观察值集中位置或平均水平的
统计指标。总体均数用 μ 表示，样本均数用 $\overline{X}$ 表示。适用于变量值呈正态分布（对称分布）的
资料。计算方法有直接法和加权法两种。

（一）直接法

常用于小样本资料。当变量值个数不多时，直接将各变量值相加，再除以变量值的个数。

$$\overline{X} = \frac{X_1 + X_2 + \cdots + X_n}{n} = \frac{\sum X}{n} \tag{7-1}$$

式中 $X_1, X_2, \cdots, X_n$ 为所有观察值，$\sum$ 为求和符号，n 为观察值个数。

例 7.1　10 名 7 岁男童体重（kg）分别为：17.3、18.0、19.4、20.6、21.2、21.8、22.5、23.2、
24.0、25.5，求平均体重。

$$\overline{X} = \frac{17.3 + 18.0 + 19.4 + 20.6 + 21.2 + 21.8 + 22.5 + 23.2 + 24.0 + 25.5}{10}$$

$$= 21.35 (\text{kg})$$

（二）加权法

常用于大样本资料或频数表资料。

$$\overline{X} = \frac{f_1X_1 + f_2X_2 + \cdots + f_kX_k}{f_1 + f_2 + \cdots + f_k} = \frac{\sum fX}{\sum f} \qquad (7-2)$$

式中 k 为组段；$f_1, f_2, \cdots, f_k$ 分别为各组段频数；$X_1, X_2, \cdots, X_k$ 分别为各组段组中值。

例 7.2　某地某年 110 名 7 岁男童的身高(cm)资料如下,用加权法计算其平均身高。

```
119.1  120.6  112.4  116.2  122.5  114.7  114.9  114.8  119.6  117.1
117.2  120.2  122.7  123.0  111.5  113.0  110.2  118.2  112.2  118.9
116.8  116.8  119.8  122.5  117.2  119.7  120.7  114.3  122.0  117.0
125.6  119.8  126.6  121.5  120.4  126.1  120.0  124.1  114.3  121.8
122.9  123.5  128.0  120.0  130.8  130.5  117.7  121.5  129.3  124.1
114.9  117.9  124.4  108.2  118.1  125.8  125.2  116.3  121.0  115.4
122.8  119.7  120.3  120.8  120.7  120.1  120.1  114.8  113.0  118.4
116.4  123.9  119.0  113.2  121.2  119.7  129.1  118.4  113.2  116.0
118.3  116.3  122.8  120.7  112.7  117.2  126.2  122.1  125.2  118.0
125.1  124.5  120.5  114.3  120.0  123.1  122.4  110.3  119.3  125.0
120.8  112.3  123.2  119.5  118.5  120.5  127.1  124.2  132.5  116.3
```

计算步骤：

1. 编制频数分布表

(1)计算全距(range)　全距亦称极差,以符号 R 表示,即最大值与最小值之差。本例 $R = 132.5 - 108.2 = 24.3(cm)$。

(2)计算组距　组距是组与组之间的距离,以符号 i 表示,组距=全距÷组数,组数不宜过多也不宜过少。一般分为 8～15 组。为方便计算,常取组数为 10 计算组距。本例组距(i)=全距÷10=24.3÷10=2.43≈2。

(3)划分组段　组段的左端点为下限,右端点为上限。第一组段应包含最小值,最后组段应包含最大值,一定要使全部数据都包含在各组段之中。尽量取较整齐的数值作为组段的端点。注意最后一个组段应同时写出本组的下限和上限。

本例最小值为 108.2cm,故第一组段取 108～,由于组距为 2,故第二组段为 110～,第三组段为 112～,……依次类推。最后组段为 132～134 包括了最大值 132.5cm。

(4)列表划记　将原始资料用划记法获得各个组段的频数值,见表 7-1。

(5)写出频数并合计($\sum f$)。

表 7-1　某年某地 110 名 7 岁男童身高的频数分布表

身高组段	划记	频数 f
108～	一	1
110～	下	3
112～	正下	9
114～	正下	9
116～	正正正	15
118～	正 正 正 下	18
120～	正 正 正 正 一	21
122～	正 正 下	14
124～	正正	10
126～	下	4
128～	下	3
130～	丁	2
132～134	一	1
合计		110($\sum f$)

2.计算组中值（X）

组中值＝（本组段下限＋相邻下组段下限）÷2。例如第一组段的组中值（X）＝（108＋110）÷2＝109,其他组段的组中值以此类推,也可以在计算出第一组段的组中值后,按照组距直接写出,不必一一计算。

3.计算各组段频数与组中值的乘积（fX），并合计（$\sum fX$）

见表 7-2。

表 7-2　某年某地 110 名 7 岁男童身高加权法计算表

身高组段	频数 f	组中值 X	fX
108～	1	109	109
110～	3	111	333
112～	9	113	1017
114～	9	115	1035
116～	15	117	1755
118～	18	119	2142
120～	21	121	2541
122～	14	123	1722
124～	10	125	1250
126～	4	127	508
128～	3	129	387
130～	2	131	262
132～134	1	133	133
合计	110($\sum f$)	—	13194($\sum fX$)

4. 将合计数分别代入式(7-2)计算均数

$$\overline{X} = \frac{\sum fX}{\sum f} = \frac{13194}{110} = 119.95(\text{cm})$$

则该地 110 名 7 岁男童的平均身高为 119.95cm。

加权法在计算均数时,通过频数权衡了各组组中值对均数的影响,频数起到了"权数"的作用,因此叫做加权法。

5. 频数表的用途

(1)可揭示资料的分布特征和分布类型。频数分布有两种类型:正态分布和偏态分布。正态分布的特征为:观察值的集中位置在正中,左右两侧频数对称,如表 7-2 所示 7 岁男童身高分布。偏态分布是指观察值的集中位置偏向一侧,左右两侧频数分布不对称的分布类型。其中,集中位置偏向左侧称正偏态分布,应进一步解释,如以儿童为主的传染病的患者年龄分布;集中位置偏向右侧称负偏态分布也应进一步解释,如一些慢性病的患者年龄分布。

频数分布有两个重要特征:集中趋势和离散趋势。从表 7-1 可见,该地 110 名 7 岁男童身高有高有矮,但中等身高居多(组段 120cm~),为集中趋势。越靠近中间(组段 120cm~),频数越多;离中间越远,频数越少,即由中等身高到较矮或较高的频数分布逐渐减少,反映了身高的离散趋势。

(2)作为描述资料的形式,可进一步计算其他统计指标和进行统计分析处理。

(3)便于发现某些特大或特小的可疑值。如果在频数表中连续出现 0 的频数后,又出现一些频数,就值得怀疑,应及时对资料进行核查,决定取舍。

二、几何均数

几何均数(geometric mean,G),描述各观察值之间呈倍数关系(等比资料)或偏态分布资料的变量值经对数变换后其频数分布呈正态(简称对数正态分布)资料的平均水平。如抗体的滴度、某些传染病的潜伏期、某些物质浓度等要求观察值中不能有 0,且不可正负值均有。计算方法有直接法和加权法两种。

(一)直接法

常用于小样本资料。当观察值个数较少时,直接将 n 个变量值的乘积开 n 次方。

$$G = \sqrt[n]{X_1 X_2 \cdots X_n} \tag{7-3}$$

将上式转换成对数形式:

$$G = \lg^{-1}\left(\frac{\lg X_1 + \lg X_2 + \cdots + \lg X_n}{n}\right) = \lg^{-1}\left[\frac{\sum \lg X}{n}\right] \tag{7-4}$$

例 7.3 5 人的血清滴度分别为 1:2,1:4,1:8,1:16,1:32,求平均滴度。

$$G = \lg^{-1}\left(\frac{\lg 2 + \lg 4 + \lg 8 + \lg 16 + \lg 32}{5}\right) = 8$$

这 5 人的血清平均滴度为 1:8。

(二)加权法

常用于相同变量值的个数较多的资料或频数表资料。

$$G = \lg^{-1}\left(\frac{f_1\lg X_1 + f_2\lg X_2 + \cdots + f_k\lg X_k}{n}\right) = \lg^{-1}\left[\frac{\sum f\lg X}{n}\right] \qquad (7-5)$$

式中，X 是各组的观察值或各组的组中值，f 为各组频数。

例 7.4 40 名麻疹易感儿接种麻疹疫苗后一个月，血凝抑制抗体滴度见表 7-3，求平均滴度。

表 7-3 40 名麻疹易感儿血凝抗体滴度表

抗体滴度	人数 f	滴度倒数	$\lg X$	$f\lg X$
1:4	1	4	0.6021	0.6021
1:8	5	8	0.9031	4.5155
1:16	6	16	1.2041	7.2246
1:32	2	32	1.5051	3.0102
1:64	7	64	1.8062	12.6434
1:128	10	128	2.1072	21.0720
1:256	4	256	2.4082	9.6328
1:512	5	512	2.7093	13.5465
合计	40	—	—	72.2471

$$G = \lg^{-1}\left(\frac{72.2471}{40}\right) = 64$$

即 40 名麻疹易感儿血凝抗体平均滴度为 1:64。

三、中位数和百分位数

(一)中位数

中位数(median, M)，将一组观察值从小到大按顺序排列，位次居中的那个观察值即为中位数。它常用于描述偏态分布或分布状态不明确的资料，观察值中有个别过小或过大值，一端或两端无确定数据的资料的平均水平。计算方法有直接法和加权法两种。

1.直接法

适用于变量值个数较少(小样本)的资料。将观察值按从小到大顺序排列，当 n 为奇数时，位置居中的观察值即为中位数；当 n 为偶数时，位置居中的两个观察值的均数即为中位数。

$$M = X_{(\frac{n+1}{2})} \qquad (n\text{为奇数}) \qquad (7-6)$$

$$M = \frac{1}{2}\left(X_{(\frac{n}{2})} + X_{(\frac{n}{2}+1)}\right) \qquad (n\text{为偶数}) \qquad (7-7)$$

例 7.5 某病患者 5 人其潜伏期(天)分别为 2,3,5,8,20，求平均潜伏期。

$$M = X_{(\frac{n+1}{2})} = X_3 = 5(\text{天})$$

例 7.6 某医院 6 名新生婴儿的体重(kg)分别为 3.2,3.4,3.5,3.5,3.6,3.9，求平均体重。

$$M = (X_{(\frac{n}{2})} + X_{(\frac{n}{2}+1)})/2 = (X_3 + X_4)/2 = (3.5 + 3.5)/2 = 3.5(\text{kg})$$

2.频数表法

当观察值例数较多时，先将观察值归纳成频数表，并分别计算累计频数(本组段及小于该组段的各组段频数之和），直至计算到累计频数稍高于 $n/2$ 时，再将相关数据代入下式计算。

$$M = L + \frac{i}{f_M}\left(\frac{n}{2} - \sum f_L\right) \tag{7-8}$$

式中 L 为中位数所在组段的下限，i 为该组段的组距，f_M 为该组段的频数，$\sum f_L$ 为中位数所在组段前一组的累计频数。

例 7.7 计算某市 361 天大气中 SO_2 的日平均浓度。

表 7-4 某市大气中 SO_2 日平均浓度计算表

浓度（$\mu g/m^3$）	天数（f）	累计频数（f）	累计频率（%）
25～	39	39	10.8
50～	67	106	29.4
75～	64	170	47.1
100～	63	233	64.5
125～	45	278	77.0
150～	30	308	85.3
175～	17	325	90.0
200～	9	334	92.5
225～	7	341	94.4
250～	6	347	96.1
275～	5	352	97.5
300～	3	355	98.6
325～	6	361	100.0
合计	361		

首先确定中位数所在组段，中位数处于与 $n/2$ 对应的位置上（亦可为累计频率为 50% 或稍高于 50% 组，本例为 64.5%），由表 7-4 可见本例中位数在第四组段（100～）内，则 $L=100$，$i=25$，$f_M=63$，$\sum f_L=170$。代入公式得

$$M = 100 + \frac{25}{63}\left(\frac{361}{2} - 170\right) = 104.17\ (\mu g/m^3)$$

则某市大气中 SO_2 日平均浓度为 104 $\mu g/m^3$。

（二）百分位数

百分位数（percentile）是一种位置指标，用符号 P_x 表示，x 即百分位。将 N 个观察值从小到大依次排列，再分成 100 等份，对应于 $X\%$ 位置的数值即为第 X 个百分位数。理论上全部观察值的 $x\%$ 小于 P_x，其余 $(100-x)\%$ 的观察值大于 P_x。中位数是百分位数的特殊形式，用 P_{50} 表示。

百分位数常用于描述一组偏态分布资料在某百分位置上的水平及确定偏态分布资料的医学参考值。公式如下：

$$P_x = L + \frac{i}{f_x}\left(n \cdot x\% - \sum f_L\right) \tag{7-9}$$

式中，f_x 为 P_x 所在组段的频数，i 为该组段的组距，L 为该组段下限，$\sum f_L$ 为小于 L 的各组段累计频数。

例 7.8   计算某市大气中 SO_2 的第 95 个百分位数。

P_{95} 在组段（250～）内，$L=250$，$i=25$，$f_x=6$，$\sum f_L=341$，代入公式得：

$$M = 250 + \frac{25}{6}(361 \times 95\% - 341) = 258.13 \ (\mu g/m^3)$$

第二节　变异指标

描述离散趋势的指标称为变异指标或离散指标，用来描述一组同质变量值之间的参差不齐的程度，又称离散度或变异度。

例 7.9   三组儿童体重值（kg，同性别、同年龄）如下：

甲：26，28，30，32，34

乙：24，27，30，33，36

丙：26，29，30，31，34

三组儿童平均体重都为 30，这只能说明他们的平均水平相同，但变异程度不同。乙组变量值较分散，其他两组数值内部变异程度也不尽相同。因此对一组变量值的描述，除需要说明它们的平均水平外，还要描述其离散程度即变异程度大小。常用的变异指标有：极差（全距）、四分位数间距、方差、标准差、变异系数。本节仅介绍极差、方差和标准差。

一、极差

极差（range）亦称全距，用符号 R 表示。极差是一组观察值中最大值与最小值之差，用于反映观察值变异的范围大小。若极差大，则变异度大。

$$R = 最大值 - 最小值 \tag{7-10}$$

例 7.9 中，$R_甲 = 8$、$R_乙 = 12$、$R_丙 = 8$。

极差优点：计算简单。缺点：只考虑到最大值、最小值，样本信息没能充分利用。当资料呈明显偏态时，最大值、最小值不稳；样本例数越多，R 可能越大，当两组观察值例数悬殊时不宜用极差进行比较。

二、方差

方差（variance）是常用的变异指标。为克服极差的缺点，需全面考虑到总体中每个观察值的离散情况，可计算每个变量值 X 与总体均数 μ 的差值（$X-\mu$），称之为离均差。由于 $\sum(X-\mu)=0$，不能反映变异度的大小，而用离均差平方和（sum of square）$\sum(X-\mu)^2$ 表示。但 $\sum(X-\mu)^2$ 的大小除与变异度有关外，还与变量值的个数 N 的多少有关，故取其均数，这就是总体方差，用 σ^2 表示。其公式为

$$\sigma^2 = \frac{\sum(X-\mu)^2}{N} \tag{7-11}$$

在实际工作中，很难得到总体均数 μ 和总体例数 N，常需要根据样本均数 $\overline{X}$ 和样本例数 n 计算出样本方差，用样本方差估计总体方差。但计算的结果比实际 σ^2 值小，有人提出用 $n-1$ 代替 N 来校正，这就是样本方差 S^2。其公式为

$$S^2 = \frac{\sum (X - \overline{X})^2}{n-1} \qquad (7-12)$$

式中，$n-1$ 称为自由度(degree of freedom)，用希腊字母 ν 表示。

方差用于描述正态分布资料的离散程度。方差越小，说明各变量值的离散程度越小。但方差导致了度量衡单位是原度量衡单位的平方，故使用上很不方便。

三、标准差

标准差(standard deviation)是方差的平方根。将方差开方恢复成原度量衡单位，从而得到总体标准差 σ 和样本标准差 S。标准差是用来描述正态分布资料的变异程度的指标。两组变量值在单位相同、均数相近的条件下，标准差越大，说明变量值的变异程度越大，变量值围绕均数的分布越离散，均数的代表性越差。计算方法有直接法和加权法两种。

(一)直接法

用于小样本资料。公式如下：

$$S = \sqrt{\frac{\sum X^2 - (\sum X)^2/n}{n-1}} \qquad (7-13)$$

例 7.10　求资料 3、5、7、9、11(假设符合正态分布)的标准差。

$$S = \sqrt{\frac{(3^2 + 5^2 + 7^2 + 9^2 + 11^2) - (3+5+7+9+11)^2/5}{5-1}}$$
$$= 10$$

(二)加权法

用于大样本或频数分布资料。公式如下：

$$S = \sqrt{\frac{\sum fX^2 - (\sum fX)^2/n}{n-1}} \qquad (7-14)$$

式中，f 为相同数据的个数，或各组段频数；X 为不同变量值，或各组段组中值。

例 7.11　120 名 12 岁健康男孩身高资料见表 7-5，求标准差。

表 7-5　120 名 12 岁健康男孩身高资料

组段	频数 f	组中值 X	fX	fX^2
125～	1	127	127	16129
129～	4	131	524	68644
133～	10	135	1350	182250
137～	27	139	3753	521667
141～	35	143	5005	715715
145～	27	147	3969	583443
149～	11	151	1661	250811
153～	4	155	620	96100
157～161	1	159	159	25281
合计	120	—	17168	2460040

$$S = \sqrt{\frac{2460040 - (17168)^2/110}{120 - 1}} = 5.70(\text{cm})$$

即 120 名 12 岁男童身高的标准差为 5.70cm。

第三节 正态分布

一、正态分布的概念

(一)正态分布

前面讲到,当均数与标准差结合起来可以用来描述正态分布的资料。那么什么是正态分布呢?我们可以将表 7-1 资料绘制成频数分布图(直方图)。

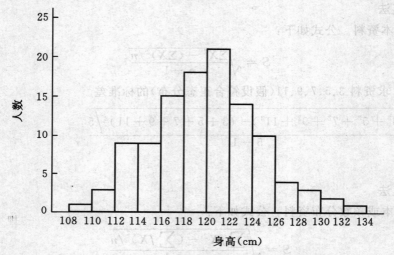

图 7-1 某年某地 110 名 7 岁男童身高分布的直方图

从图 7-1 可见该地 110 名 7 岁男童身高(cm)的频数多集中于均数附近,以均数为中心,越靠近均数两侧,频数越多;离均数越远,频数越少,形成一个中间多,左右两侧逐渐减少且基本对称的分布图。当观察人数逐渐增多,组段不断分细时,图中各直条将不断变窄,就会越来越表现出中间高两边逐渐降低并对称的特征,将直方图各直条顶端中点连成一线,最终发现它是一条光滑的曲线。这条曲线与数学上的正态曲线(normal curve)近似,该曲线所对应的分布称为正态分布(normal distribution)。

正态分布的密度函数为:

$$f(X) = \frac{1}{\sigma\sqrt{2\pi}}e^{\frac{-(X-\mu)^2}{2\sigma^2}} \quad (-\infty < X < +\infty)$$

式中,σ 为总体标准差,μ 为总体均数,π 为圆周率,e 为自然对数的底数。

某一确定总体,μ、σ 已知,π、e 为常数,仅 X 为变量,所以对于每个 X,都可求得一个 $f(X)$。若变量服从正态分布,记为 $X \sim N(\mu, \sigma^2)$,见图 7-2。

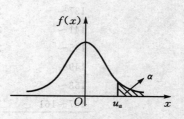

图 7-2 正态分布曲线图

（二）标准正态分布

针对每一个资料,都会有一个 μ 和一个 σ,也会有针对该资料的一条曲线。为便于分析,将正态分布的密度函数变为标准正态分布(standard normal distribution)函数,使 μ 和 σ 标准化,变成 $\mu=0$,$\sigma=1$,$f(X)$ 变成 $\varphi(u)$,见图 7-3,从而寻求所有计量资料的正态分布规律。

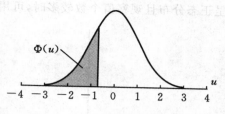

图 7-3　标准正态分布曲线图

$$\varphi(u) = \frac{1}{\sqrt{2\pi}} \int_{-\infty}^{u} e^{-\frac{u^2}{2}} du \qquad (-\infty < u < +\infty) \qquad (7-15)$$

式中,$u = \dfrac{X-\mu}{\sigma}$。

这是以均数为 0,方差为 1 的标准正态分布,记为 $N(0,1)$。一旦完成这种转换,就可以利用标准正态分布表求出与原始变量 X 有关的概率值。

二、正态分布的特征

正态分布又称高斯分布,是一种很重要的连续型分布。其特征如下:

(1)一个高峰　正态曲线在横轴上方,为单峰型,均数所在处位置最高。

(2)一条对称轴　正态曲线以均数为中心,左右对称,对称轴是直线 $X=\mu$。

(3)一条渐进线　正态曲线无论向左或向右延伸,都愈来愈接近 X 轴,但永远不会与 X 轴相交。

(4)两个参数　位置参数 μ 和形状参数 σ。μ 决定曲线在横轴上的中心位置;σ 决定曲线形状即曲线的"胖"或"瘦"。σ 越大,曲线越平坦;越小,曲线越陡峭。见图 7-4。

(5)正态曲线下面积　总面积为 100%,且正态曲线下的面积分布有一定规律。

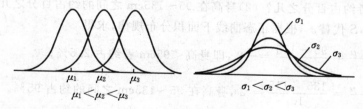

图 7-4　不同 μ、σ 时的正态分布

三、正态曲线下面积的分布规律

(1)横轴上曲线下的总面积等于 100% 或 1。

(2)以 μ 为总体均数,σ 为总体标准差,则正态曲线下面积分布有如下规律(图 7-5,表 7-6):
$\mu \pm \sigma$ 的面积占总面积的 68.26%;
$\mu \pm 1.96\sigma$ 的面积占总面积的 95%;
$\mu \pm 2.58\sigma$ 的面积占总面积的 99%。

即:$\mu \pm \sigma$ 范围内包含的变量值个数占变量总数的 68.26%;$\mu \pm 1.96\sigma$ 范围内包含的变量值个数占变量总数的 95%;$\mu \pm 2.58\sigma$ 范围内包含的变量值个数占变量总数的 99%。当资料呈正态分布且观察值个数较多时,可用 $\overline{X}$ 估计 μ,S 估计 σ,对观察值的频数分布作出估计。

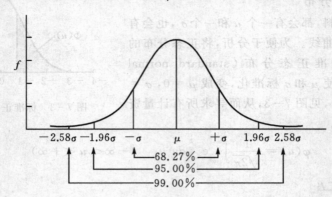

图 7-5 正态曲线下面积分布规律图

表 7-6 常用的 μ 值

曲线下面积(%)	双侧 μ 值($\pm$)	单侧 μ 值($\pm$)
99	2.58	2.33
95	1.96	1.645
90	1.645	1.282
80	1.282	0.842

四、正态分布规律的应用

(一)估计频数分布情况

例 7.12 某年某地区 6 岁男孩的身高服从正态分布,其 $\overline{X} = 115.0\text{cm}$,$S = 10\text{cm}$,问:(1)身高<95cm 者约占百分之几?(2)身高在 95～135cm 之间的约占百分之几?

用 $\overline{X}$ 代替 μ,S 代替 σ,根据正态曲线下面积分布规律,求得

(1) $u = \dfrac{X - \mu}{\sigma} = \dfrac{95 - 115}{10} = -2$,即身高<95cm 者约占 2.5%;

(2) $u = \dfrac{X - \mu}{\sigma} = \dfrac{135 - 115}{10} = 2$,身高在 95～135cm 之间的约占 95%。

(二)估计医学参考值范围(正常值范围)

1.定义

通常指正常人的解剖、生理、生化、免疫及组织代谢产物的含量等各种数据的波动范围。在医疗卫生工作中,医务人员经常要应用各种生理、生化指标的参考值(正常值)范围,主要目的是用于临床疾病诊断。

参考值范围是绝大多数正常人(参照总体)的测量值所在范围,最常用的是 95%参考值范围。

以一定数量的"正常人"为样本,观察某个或几个变量,根据所得样本数据推论总体中变量值的范围,称为医学参考值范围的估计。这里的"正常人"不是指任何组织与器官的形态及功能都无异常的人,而是指排除了影响被研究指标的疾病及有关因素的人。

2. 单侧与双侧界值的确定

要根据专业知识和指标的实际用途来确定单侧或双侧的界限。对于过高过低都属异常的指标如白细胞总数，应采用双侧参考值范围，即确定低侧和高侧的界值；对于过低无意义、过高属异常的指标如血铅，应确定其高侧的界值（单侧）；对于过高无意义、过低属异常的指标如肺活量，应确定其低侧的界值（单侧）。

3. 确定估计方法

（1）正态分布法　正态分布法运用正态曲线下面积规律来估计医学参考值范围。医学研究中，身高、红细胞数、脉搏、血压等及实验室的随机误差资料都属于近似正态分布的资料，因而可应用正态分布法估计医学参考值范围，见表7-7。

表7-7　估计医学参考值的百分范围

	正态分布法	
百分范围	双侧	单侧（下限或上限）
68%	$\overline{X}\pm S$	$\overline{X}-$ 或 $+1.28S$
95%	$\overline{X}\pm 1.96S$	$\overline{X}-$ 或 $+1.64S$
99%	$\overline{X}\pm 2.58S$	$\overline{X}-$ 或 $+2.33S$

例7.13　120名健康成年男性舒张压的均数为10.1kPa，标准差为0.93kPa，求舒张压的95%双侧正常值范围。

$$\overline{X}\pm 1.96S = 10.1\pm 1.96\times 0.93 = (8.28\sim 11.92)(kPa)$$

即：95%的健康成年男性舒张压在8.28~11.92kPa之间。

注意：95%参考范围（reference range）或正常范围（normal range）仅仅告知95%健康者的测定值在此范围之内，并非告知凡在此范围之内皆健康，也非告知凡在此范围之外皆不健康，所以不可将之作为诊断标准。如在$\overline{X}\pm 1.96S$的范围内只包括了95%的人群，还会有5%的健康者被遗漏；而$\overline{X}\pm 2.58S$的范围内包括了99%的人群，仍有1%健康者被遗漏。因此在临床实践中应根据各方面情况综合考虑，防止漏诊或误诊。

（2）百分位数法　偏态分布资料，可用百分位数法，将一群正常人某指标数据，按照选定的百分范围计算相应的百分位数作为医学参考值范围的界值。本章不再作介绍。

（三）质量控制

常以$\overline{X}\pm 2S$作为上、下警戒值，以$\overline{X}\pm 3S$作为上、下控制值。本章不再作介绍。

目标检测

一、填空题

1. 标准正态曲线下从-1.96到+1.96之间的面积为_____。

2. 反映资料集中趋势（平均水平）的常用指标有_____、_____和_____。

3. 正态分布的两个重要参数是_____和_____。

4. 确定医学参考值范围的方法有_____、_____两种。

二、单项选择题

1.在正态分布条件下表示变量值变异情况的指标最常用的是（　　）

  A.标准差   B.标准误

  C.变异系数   D.全距

  E.百分位数

2.已知某疾病患者10人的潜伏期（天）分别为：6,13,5,9,12,10,8,11,8,>20,其潜伏期的平均水平约为（　　）

  A.9天   B.9.5天   C.10天   D.10.2天   E.11天

3.标准正态分布的均数与标准差是（　　）

  A.0,1   B.1,0   C.0,0   D.1,1   E.0.5,1

4.用均数与标准差可全面描述何种资料的特征（　　）

  A.正偏态分布   B.负偏态分布

  C.正态分布和近似正态分布   D.对称分布

  E.任何分布

5.偏态分布资料宜用何种指标描述其分布的集中趋势（　　）

  A.算术均数   B.标准差

  C.中位数   D.四分位数间距

  E.方差

6.6人接种流感疫苗一个月后测定抗体滴度为1：20、1：40、1：80、1：80、1：160、1：320,求平均滴度应选用的指标是（　　）

  A.均数   B.几何均数   C.中位数   D.百分位数   E.倒数的均数

三、简答题

简述三种常用描述集中趋势指标的适用条件。

四、计算题

1.11名7岁男童体重（kg）分别为：17.3,18.0,19.4,20.6,20.9,21.2,21.8,22.5,23.2,24.0,25.5,求平均体重。试计算其均数和中位数。

2.某地110名男童身高资料,见下表,试编制频数表,并计算均数、标准差。

118.3	116.2	114.7	123.5	119.7	114.8	119.6	113.2	120.0	120.3
117.2	123.0	113.0	112.4	110.2	118.2	108.2	118.9	118.1	122.7
116.8	122.5	119.7	119.7	120.7	114.3	122.0	117.0	122.5	119.8
120.8	121.5	126.1	120.2	117.7	124.1	114.3	121.8	117.2	126.6
122.9	120.0	130.5	119.8	120.0	121.5	129.3	124.1	112.7	128.0
114.9	112.2	125.8	112.3	125.9	116.9	121.0	115.4	121.2	124.4
122.8	120.8	120.1	117.9	120.1	114.8	113.0	118.4	118.5	112.4
116.4	117.1	114.9	124.5	129.1	118.4	113.2	116.0	120.4	119.0
119.1	120.7	117.2	123.9	126.2	122.1	125.2	118.0	120.7	122.8
125.1	114.3	123.1	116.3	122.4	110.3	119.3	125.0	111.5	120.5
125.6	119.5	120.5	116.8	127.1	120.6	132.5	116.3	130.8	123.2

3. 40 例慢性肝炎的 HbsAg 滴度数据如下,计算平均滴度。

40 例慢性肝炎的 HbsAg 滴度

抗体滴度	频数	滴度倒数
1∶4	1	4
1∶8	4	8
1∶16	5	16
1∶32	8	32
1∶64	11	64
1∶128	6	128
1∶256	4	256
1∶512	1	512
合计	40	

4. 某地 144 例 30～45 岁正常成年男子的血清总胆固醇测量值近似服从均数为 4.95mmol/L,标准差为 0.85mmol/L 的正态分布。试估计该地 30～45 岁成年男子血清总胆固醇的 95% 参考值范围。

第八章　计量资料的统计推断

学习目标

【掌握】 抽样误差的定义；标准误的计算及意义；总体均数可信区间估计方法；假设检验的基本步骤及其注意事项。

【熟悉】 可信区间的概念，可信区间与医学参考值范围的区别；t 检验的应用条件；各种形式的 t 检验过程。

在医学科学研究中，绝大多数情况是由样本信息推断总体特征。由于个体之间存在变异，因此通过样本信息推断总体时会存在一定的抽样误差，样本均数不可能和总体均数完全一样，但我们可以利用抽样误差的分布规律对其进行分析。

第一节　均数的抽样误差和标准误

一、统计推断

(一)统计推断的概念和意义

抽样研究的目的是用样本信息来推断总体特征，这叫做统计推断。

在医学科研中，人们不可能也不必要对所有研究对象的每一个体逐一进行观测，而只需对样本的特征加以分析，然后根据这些样本提供的信息去推断、认识总体的特征。所以，为了认识样本均数对总体进行估计的可靠性或根据两个样本平均数之差决定总体平均数是否有本质差别等，都必须进行统计推断。

(二)统计推断的内容

统计推断的内容主要分为两大部分：参数估计和假设检验。参数估计有点估计、区间估计两种；假设检验包括参数检验和非参数检验两大类，参数检验主要有 u 检验、t 检验等；非参数检验主要有秩和检验等。

(三)统计推断的前提条件

在统计推断中，我们是利用样本统计量估计和推测总体参数的。那么，很重要的一点就是要保证样本的代表性。就是要利用随机抽样，尽量减小抽样误差，即在抽样时，坚持随机化原则，要使总体中的每一个个体都有相同机会被抽到；个体和个体间要彼此独立，互不影响；另外要有足够大的样本含量，这样才能尽可能地减小抽样误差。

二、均数的抽样误差和标准误

（一）概念

由抽样所引起的样本统计量与总体参数之间的差异叫抽样误差（sampling error）。由抽样所引起的样本均数与总体均数之间的差异称为均数的抽样误差。

在正态总体中，做样本例数为 n 的抽样。每抽样一次可以算得一个样本均数，若进行若干次这样的抽样，就可以得到若干个样本均数。根据数理统计原理和中心极限定理的观点，由这些样本均数组成的资料也服从正态分布。

即 $\bar{x} \sim N(\mu, \sigma_{\bar{x}}^2)$

样本均数的标准差又称为标准误（standard error，SE），是用来表示均数抽样误差大小的指标。标准误小，均数的抽样误差就小，说明样本均数对总体均数的代表性比较好，反之亦然。

（二）标准误的计算

均数抽样误差的大小，用符号 $\sigma_{\bar{X}}$ 表示，其计算公式为

$$\sigma_{\bar{X}} = \frac{\sigma}{\sqrt{n}} \tag{8-1}$$

式中 σ 为总体标准差，n 为样本含量。由此可见，影响抽样误差大小的因素包括样本含量和各个变量值之间的离散（变异）程度。

当样本含量一定时，标准误与标准差成正比，说明当总体中各观察值间的变异较小（即 σ 较小）时，抽到的样本均数 $\bar{X}$ 与总体均数 μ 相差较小，用 $\bar{X}$ 估计 μ 的可靠程度较高；当总体中各观察值间的变异较大（即 σ 较大）时，抽到的样本均数 $\bar{X}$ 与总体均数 μ 相差较大，用 $\bar{X}$ 估计 μ 的可靠程度也相对较低。

在实际工作中，总体标准差 σ 往往是未知的，而是用样本标准差 S 来代替总体标准差 σ，求得样本均数标准误的估计值 $S_{\bar{X}}$，其计算公式为

$$S_{\bar{X}} = \frac{S}{\sqrt{n}} \tag{8-2}$$

例 8.1 对某地成年男子的红细胞（RBC）数进行抽样调查，$n = 144$ 人，$\bar{X} = 5.38 \times 10^{12}/L$，$S = 0.44 \times 10^{12}/L$，求该地成年男子 RBC 数的标准误。

$$S_{\bar{X}} = \frac{S}{\sqrt{n}} = \frac{0.44}{\sqrt{144}} = 0.037$$

即该地成年男子 RBC 数的标准误为 $0.037 \times 10^{12}/L$。

（三）标准误的应用

（1）标准误表示抽样误差的大小，用以说明样本均数代表总体均数的可靠性。同质的资料标准误越小，说明抽样误差越小，样本均数越接近于总体均数，由样本均数推断总体均数的可靠性越大。反之，标准误越大，抽样误差越大，说明样本均数越远离总体均数，由样本均数推断总体均数的可靠性越小。

（2）结合样本均数 $\bar{X}$，可以对总体均数 μ 的可信区间进行估计。

（3）利用标准误进行均数的假设检验。

三、t 值及 t 分布

(一)概念

对于一个正态总体，X 服从正态分布，可以对 X 作 u 变换，将正态分布转换为标准正态分布。同理，由样本均数组成的资料也服从正态分布，所以我们对样本均数 $\overline{X}$ 也可以作 u 变换。在正态总体中作样本例数为 n 的抽样，每抽样一次可以得到一个 $\overline{X}$ 和一个 S，相对应的可计算出一个值，我们称它为 t 值；作若干次这样的抽样，我们可以得到若干个 t 值，这些 t 值的频数分布就叫做 t 分布(图 8-1)。

$$u = \frac{\overline{x} - \mu}{\sigma_{\overline{x}}} = \frac{\overline{x} - \mu}{\frac{\sigma}{\sqrt{n}}} \qquad \Rightarrow t = \frac{\overline{x} - \mu}{S_{\overline{X}}} = \frac{\overline{x} - \mu}{\frac{S}{\sqrt{n}}} \qquad (8-3)$$

(二)t 分布密度曲线及 t 值的特点

1. t 分布密度曲线特点

(1) t 分布也是单峰分布，位于 x 轴上方；

(2) t 分布曲线以 0 点为中心，左右两侧对称分布；

(3) t 分布的峰部较 u 分布矮，而尾端翘得较高，曲线形状与自由度 ν 有关。ν 越小，则 $S_{\overline{X}}$ 越大，t 值越分散，和 N(0,1)相比，集中在这部分的比例越多，尾部翘得越高。

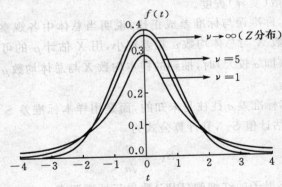

图 8-1　不同自由度 t 分布的概率密度曲线

2. t 值的特点

(1) t 分布曲线下，中间 95% 和 99% 的面积所对应的 t 值不是一个常量，而是随着自由度大小而变化(见 t 分布界值表)；

(2) 单侧 α 和双侧 2α 对应的 t 值相同，即：双侧 $t_{\alpha,\nu}$ = 单侧 $t_{\alpha/2,\nu}$；

(3) ν 相同时，α 越小，t 值越大；

(4) α 相同时，ν 越小，t 值越大。

四、总体均数的估计

参数估计是用样本统计量来估计总体参数。总体均数的估计，就是用样本均数的信息对总体均数进行估计，包括点值估计和区间估计。

（一）点值估计

点值估计是使用单一样本均数值直接作为总体均数的估计值，即 $\mu = \overline{x}$。该法简单，但未考虑抽样误差的影响，无法评价参数估计的准确程度。

（二）区间估计

区间估计是按预先给定的概率 $1 - \alpha$，计算出一个区间，使它能够包含未知的总体均数，该区间就称为总体均数的可信区间（confidence interval）。预先给定的概率 $1 - \alpha$ 称为可信度（confidence level），通常取 95％或 99％，即总体均数的 95％可信区间和 99％可信区间。可信区间通常由两个数值即可信限（confidence limit，CL）构成。如果没有特殊说明，一般取双侧的 95％可信区间。

（三）总体均数可信区间的计算

（1）当总体标准差 σ 已知时

总体均数的 95％可信区间的计算公式为：

$$(\overline{X} - 1.96\sigma_{\overline{X}}, \overline{X} + 1.96\sigma_{\overline{X}}) \tag{8-4}$$

总体均数的 99％可信区间的计算公式为：

$$(\overline{X} - 2.58\sigma_{\overline{X}}, \overline{X} + 2.58\sigma_{\overline{X}}) \tag{8-5}$$

（2）当总体标准差 σ 未知但样本含量 n 足够大（$n > 50$）时（大样本），资料分布趋近于标准正态分布时总体均数的 95％可信区间的计算公式为：

$$(\overline{X} - 1.96S_{\overline{X}}, \overline{X} + 1.96S_{\overline{X}}) \tag{8-6}$$

总体均数的 99％可信区间的计算公式为：

$$(\overline{X} - 2.58S_{\overline{X}}, \overline{X} + 2.58S_{\overline{X}}) \tag{8-7}$$

（3）总体标准差 σ 未知但样本含量 n 较小时（小样本），资料呈 t 分布

$$(\overline{X} - t_{\alpha/2,\nu}S_{\overline{X}}, \quad \overline{X} + t_{\alpha/2,\nu}S_{\overline{X}}) \tag{8-8}$$

例 8.2　调查 625 名健康男性工人的血液红细胞数，其均数为 470 万/mm³，标准差为 50 万/mm³，如果健康男性工人血液红细胞呈正态分布，求其总体均数的 95％可信区间。

本例 σ 未知，但属于大样本（$n = 625 > 50$），已知 $\overline{X} = 470$，$S = 50$，代入公式（8-6），则 95％可信区间为：

下限：$\overline{X} - 1.96S_{\overline{X}} = 470 - 1.96 \times 50/\sqrt{625} = 466.08$

上限：$\overline{X} + 1.96S_{\overline{X}} = 470 + 1.96 \times 50/\sqrt{625} = 473.92$

因此，健康男性工人血液红细胞数的总体均数的 95％可信区间为（466.08，473.92）万/mm³。

例 8.3　随机抽取某人群中的 26 人，用同一批次结核菌素作皮试，平均浸润直径为 10.8mm，标准差为 3.85mm。问这批结核菌素在该人群中使用时，皮试的平均浸润直径的 95％可信区间是多少？

本例样本含量较小，属于小样本，已知 $\overline{X} = 10.8$，$S = 3.85$，$n = 26$，$\nu = n - 1 = 26 - 1 = 25$，查 t 界值表（附表 2），得 $t_{0.05,25} = 2.06$。代入式（8-8），则 95％可信区间为：

下限：$\overline{X} - 2.06S_{\overline{X}} = 10.8 - 2.06 \times 3.85/\sqrt{26} = 9.24$

上限：$\overline{X} + 2.06S_{\overline{X}} = 10.8 + 2.06 \times 3.85/\sqrt{26} = 12.36$

这批结核菌素在该人群中使用时，皮试的平均浸润直径的 95％可信区间

是(9.24,12.36)mm。

五、总体均数可信区间与参考值范围的区别

(一)可信区间的含义

可信区间的确切含义是指:如果能够进行重复抽样试验,平均有 $1-\alpha$ 的可信区间包含了总体参数。

以 95% 可信区间为例,就某一次抽样来讲,可以用样本的统计量根据公式计算出一个 μ 所在的范围。μ 在该范围内的概率为 95%,有 5% 的可能性会估计错误。

(二)可信区间估计的效果

可信区间估计的效果取决于两个方面:一是可信度 $1-\alpha$,即计算出的可信区间包含总体均数的理论概率大小,其值越接近 1 越好,99% 的可信度就比 95% 的可信度要好;二是区间的宽度,区间越窄说明估计越精确,95% 的精度就比 99% 的精度要好。95% 可信区间估计的范围窄一些,所以犯错的可能性比较大,为 5%;99% 可信区间估计的范围宽一些,所以犯错的可能性相对比较小,只有 1%。

(三)可信区间与医学参考值范围区别

可信区间与参考值范围的意义、计算公式和用途均不同。

(1)从意义看　总体均数可信区间是按预先给定的概率确定未知总体均数的可能范围,表示总体均数的波动范围;而医学参考值范围是"正常人"的解剖、生理、生化等某项指标的波动范围,表示个体值的波动范围。

以 95% 范围为例,参考值范围是指同质总体内包括 95% 个体值的估计范围;而总体均数 95% 可信区间是指按 95% 可信度估计的总体均数的所在范围。

(2)从计算看　参考值范围计算用标准差,可信区间计算用标准误。

(3)从用途看　可信区间用于对总体均数的区间估计;参考值范围用于计算绝大多数(如 95%)观察对象某项指标的分布范围。

第二节　假设检验

一、假设检验的基本步骤

(一)概述

从总体中随机抽样,由样本信息推断总体特征,除了进行参数估计外,在实际应用中还会遇到这样的问题:某一个样本均数是否来自于已知均数的总体? 两个不同样本均数是否来自于同一总体? 要回答这类问题,除了可用前面的参数估计方法外,更多的是用统计推断——假设检验来解决。

假设检验(hypothesis test)又称显著性检验(significant test),是统计推断的另一个重要内容。通过假设检验,可以判断样本统计量与总体参数间的差别是否有统计学意义;也可以判断样本统计量与样本统计量间的差别有无统计学意义。

(二)假设检验的基本思想

先用例子说明两种可能性。如某医生为比较耳垂血和手指血的白细胞数,调查一定数量的成年人,同时取耳垂血和手指血,试问不同采血部位的白细胞数有无不同? 结果可能是不同采血部位对白细胞有影响,也可能白细胞数不受采血部位的影响,到底情况是怎样的呢? 我们可以依靠假设检验来回答这个问题。

首先对所估计的总体提出一个假设(假设样本统计量所代表的总体参数与已知的总体参数相等),然后在一定的概率条件下,根据现有样本的数据推断这个假设是否成立(成立则不拒绝该假设,不成立则拒绝该假设)。

均数的假设检验,是判断样本均数与总体均数之间,或者样本均数与样本均数之间的差别有无统计学意义(这种差别是由于抽样误差造成的,还是由于样本均数代表的总体与已知总体原本就不同造成的)的假设检验。

假设检验是利用小概率反证法思想,从问题的对立面(H_1)出发间接判断要解决的问题(H_0)是否成立。在假设 H_0 成立的条件下计算检验统计量,最后获得 P 值(P-value)来判断。当 P 小于或等于预先规定的概率值 α 时,就是小概率事件。根据小概率事件原理:小概率事件在一次抽样中发生的可能性很小。既然发生了,则有理由怀疑原假设 H_0,而认为其对立面 H_1 成立。

(三)假设检验的基本步骤

1.选择检验方法,建立检验假设并确定检验水准

(1)根据研究目的、研究设计类型和资料特点(变量种类、样本大小)等因素选择合适的假设检验方法。

(2)假设中包括无效假设(null hypothesis)和备择假设(alternative hypothesis)两种。

无效假设又称零假设,用符号为 H_0 表示,是假设样本统计量与总体参数,或样本统计量与样本统计量所代表的各自总体参数之间的差别,是由于抽样误差所致。

备择假设用符号 H_1 表示,是假设样本统计量与总体参数或样本统计量与样本统计量所代表的各自总体参数之间的差别,不是由于抽样误差所致,而是两总体参数之间存在本质差别。

H_0 和 H_1 是相互联系的对立的假设。在假设检验中,只有拒绝了 H_0,才能接受 H_1。

(3)建立检验假设的同时,还必须给出检验水准。检验水准亦称显著性水准(significance level),符号为 α。α 是预先规定的概率值,是判断差异有无统计学意义的概率水准,是"是否拒绝 H_0 的界限"。研究者可以根据研究目的的要求规定 α 的大小,α 值越大越容易得出有差别的结论。通常取 $\alpha=0.05$。

2.计算检验统计量

根据样本数据计算相应的统计量。如 t、u 等;所有的检验统计量都是在 H_0 成立的前提条件下计算出来的,所以 H_0 要假设两个(或多个)总体参数相等或服从某一分布。

3.确定 P 值

P 值的含义是指从 H_0 规定的总体随机抽样,其检验统计量(如 t、u 值等)大于或等于(或/和小于等于)现有样本获得检验统计量值的概率。

4. 做出推断结论

(1) 如果 P 值小于或等于检验水准 α，意味着 H_0 成立的前提下发生了小概率事件，根据"小概率事件在一次随机试验中不(大)可能发生"的推断原则，怀疑 H_0 的真实性，从而做出拒绝 H_0 的决策，同时接受 H_1。

(2) 如果 P 值大于 α，表示在 H_0 成立的假设下发生了较为可能的事件，没有充足的理由对 H_0 提出怀疑，于是做出不拒绝 H_0 的决策。

(3) 通常情况下，推断结论应该包括统计结论和专业结论两部分。

统计结论只说明有统计学意义或无统计学意义，而不能说明专业上的差异大小。必须结合专业结论才能得出符合客观实际的最终结论。

如果 $P \leqslant \alpha$，结论为：按 α 检验水准，拒绝 H_0，接受 H_1，统计结论为"差别有统计学意义"。

如果 $P > \alpha$，则结论为：按 α 检验水准，不拒绝 H_0，统计结论为"差别没有统计学意义"。

注意：拒绝 H_0 不能认为肯定不成立，因为在成立的条件下。出现现有检验统计量和更极端的情况的概率虽小，但是仍有可能出现，只是概率很小而已。所以结论是概率性的，不是绝对的肯定或否定。

二、样本均数与已知总体均数比较的 t 检验

样本均数与已知总体均数比较的 t 检验（单样本 t 检验），比较的目的是检验样本所代表的未知总体均数 μ 与已知的总体均数 μ_0 有无差别。已知的总体均数 μ_0 一般为理论值、标准值或经大量观察所得到的稳定值等。

检验统计量 t 值的计算公式为

$$t = \frac{|\overline{X} - \mu_0|}{S_{\overline{X}}} = \frac{|\overline{X} - \mu_0|}{S/\sqrt{n}}, \quad \nu = n - 1 \qquad (8-9)$$

例 8.4 经大量观察，用传统疗法治疗肺炎后的平均退热天数为 6.3 天，某医生用新疗法治疗 12 例肺炎患者，得出平均退热天数为 5.5 天，标准差为 1.2 天，能否据此认为新疗法与传统疗法不同？

(1) 建立假设，确定检验水准

$H_0: \mu = \mu_0$，即新疗法与传统疗法治疗肺炎后平均退热天数相同

$H_1: \mu \neq \mu_0$，即新疗法与传统疗法治疗肺炎后平均退热天数不同

$\alpha = 0.05$

(2) 选定检验方法，计算检验统计量

$\overline{X} = 5.5, S = 1.2, n = 12, \mu_0 = 6.3$，代入公式，得：

$$t = \frac{|\overline{X} - \mu_0|}{S/\sqrt{n}} = \frac{|5.5 - 6.3|}{1.2/\sqrt{12}} = 2.31, \quad \nu = n - 1 = 12 - 1 = 11$$

(3) 确定 P 值，作出推断结论

以 $\nu = 11$、$\alpha = 0.05$，查 t 界值表（见附表 2），$t_{0.05,11} = 2.201$，$t_{0.05,11} < t(2.31)$，故 $P < 0.05$，按 $\alpha = 0.05$ 的水准，拒绝 H_0，接受 H_1，差异有统计学意义，可以认为新疗法与传统疗法治疗肺炎后平均退热天数不同。

三、两样本均数比较的 t 检验和 u 检验

（一）两样本均数比较的 t 检验

两独立样本均数比较的 t 检验，又称成组 t 检验，适用于完全随机设计的两样本均数的比较，其目的是推断它们各自所代表的总体均数是否相等。两样本含量可以相等也可以不相等，但在总例数不变的条件下，当两样本含量相等时，统计检验的效率最高。

两独立样本 t 检验要求两样本所代表的总体服从正态分布，且两总体方差相等，即方差齐性。若两总体方差不齐，可采用 t' 检验等方法。

1. 方差齐性检验

根据两组正态随机样本判断其总体方差是否相等，可以对其进行检验假设

$H_0 : \sigma_1^2 = \sigma_2^2$，$H_1 : \sigma_1^2 \neq \sigma_2^2$

应用 F 统计量进行推断，

$$F = \frac{S_1^2(较大)}{S_2^2(较小)}, \nu_1 = n_1 - 1, \nu_2 = n_2 - 1 \qquad (8-10)$$

其中，S_1^2 与 S_2^2 是被比较的两个样本方差。这里要求式（8-10）中 S_1^2 代表较大的一个方差。已知当 H_0 成立时，F 统计量服从 F 分布。如果根据样本算得的 F 值偏大，有理由拒绝 H_0。

F 分布有两个自由度，分子的自由度 ν_1 和分母的自由度 ν_2。根据两个自由度可以在方差齐性检验 F 界值表（附表3）中查到相应于 F 临界值。按照式（8-10）计算的 F 值越大，对应的 P 值越小。从而确定 P 值。

例8.5 某克山病区测得 11 例克山病患者与 13 名健康人的血磷值（mmol/L），问该地急性克山病患者与健康人的血磷值是否不同？

患者：0.84，1.05，1.20，1.20，1.39，1.53，1.67，1.80，1.87，2.07，2.11

健康人：0.54，0.64，0.64，0.75，0.76，0.81，1.16，1.20，1.34，1.35，1.48，1.56，1.87

健康人：$n_1 = 13$，$S_1 = 0.4221$；患者：$n_2 = 11$，$S_2 = 0.4218$

（1）建立检验假设，确定检验水准

$H_0 : \sigma_1^2 = \sigma_2^2$，即两个总体方差相等

$H_1 : \sigma_1^2 \neq \sigma_2^2$，即两个总体方差不相等

$\alpha = 0.05$

（2）计算统计量

将 $n_1 = 13$，$S_1 = 0.4221$，$n_2 = 11$，$S_2 = 0.4218$，代入式（8-10），

$$F = \frac{S_1^2}{S_2^2} = \frac{0.4221^2(较大)}{0.4218^2(较小)} = 1, \nu_1 = n_1 - 1 = 12, \nu_2 = n_2 - 1 = 10$$

（3）确定 P 值，作出推断

查 F 临界值表（方差齐性用），得 $F_{0.05(12,10)} = 2.91$，则 $P > 0.05$，在 $\alpha = 0.05$ 水平不拒绝 H_0，可以认为两个总体方差相等。

2. 两样本所属总体方差相等的 t 检验

检验统计量 t 值的计算公式为

$$t = \frac{\overline{X}_1 - \overline{X}_2}{S_{\overline{X}_1 - \overline{X}_2}}, \nu = n_1 + n_2 \tag{8-11}$$

式中 $\overline{X}_1$ 和 $\overline{X}_2$ 分别为两样本的均数，$S_{\overline{X}_1 - \overline{X}_2}$ 为两样本均数差值的标准误，其计算公式为

$$S_{\overline{X}_1 - \overline{X}_2} = \sqrt{S_C^2 \left(\frac{1}{n_1} + \frac{1}{n_2} \right)} \tag{8-12}$$

式中 n_1 和 n_2 为两样本含量，S_C^2 为两样本合并的方差，其计算公式为

$$S_C^2 = \frac{\sum X_1^2 - \frac{(\sum X_1)^2}{n_1} + \sum X_2^2 - \frac{(\sum X_2)^2}{n_2}}{n_1 + n_2 - 2} \tag{8-13}$$

当样本标准差 S_1 和 S_2 已知时，可用公式(8-14)计算 S_C^2 。

$$S_C^2 = \frac{(n_1 - 1)S_1^2 + (n_2 - 1)S_2^2}{n_1 + n_2 - 2} \tag{8-14}$$

以例 8.5 为例，问该地急性克山病患者与健康人的血磷值是否不同？

已知经方差齐性检验，两组人群血磷值的总体方差相同。故可以根据公式(8-11)进行假设检验。

(1)建立假设，确定检验水准

$H_0: \mu_1 = \mu_2$ ，即该地急性克山病患者与健康人的血磷值相同

$H_1: \mu_1 \neq \mu_2$ ，即该地急性克山病患者与健康人的血磷值不同

$\alpha = 0.05$

(2)计算检验统计量 t 值

$n_1 = 11, \sum X_1 = 16.73, \sum X_1^2 = 27.2239$，

$n_2 = 13, \sum X_2 = 14.10, \sum X_2^2 = 17.4316$

$$\overline{X}_1 = \frac{\sum X_1}{n_1} = \frac{16.73}{11} = 1.521 \text{(mmol/L)}$$

$$\overline{X}_2 = \frac{\sum X_2}{n_2} = \frac{14.10}{13} = 1.085 \text{(mmol/L)}$$

按公式计算

$$S_C^2 = \frac{27.2239 - \frac{16.73^2}{11} + 17.4316 - \frac{14.10^2}{13}}{11 + 13 - 2} = 0.1781$$

$$S_{\overline{X}_1 - \overline{X}_2} = \sqrt{0.1781 \left(\frac{1}{11} + \frac{1}{13} \right)} = 0.1729$$

$$t = \frac{1.521 - 1.085}{0.1729} = 2.522, \nu = 11 + 132 = 22$$

(3)确定 P 值，作出推断结论

以 $\nu = 22$ 查 t 界值表，因 $t_{0.05, 22} = 2.074$，故 $P < 0.05$，按 $\alpha = 0.05$ 的水准上，拒绝 H_0，接 H_1，差异有统计学意义，可以认为急性克山病患者和健康人的血磷值不同。

3. 两样本所属总体方差不等的 t 检验

当两样本所属总体方差不等时，这时可采用 t' 作为统计量，这里不作详细介绍。

(二)两样本均数比较的 u 检验

当两个样本含量均较大时(如 n_1 和 n_2 均大于 50)，其均数的比较可用 u 检验。

检验统计量 u 值的计算公式为

$$u = \frac{\overline{X}_1 - \overline{X}_2}{S_{\overline{x}_1 - \overline{x}_2}} = \frac{\overline{X}_1 - \overline{X}_2}{\sqrt{\dfrac{S_1^2}{n_1} + \dfrac{S_2^2}{n_2}}} \qquad (8-15)$$

例 8.6 某地抽查了 25—29 岁正常人群 RBC 数,其中男性 156 人,均数为 $4.651 \times 10^{12}/L$,标准差为 $0.548 \times 10^{12}/L$;女性 74 人,均数为 $4.222 \times 10^{12}/L$,标准差为 $0.442 \times 10^{12}/L$,男性和女性的 RBC 数有无差别?

(1)建立假设,确定检验水准

$H_0 : \mu_1 = \mu_2$,即该人群男、女不同性别间的红细胞数相同

$H_1 : \mu_1 \neq \mu_2$,即该人群男、女不同性别间的红细胞数不同

$\alpha = 0.05$

(2)计算检验统计量 u 值

$n_1 = 156, \overline{X}_1 = 4.651, S_1 = 0.548; n_2 = 74, \overline{X}_2 = 4.222, S_2 = 0.442$。代入公式(8-15)得

$$u = \frac{\overline{X}_1 - \overline{X}_2}{S_{\overline{x}_1 - \overline{x}_2}} = \frac{\overline{X}_1 - \overline{X}_2}{\sqrt{\dfrac{S_1^2}{n_1} + \dfrac{S_2^2}{n_2}}} = \frac{4.651 - 4.222}{\sqrt{\dfrac{0.548^2}{156} + \dfrac{0.442^2}{74}}} = 6.35$$

(3)确定 P 值,作出推断结论

因为 $u_{0.05} = 1.96$,此处 $u = 6.35 > 1.96$,所以 $P < 0.05$,在 $\alpha = 0.05$ 水准上拒绝 H_0,接受 H_1,差别有统计学意义,可认为该地正常人群中男性和女性的红细胞数有差别。

四、配对计量资料比较的 t 检验

配对样本均数比较的 t 检验,简称配对 t 检验(paired t-test),适用于配对设计的计量资料的均数比较,其比较的目的是检验两相关样本均数所代表的未知总体均数是否有差别。配对设计(paired design)是将受试对象按照某些重要特征配成对子,每对中的两个受试对象随机分别给予两种不同的处理。

常用的配对设计主要有三种情况:①将受试对象配成特征(主要非处理因素)相近的对子,同对的两个受试对象随机分别接受两种不同处理;②同一受试对象接受处理(试验或治疗)前后;③同一样品分成两份,随机分别接受两种不同处理或检测。

配对样本 t 检验先求出各对子的差值 d,将 d 作为观察值计算其均数 $\overline{d}$。若两种处理的效应相同,理论上差值 d 的总体均数 μ_d 应为 0,现有样本差值均数不等于 0 的 $\overline{d}$ 可以来自 $\mu_d = 0$ 的总体,也可以来自 $\mu_d \neq 0$ 的总体。因此可以将该检验理解为差值样本均数 $\overline{d}$ 与已知总体均数 μ_d($\mu_d = 0$)比较的单样本 t 检验。

检验统计量 t 值的计算公式为

$$t = \frac{\overline{d} - \mu_d}{S_{\overline{d}}} = \frac{\overline{d} - 0}{S_{\overline{d}}} = \frac{\overline{d}}{S_d / \sqrt{n}}, \quad \nu = n - 1 \qquad (8-16)$$

式中 $\overline{d}$ 为差值 d 的样本均数,S_d 为差值的标准差,$S_{\overline{d}}$ 为差值样本均数的标准误,n 为配对样本的对子数。

例 8.7 对 8 名某病患者用某药治疗,测得治疗前后的血沉(mm/h)结果如下表,问该药对血沉是否有影响?

表 8-1　患者治疗前后血沉(mm/h)变化表

患者号	治疗前	治疗后	d(前-后)	d^2
1	10	6	4	16
2	13	9	4	16
3	6	3	3	9
4	11	10	1	1
5	10	10	0	0
6	7	4	3	9
7	8	2	6	36
8	8	5	3	9

(1)建立假设,确定检验水准

$H_0: \mu_d = 0$,即用药前后血沉无变化

$H_1: \mu_d \neq 0$,即用药前后血沉有变化

$\alpha = 0.05$

(2)计算检验统计量 t 值

$$\bar{d} = \sum d/n = 24/8 = 3 \text{ (mm/h)}$$

$$S_d = \sqrt{\frac{\sum d^2 - \frac{(\sum d)^2}{n}}{n-1}} = \sqrt{\frac{96 - \frac{24^2}{8}}{8-1}} = 1.852 \text{ (mm/h)}$$

$$t = \frac{\bar{d}-0}{S_{\bar{d}}} = \frac{\bar{d}}{S_d/\sqrt{n}} = \frac{3}{1.852/\sqrt{8}} = 4.582, \quad \nu = n-1 = 8-1 = 7$$

(3)确定 P 值,作出推断结论

以 $\nu = 7$ 查 t 界值表,$t_{0.05,7} = 2.365$,得 $P < 0.05$,按 $\alpha = 0.05$ 的水准上,拒绝 H_0,接受 H_1,差别有统计学意义,可认为该药对血沉有影响。

第三节　t 检验应用时应注意的问题

一、正确理解差别的统计意义

统计结论是概率性的,是相对的,是否拒绝 H_0 决定于被研究事物有无本质差异、抽样误差的大小及选用检验水准的高低等,所以作统计结论时不能绝对化。

差别有显著性,或有统计意义,指我们有很大的把握认为原假设不正确,并非是说它们有较大的差别;差别无显著性,或无统计意义,我们只是认为以很大的把握拒绝原假设的理由还不够充分,并不意味着我们很相信它。

二、t 检验的应用条件

t 检验的适用条件:当总体标准差未知,样本含量较小($n \leq 50$)时,理论上要求样本来自正态分布的总体,两样本均数比较时还要求总体方差相等,即方差齐性。

u 检验的适用条件:当总体标准差 σ 未知,但样本含量较大($n > 50$)或总体标准差 σ 已知

时,选用 μ 检验。

三、正确选择 t 检验的方法

应根据分析目的、资料性质,了解变量设计类型是配对设计还是成组设计,是大样本还是小样本等选用适当的假设检验方法。t 检验用于两个小样本均数的比较,也可用于两个大样本均数的比较;u 检验只能用于两个大样本均数的比较,而不能用于两个小样本均数的比较。同是两个小样本均数的比较,配对资料和成组资料的设计类型不同,t 检验的方法也不同。

四、正确理解 t 检验结论的概率性

P 值是指在无差别假设 H_0 的总体中随机抽样,观察到的等于或大于现有统计量值的概率。当规定检验水准是 0.05 时,$P \leqslant 0.05$,则拒绝 H_0,接受 H_1,只能说明检验结果有统计学意义,习惯上称为差别有显著性,但并不是 H_0 绝对不成立,也不应误解为两个均数相差很大。$P > 0.05$,则不拒绝 H_0,习惯上称为差别无显著性,但并不是说 H_1 绝对不成立,也不应理解为相差不大或肯定没有差别。

五、正确理解 I 类错误和 II 类错误

由于样本的随机性,假设检验中作出的结论可能会犯两类不同类型的错误。

I 类错误(弃真错误)指拒绝了实际上成立的 H_0 所犯的错误。犯第一类错误的概率记作 α。通常取 $\alpha = 0.05$,其含义是当拒绝 H_0 时,理论上 100 次检验中平均有 5 次发生这样的错误。

II 类错误(存伪错误),指不拒绝实际上不成立的 H_0 所犯的错误,其概率用 β 表示。犯第二类错误的概率记作 β。$1 - \beta$ 称为把握度,指当两总体的确有差异时,根据确定的检验水准能发现该差异的能力。例如 $1 - \beta = 0.90$,意味着若两总体确有差别,则理论上 100 次检验中,平均有 90 次能够得出有差别的结论。

一般情况下 β 值的大小很难确切估计。但 α 和 β 的大小有一定的关系。当样本例数 n 一定时,α 愈小,β 愈大;反之,α 愈大,β 愈小。

减少错误发生的方法:若要同时减少 α 及 β,可增加样本例数来实现,一般取 $\alpha = 0.01$,若重点减少 β,一般取 $\alpha = 0.1$。

六、统计分析不能代替专业分析

统计"显著性"对应统计结论,医学、临床或生物学"显著性"对应专业结论。假设检验是为专业服务的,统计结论必须和专业结论有机地结合,才能得出符合客观实际的最终结论。如果统计结论和专业结论一致,则最终结论就是和这两者均一致(即均有或均无意义);如果统计结论和专业结论不一致,则最终结论需要根据实际情况加以考虑。

七、正确地确定单侧检验或双侧检验

单侧检验的确定是有条件的,不能任意选择,只有根据专业知识可以认为 A 比 B 大或小,才能选择单侧检验,而且单双侧选择应在统计分析工作开始之前就决定。若没有这方面的依据,一般选用双侧检验。由于在同一 α 水准上,单侧检验比双侧检验更易得出有统计学意义的结论,所以不能因双侧检验无统计学意义而改用单侧检验。

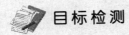 目标检测

一、单项选择题

1.关于 t 分布的图形,下列哪项是错误的(　　)

A.当 ν 趋于 ∞ 时,标准正态分布是 t 分布的特例

B.当 ν 逐渐增大,t 分布逐渐逼近标准正态分布

C.ν 越小,则 t 分布的尾部越高

D.t 分布是一条以 ν 为中心左右对称的曲线

E.t 分布是簇曲线,故临界值因自由度的不同而不同

2.$S_{\bar{X}}$ 表示(　　)

A.总体均数　　B.样本均数的标准差　　C.总体均数集中程度

D.变量值 X 的离散程度　　E.变量值 X 的可靠程度

3.均数标准误表示(　　)

A.方差　　B.个体变量值的离散程度　　C.样本均数的差值　　D.总体均数的差值

E.均数抽样误差大小

4.两样本均数比较,经过 t 检验,差别有显著性时,P 越小,说明(　　)

A.两样本均数差别越大　　　B.两总体均数差别越大

C.越有理由认为两总体均数不同　　D.越有理由认为两样本均数不同

E.两总体均数差别越小

5.总体均数 μ 的 95% 可信区间表示方法为(　　)

A.$\mu \pm 1.96\sigma$　B.$\bar{X} \pm 1.96\sigma_{\bar{X}}$　C.$\bar{X} \pm 1.96S$　D.$\mu \pm 1.96\sigma_{\bar{X}}$　E.$\bar{X} \pm 1.96\sigma$

二、名词解释

1.抽样误差　2.小概率事件　3.总体　4.标准误　5.样本

三、简答题

1.简述假设检验 P 值意义及基本推断原理。

2.简述标准差与标准误的联系及区别。

四、计算题

1.调查 100 名健康男性工人的血液红细胞数,其均数为 470 万/mm³,标准差为 50 万/mm³,如果健康男性工人血液红细胞呈正态分布,(1)求其 95% 正常值范围,并说明意义。(2)求其总体均数的 95% 可信区间,并说明意义。

2.据悉,某市 1985 年男婴平均出生体重为 3kg,2001 年随机观察该市 35 名男婴,测得其出生体重均数为 3.45kg,标准差 0.45kg。问该市 2001 年男婴出生体重均数与 1985 年是否不同?

3.某儿科采用静脉注射人血丙种球蛋白治疗小儿急性毛细支气管炎。用药前后患儿血清中免疫球蛋白 IgG(mg/dl)含量如下表所示,试问用药前后 IgG 有无变化?

患儿号	用药前	用药后
1	1206.44	1678.44
2	921.36	1293.36
3	1294.08	1711.66
4	945.36	1416.70
5	721.36	1204.55
6	692.32	1147.30
7	980.01	1379.59
8	691.01	1091.46
9	910.39	1360.34
10	568.56	1091.83
11	1105.52	1728.03
12	757.43	1398.86

4.分别测得15名健康人和13名Ⅲ度肺气肿患者痰中 α_1 抗胰蛋白酶含量(g/L)结果如下表,问健康人和Ⅲ度肺气肿患者痰中 α_1 抗胰蛋白酶含量是否不同?

健康人	2.7	2.2	4.1	4.3	2.6	1.9	1.9	0.6	1.9	1.3	1.5	1.7	1.3	1.3	1.9

Ⅲ度肺气肿患者	3.6	3.4	3.7	5.4	3.6	6.8	4.7	2.9	4.8	5.6	4.1	3.3	4.3

5.测得30岁以上的冠心病患者142人的血清胆固醇(mg/dl),另以506名年龄相仿的非患者作比较,结果如下,试分析冠心病患者的血清胆固醇是否较高?

冠心病患者:样本例数:142,均数:223.6,标准差:45.8

非患者:样本例数:506,均数:180.6,标准差:34.2

第九章 计数资料的统计描述

学习目标

【掌握】相对数常用指标(率、构成比、相对比)的含义和计算;率的标准化法应用意义。

【熟悉】相对数应用的注意事项及标准化率的计算。

计数资料与计量资料性质不同,其所用指标和分析方法亦不相同。我们在进行科研工作时,往往要统计阴性和阳性、治愈和未愈、死亡与存活等相关信息,对于这些资料,我们常常要用相对数来进行统计分析。

第一节 相对数

一、相对数的常用指标

相对数(relation number)是指两个有联系的指标之比,是计数变量资料常用的描述性统计指标。它可以是两个有联系的绝对数之比,也可以是两个统计指标之比。计算相对数的意义主要是在相同基数下进行相互比较。常用相对数按性质和用途不同分为率、构成比、相对比。

(一)率

率(rate)又称频率指标或强度指标(P),表示在一定范围内,某现象的实际发生数与可能发生该现象的总数之比,用以说明某种现象发生的频率大小或强度。

$$率 = \frac{某时期内发生某现象的观察单位数}{同期可能发生某现象的观察单位总数} \times 比例基数(K) \qquad (9-1)$$

上式可用字母表达为:

$$率(P) = \frac{A(+)}{A(+) + A(-)} \times 比例基数(K)$$

式中的 K 为比例系数,可以是 100%、1000‰、10000/万、100000/10 万等,比例基数有两种使用方法:①符合习惯,常用的是百分率,如病死率、治愈率等;而出生率、婴儿死亡率等则常用千分率;恶性肿瘤死亡率大都用十万分率;②方便阅读。

率的分子是由分母产生的;某个率发生变化,对其他率不造成影响。

例 9.1 某医生用中西医结合疗法治疗胃溃疡,选择患者共 89 人,经一个月的治疗,治愈 47 人,则该疗法治愈率是多少?

$$该疗法治愈率 = \frac{47}{89} \times 100\% = 52.8\%$$

(二)构成比

构成比(constituent ratio)又称构成指标或结构指标,是指一事物内部某一组成部分的观察单位数与该事物各组成部分的观察单位总数之比,用以说明某一事物内部各组成部分所占的比重或分布。

$$构成比 = \frac{事物内部某一组成部分的观察单位数}{同一事物各个组成部分的观察单位数} \times 100\% \qquad (9-2)$$

上式可用字母表达为:

$$构成比 = \frac{A(或 B 或 C 或 D 或 E 或 F 或 G 或 \cdots)}{A+B+C+D+E+F+G+\cdots} \times 100\% + \cdots$$

构成比说明某事物中各部分所占的比重,不能反映事物发生的频率或强度。

分子是分母的组成部分之一;某一部分的构成比一定小于 100%,各部分构成比之和为 100%;某一部分构成比发生变化,其他部分会相应发生变化。

例 9.2　某医院各科室床位数(表 9-1),求各科室床位数所占比例。

表 9-1　某医院各科室床位数

科　别	床位数	构成比(%)
外科	170	24.15
内科	345	49.00
儿科	100	14.21
妇产科	89	12.64
合计	704	100.00

由表 9-1 可知,各科室床位数所占比例之和为 100%。

(三)相对比

相对比(relative ratio),又称对比指标,是 A、B 两个有关指标之比,用以描述两者的对比水平,说明 A 是 B 的若干倍或百分之几。

$$相对比 = \frac{A\ 指标}{B\ 指标}(或 \times 100\%) \qquad (9-3)$$

例 9.3　我国某年人口普查结果:男性人口 65355 万,女性人口 61228 万,求性别比。

男女性别比 $= \dfrac{65355}{61228} = 1.07(倍)$

例 9.4　某市某年肺癌死亡率城区为 19.39/10 万,郊区为 9.99/10 万,求相对比。

城区的死亡率为郊区的

$$城区郊区肺癌死亡率比 = \frac{19.39}{9.99} = 1.94(倍)$$

郊区的死亡率为城区的

$$郊区城区肺癌死亡率比 = \frac{9.99}{19.39} = 51.52\%$$

二、应用相对数应注意的问题

(一)计算相对数时分母不宜过小

计算相对数时,统计研究的观察单位应有一定数量。观察单位数太少,计算的结果不稳定,如某医师用一中药配方探讨对胃炎的治疗效果。治疗 2 例,2 例均治愈,计算的治愈率为 100%,仅凭两例患者不好判断该中药配方是否有效。以后其他医师用此配方治疗 50 例胃炎患者,仅 2 人治愈,计算的治愈率仅为 4%。由此可见,观察单位数少,结果不稳定,缺乏代表性。不能反映事物的客观规律,甚至有时造成错觉。

(二)分析时不能以构成比代率

分析时常见的错误是以构成比代替率来说明问题。构成比说明事物内部各部分所占的比重或分布,不能说明某现象发生的强度或频率大小。

例9.5 某社区某医生对 40 岁以上的 1478 人进行白内障普查,结果见表 9 - 2,根据构成比计算结果,能否据此推断年龄在"50～、60～"的人口易患白内障。

表 9 - 2 某社区 40 岁以上白内障患病情况

年龄组	检查人数	白内障例数	患病率(%)	构成比(%)
40～	562	70	12.46	15.08
50～	440	130	29.54	28.02
60～	299	145	48.49	31.25
70～	152	99	65.13	21.34
80～	25	20	80.00	4.31
合计	1478	464	31.39	100.00

显然,根据构成比计算的只是白内障患者在年龄上的分布比例。根据临床经验,我们知道,随着年龄的增长,白内障患病率会越来越高。即 50～、60～岁年龄段的白内障患患者数的构成比最高,但不一定该年龄段的白内障患病率最高,而是 80～岁年龄段的白内障患病率最高。

(三)对观察单位不等的几个率,不能直接相加求其总率

对观察单位数不等的几个率,不能直接相加求其总率,而应该用总的发患者数除以总人口数。如从某地抽查了 300 名成年人,其中:男性 100 人,某病患病为 20%,女性 200 人,患病率为 14%,则此地男女合计的患病率应为:(20+28)/300＝16%。

(四)对率或构成比进行比较时应注意资料的可比性

用率或构成比作对比分析时,需检查相互比较的两组或几组资料是否具有可比性,这是分析比较的前提。除了研究因素之外,其余的因素应相同或相近,应注意以下几方面:研究对象是否同质,研究方法、观察时间、种族、地区、客观环境和条件是否一致;其他影响因素在各组的内部构成是否相同;若比较死亡率,要考虑各组的性别、年龄构成是否可比;若比较治愈率,要考虑各组的年龄、性别、病情、病程的构成是否相同;若内部构成不同,必须对率进行标准化。

(五)样本率(或构成比)比较时应作假设检验

和均数一样,样本率或构成比也存在抽样误差问题,不能仅凭表面数值大小下结论,而须进行率(或构成比)差别的假设检验。

第二节 率的标准化法

一、率的标准化法意义

在研究疾病的发生发展规律及医学科研时,常常要比较它们的发病率、死亡率、治愈率等指标的高低,但很多疾病与年龄、人口比例、病情等因素有关。要比较两个总率时,发现两组资料的内部构成(如年龄、性别构成等)存在明显不同,而且影响到了总率的结果,此时直接比较

两个率的高低是不合理的,而应考虑采用率的标准化法(standardization method of rate)。标准化法是在一个统一的标准构成条件下进行率的对比的方法。采用统一标准调整后的率称为标准化率(standardized rate),亦称调整率(adjusted rate)。

标准化法的基本思想,就是消除混杂因素影响,统一内部构成,使资料间具有可比性。

二、标准化率的计算

标准化率的计算分为直接法和间接法两种。本章仅介绍直接法。

(一)选择标准构成的一般原则

可以选一个具有代表性的、内部构成相对稳定的较大人群。如比较不同地区发病率、死亡率等时,由于受年龄、性别的影响,可选择全国或全省的数据作为标准构成。国际间比较时需要采用世界通用的标准。还可以选取两组资料之和作为标准构成;另外,还可以任意选取其中一组的构成作为标准构成。

$$P' = \frac{N_1 P_1 + N_2 P_2 + \cdots + N_k P_k}{N} = \frac{\sum N_i P_i}{N} \qquad (9-4)$$

P' 为标准化率,$N_1, N_2, \cdots, N_k$ 为标准构成的每层例数,$P_1, P_2, \cdots, P_k$ 为原始数据中各层的率,N 为标准构成的总例数。

例9.6 某地甲乙两医院某病治愈情况,见表9-3,试对两医院的治愈率进行比较。

表9-3 甲乙两医院某传染病治愈情况比较

类型	甲医院		乙医院	
	患者数	治愈率%	患者数	治愈率%
普通型	300	60.0	100	65.0
重型	100	40.0	300	45.0
暴发型	100	20.0	100	25.0
合计	500	48.0	500	45.0

由资料可见,乙医院的各型治愈率均高于甲医院,但总治愈率却是甲医院高于乙医院。其原因是甲、乙两医院该传染病的各型患者构成不同,甲医院以普通型患者为主,而乙医院则以重型患者为主,因此造成甲医院传染病总的治愈率较乙医院为高,从而对总治愈率造成影响。欲比较两院治愈率,计算标准化率可以消除两院各型患者构成不同对治愈率的影响。

(二)计算

1.以各组资料之和作为共同标准进行计算

表9-4 甲乙两医院某传染病治愈情况比较(资料之和作指标)

类型	甲乙医院合并患者数	甲医院		乙医院	
		原治愈率%	预期治愈人数	原治愈率%	预期治愈人数
普通型	400	60.0	240	65.0	260
重型	400	40.0	160	45.0	180
暴发型	200	20.0	40	25.0	50
合计	1000	48.0	440	45.0	490

甲医院标准化治愈率：

$440/1000 \times 100\% = 44\%$

乙医院标准化治愈率：

$490/1000 \times 100\% = 49\%$

结论：乙医院的治愈率高于甲医院。

2. 以另一组资料作为共同标准进行计算

表9-5 甲乙两医院某传染病治愈情况比较(另一资料作指标)

类型	丙医院患者数	甲医院		乙医院	
		原治愈率%	预期治愈人数	原治愈率%	预期治愈人数
普通型	500	60.0	300	65.0	325
重型	400	40.0	160	45.0	180
暴发型	200	20.0	40	25.0	50
合计	1100	48.0	500	45.0	555

甲医院标准化治愈率：

$500/1100 \times 100\% = 45\%$

乙医院标准化治愈率：

$555/1100 \times 100\% = 50\%$

结论：乙医院的治愈率高于甲医院。

3. 任选一组资料作为共同标准进行计算

表9-6 甲乙两医院某传染病治愈情况比较(甲医院作指标)

类型	甲医院患者数	甲医院		乙医院	
		原治愈率%	预期治愈人数	原治愈率%	预期治愈人数
普通型	300	60.0	180	65.0	195
重型	100	40.0	40	45.0	45
暴发型	100	20.0	20	25.0	25
合计	500	48.0	240	45.0	265

甲医院治愈率：

$240/500 \times 100\% = 48\%$

乙医院标准化治愈率：

$265/500 \times 100\% = 53\%$

结论：乙医院的治愈率高于甲医院。

由此可见，选定的标准不同，算得的标准化率也不同，但结论应该是一致的。

三、应用标准化率应注意的问题

首先，要明确什么情况下进行标准化。只有当内部构成影响结果比较时才可进行率的标准化。

其次，标准化率已不能反映率的实际水平，它只能表明相互比较资料间的相对水平。且仅限于采用共同标准构成的组间比较，选用标准不同，所得标准化率也不同，但不影响结论分析。

第三，两样本标准化率是样本值，存在抽样误差，想要得出标化组和被标化组的总率是否相等的结论，还应作假设检验。

 目标检测

一、单项选择题

1. 表示某现象发生的频率或强度用（　　）
   A. 构成比　　B. 观察单位　　C. 相对比　　D. 率　　E. 百分比

2. 以下哪项指标不属于相对数指标（　　）
   A. 出生率　　B. 某病发病率　　C. 某重金属元素体内含量的百分位数
   D. 死因构成比　　E. 女婴与男婴的性别比

3. 下面 5 个指标中最能反映某年某病对居民生命危害程度指标的是（　　）
   A. 死亡率　　B. 病死率　　C. 1 年生存率　　D. 死亡年龄构成比　　E. 患病率

4. 计算麻疹疫苗接种后血清检查的阳转率，分母为（　　）
   A. 麻疹易感人群　　B. 麻疹患者数　　C. 麻疹疫苗接种人数
   D. 麻疹疫苗接种后的阳转人数　　E. 麻疹疫苗接种后的阴性人数

5. 随机选取男 200 人，女 100 人为某传染病研究的调查对象，测得其感染阳性率分别为 20% 和 15%，则合并阳性率为（　　）
   A. 35%　　　B. 16.7%　　　C. 18.3%　　　D. 无法计算　　　E. 17.5%

6. 某省级市抽样调查了某一时间段部分城乡居民冠心病发病与死亡情况，年平均人口数为 1 923 224 人，其中城镇 976 087 人，农村为 947 137 人，在城镇的病例数为 1387 人，死亡人数 941 人，农村病例数为 816 人，死亡人数为 712 人。根据该资料，城镇居民冠心病年发病率（/10 万）为（　　）
   A. 47.37　　B. 86.15　　C. 142　　D. 48.93　　E. 72.12

二、简答题

1. 常用的相对数指标有哪些？它们的意义有何不同？
2. 应用相对数时应注意哪些问题？

三、计算题

试比较下表甲、乙两医院乳腺癌手术后的五年生存率。

甲、乙两医院乳腺癌手术后的五年生存率(%)

淋巴结转移	甲 医 院			乙 医 院		
	病例数	生存数	生存率	病例数	生存数	生存率
无	50	37	74.00	318	229	72.01
有	716	498	69.55	91	63	67.03
合计	766	535	69.84	409	292	71.39

第十章　计数资料的统计推断

学习目标

【掌握】率的标准误的计算及用途;率的 u 检验适用条件;四格表卡方检验专用和校正公式,配对四格表卡方检验的计算,行×列表卡方检验的计算。

【熟悉】行×列表卡方检验的注意事项。

第一节　率的抽样误差和标准误

一、率的抽样误差

同样本均数与总体均数间存在抽样误差一样,样本率与总体率之间同样也存在着抽样误差。

由随机抽样造成的样本率和总体率的差异,以及各样本率之间的差异称为率的抽样误差(sampling error of rate)。率的抽样误差可用率的标准误(standard error of rate)来表示。率的标准误是描述率的抽样误差大小的指标。

二、率的标准误的计算和用途

(一)计算

率的标准误大小用 σ_p 表示,计算公式为

$$\sigma_p = \sqrt{\frac{\pi(1-\pi)}{n}} \tag{10-1}$$

式中,σ_p 为率的标准误,π 为总体率,n 为样本含量。

在实际工作中,由于总体率 π 往往未知,常用样本率 p 来代替,则公式(10-1)可变为:

$$S_p = \sqrt{\frac{p(1-p)}{n}} \tag{10-2}$$

式中,S_p 为率的标准误的估计值,p 为样本率,n 为样本含量。

例 10.1　为调查某县成年人乙型肝炎表面抗原(HBsAg)的携带情况,随机抽查了100名成年人,发现 HBsAg 阳性者12人,试估计此次调查的 HBsAg 阳性率标准误的大小。

该例样本阳性率 $p=12/100=0.12$

$$S_p = \sqrt{\frac{p(1-p)}{n}} = \sqrt{\frac{0.12\times(1-0.12)}{100}} = 3.25\%$$

此次调查的 HBsAg 阳性率标准误为 3.25%。

（二）用途

1.表示率的抽样误差的大小

率的标准误小，说明抽样误差小，表示样本率与总体率较接近，用样本率代表总体率的可靠性大；反之，率的标准误大，说明抽样误差大，表示样本率与总体率相距较远，用样本率代表总体率的可靠性小。

2.对总体率的可信区间进行估计

对总体率的参数估计包括：点值估计，即不考虑抽样误差，即 $p = \pi$；区间估计，即考虑抽样误差的存在，根据样本率、标准误及一定的概率，估计总体率所在的范围，即总体率的可信区间。总体率的可信区间估计可分别采用下列两种方法。

（1）正态近似法　当样本含量 n 足够大（如 $n > 50$），且样本率 p 和 $(1-p)$ 均不太小，如 np 且 $n(1-p)$ 均 $\geqslant 5$ 时，样本率的分布近似正态分布，则总体率的可信区间可按下列公式计算。

总体率的 95% 可信区间为

$$(p - 1.96S_p, \ p + 1.96S_p) \tag{10-3}$$

总体率的 99% 可信区间为

$$(p - 2.58S_p, \ p + 2.58S_p) \tag{10-4}$$

例 10.2　某地随机抽取 1000 名中小学生，作蛔虫感染检查，得出感染率 60.0%，求感染率的 95% 可信区间。

本例 $n > 50$，$p = 60.0\%$，$S_p = 1.55\%$，用正态近似法计算。

下限：$p - 1.96S_p = 60.0\% - 1.96 \times 1.55\% = 56.96\%$

上限：$p + 1.96S_p = 60.0\% + 1.96 \times 1.55\% = 63.04\%$

则该感染率的 95% 可信区间为 56.96%～63.04%。

（2）查表法　当样本含量 n 较小（如 $n \leqslant 50$），且样本率 $p \geqslant 0.01$ 时，可查相关统计用表（百分率的可信区间表），直接得到总体率的可信区间（详见有关统计学参考书）。

3.进行率的假设检验

见第二节。

第二节　率的 u 检验

当样本含量较大时，样本率的频数分布近似正态分布，故应用正态分布的原理对两个率所代表的总体率间的差异进行假设检验。适用条件：np 且 $n(1-p)$ 均 $\geqslant 5$。

一、样本率与总体率的比较

$$u = \frac{|p - \pi_0|}{\sigma_p} \tag{10-5}$$

式中，p 为样本率，π_0 为总体率，σ_p 为率的标准误。

例 10.3　根据以往经验，一般溃疡病患者有 20% 发生胃出血症状。现某医院观察 65 岁以上溃疡患者 304 例，其中有 96 例发生胃出血症状。问老年患者胃出血情况与一般患者有无不同？

（1）建立假设

H_0：$\pi = \pi_0$，老年人胃溃疡出血率与一般胃溃疡患者相同

H_1：$\pi \neq \pi_0$，老年人胃溃疡出血率与一般胃溃疡患者不同

$\alpha = 0.05$

(2)计算 u 值

$\pi_0 = 0.2, p = 96/304 = 0.316,$

$$\sigma_p = \sqrt{\frac{\pi_0(1-\pi_0)}{n}} = \sqrt{\frac{0.2(1-0.2)}{304}} = 0.0229$$

$$u = \frac{|0.316 - 0.2|}{0.0229} = 5.07$$

(3)确定 P 值，做出推断结论

本例 $u = 5.07 > 1.96$，故 $P < 0.05$。按 $\alpha = 0.05$ 水准，拒绝 H_0，接受 H_1，差异有统计学意义，可认为 65 岁以上老年溃疡病患者比一般溃疡病患者容易发生胃出血。

二、两个样本率的比较

$$u = \frac{|p_1 - p_2|}{S_{(p_1-p_2)}} = \frac{|p_1 - p_2|}{\sqrt{\frac{p_1(1-p_1)}{n_1} + \frac{p_2(1-p_2)}{n_2}}} \qquad (10-6)$$

例 10.4 某山区小学检查男生 80 人，肺吸虫感染者 23 人；女生 85 人，感染者 13 人，试问男生和女生的肺吸虫感染率有无差别。

(1)建立假设

H_0：$\pi_1 = \pi_2$，男女生肺吸虫感染率相同

H_1：$\pi_1 \neq \pi_2$，男女生肺吸虫感染率不同

$\alpha = 0.05$

(2)计算 u 值

$p_1 = 23/80 = 0.2875$ ，$p_2 = 13/85 = 0.1529$

$$u = \frac{|0.2875 - 0.1529|}{\sqrt{\frac{0.2875 \times (1-0.2875)}{80} + \frac{0.1529 \times (1-0.1529)}{85}}} = 2.09$$

(3)确定 P 值，做出推断结论

本例 $2.09 > u_{0.05} = 1.96$，所以 $P < 0.05$，在 $\alpha = 0.05$ 水准上拒绝 H_0，接受 H_1，可认为该山区小学男生和女生的肺吸虫感染率不同，男生比女生的感染率高。

第三节　χ^2 检验

χ^2 检验（chi square test）也称卡方检验，是英国统计学家 Pearson 提出的一种用途广泛的假设检验方法。它用于计数资料时，可以检验两个及两个样本率（或构成比资料）之间的差异是否有统计学意义，从而推断总体率（或构成比）是否相同。

一、四格表资料的 χ^2 检验

（一）χ^2 检验的基本思想

例 10.5 为了解铅中毒患者是否有尿棕色素增加现象，分别对患者组和对照组的尿液作

尿棕色素定性检查,结果如下。问铅中毒患者和对照人群的尿棕色素阳性率有无差别?

表 10 - 1 两组人群尿棕色素阳性率比较

组 别	阳 性	阴 性	合 计	阳性率(%)
铅中毒	$29(a)$	$7(b)$	$36(a+b)$	80.56
对 照	$9(c)$	$28(d)$	$37(c+d)$	24.32
合 计	$38(a+c)$	$35(b+d)$	$73(n)$	52.05

表内 $29(a)$、$7(b)$、$9(c)$ 和 $28(d)$ 为 4 个基本数据,其余数据如行合计(n_R:$a+b$;$c+d$)、列合计(n_C:$a+c$;$b+d$)、总合计(n:$a+b+c+d$)及有效率等均可由这 4 个基本数据计算出来。这种形式的资料称为四格表(fourfold table)资料。

χ^2 检验的检验统计量为 χ^2,其基本公式为

$$\chi^2 = \sum \frac{(A-T)^2}{T}, \quad \nu = (行数 - 1)(列数 - 1) \tag{10-7}$$

式中,A 为实际频数(actual frequency),即四格表内的 4 个基本数据;T 为理论频数(theoretical frequency),它是根据无效假设 H_0 推算出来的。以例 10.5 为例,无效假设是铅中毒患者和对照人群的尿棕色素阳性率无差别,均等于表 10 - 1 中的合计阳性率 52.05%(38/73),即 H_0:$\pi_1 = \pi_2 = 52.05\%$。按照这一假设,理论上铅中毒患者的尿棕色素阳性例数应为($36 \times 52.05\%$)=18.7,阴性例数应为 $36-18.7=17.3$;同理,理论上对照人群的尿棕色素阳性例数应为($37 \times 52.05\%$)=19.2,阴性例数应为 $37-19.2=17.8$。理论频数 T 的求法也可用公式表示为

$$T_{RC} = \frac{n_R n_C}{n} \tag{10-8}$$

式中,T_{RC} 为第 R 行(row)第 C 列(column)的理论频数,n_R 为相应行的合计数,n_C 为相应列的合计数,n 为总例数。如表 10 - 1 中的第 1 行和第 1 列的理论频数为 $T_{11} = \frac{36 \times 38}{73} = 18.7$。余可类推。有了实际频数和理论频数,就可通过公式(10-6)计算检验统计量 χ^2 值。例 10.5 根据公式计算得:$\chi^2 = 23.12$。

χ^2 检验的基本思想是检验实际频数(A)和理论频数(T)的吻合程度(差别是否由抽样误差引起)。χ^2 值的大小反映了 A 与 T 的吻合程度。如果无效假设 H_0 成立,A 与 T 应该相差不太大,出现较大的 χ^2 值的概率比较小。所以根据样本资料计算得到的 χ^2 值越大,我们就越有理由拒绝 H_0。

(二)四格表资料的 χ^2 检验

对于四格表资料,为方便计算还可以直接用四格表专用公式(10-9)计算求 χ^2 值。

$$\chi^2 = \frac{(ad-bc)^2 n}{(a+b)(c+d)(a+c)(b+d)} \tag{10-9}$$

式中,a、b、c、d 分别为四格表中的四个实际频数,$(a+b)$、$(c+d)$、$(a+c)$、$(b+d)$ 是周边合计数,n 为总例数。该公式是基本公式(10-7)在四格表资料的简化公式。

以例 10.5 为例进行假设检验:

(1)建立假设,确定检验水准

H_0:$\pi_1 = \pi_2$,铅中毒患者和对照人群的尿棕色素阳性率无差别

H_1:$\pi_1 \neq \pi_2$,铅中毒患者和对照人群的尿棕色素阳性率有差别

$\alpha = 0.05$

(2)选定检验方法,计算检验统计量

$$\chi^2 = \frac{(29 \times 28 - 7 \times 9)^2 \times 73}{36 \times 37 \times 38 \times 35} = 23.12 , \quad \nu = (2-1)(2-1) = 1$$

(3)确定 P 值,作出推断结论

查 χ^2 界值表,得 $\chi^2_{0.05,1} = 3.84$,$23.12 > 3.84$,$P < 0.05$,按 $\alpha = 0.05$ 水准,拒绝 H_0,接受 H_1,差异有统计学意义,可认为铅中毒患者和对照人群的尿棕色素阳性率有差别。

计算结果与前述基本公式的计算结果相同。

由于 χ^2 界值表是由连续分布的 χ^2 分布计算出来的,但原始数据属计数资料是离散的,由此计算出来的 χ^2 值也是离散的,特别是四格表,有时若不校正,所求 χ^2 值偏大,所得概率 P 值偏低。

为此,英国统计学家 F. Yates(1934 年)提出了用 $|A-T| - 0.5$ 计算 χ^2 值的连续性校正法(correction for continuity),其校正公式为

$$\chi^2 = \sum \frac{(|A-T| - 0.5)^2}{T} \tag{10-10}$$

$$\chi^2 = \frac{(|ad-bc| - n/2)^2 n}{(a+b)(c+d)(a+c)(b+d)} \tag{10-11}$$

所以当 $n \geqslant 40$,且 $T \geqslant 5$ 时,用未校正的 χ^2 值;当 $1 \leqslant T < 5$,且 $n \geqslant 40$ 时,宜用校正 χ^2 值;当 $T < 1$ 或 $n < 40$ 时,宜用精确概率计算法。

二、配对计数资料的 χ^2 检验

在第八章已介绍了配对设计的 t 检验,配对设计的 t 检验是对于计量资料(观察值),将两种处理分别施于条件相同的两个受试对象,或施于同一受试对象某种处理前后某指标的变化,比较两总体均数的差异。若是对于计数资料,我们用配对资料的 χ^2 检验(McNemar 检验)。

配对 χ^2 检验专用公式为

$$\chi^2 = \frac{(b-c)^2}{b+c} , \quad \nu = 1 \tag{10-12}$$

若 $b+c < 40$,应该对式(10-12)进行校正,校正公式为

$$\chi^2 = \frac{(|b-c| - 1)^2}{b+c} , \quad \nu = 1 \tag{10-13}$$

例 10.6 用两种检验方法对某食品作沙门氏菌检验,结果如下,试比较两种方法的阳性结果是否有差别?

表 10-2 两种方法阳性结果比较

荧光抗体法(A)	常规培养法(B)		合计
	+	-	
+	160(a)	26(b)	186
-	5(c)	48(d)	53
合计	165	74	239

从表中资料可见,239 份标本每份分别用荧光抗体法和常规培养法进行检验,其结果有四种情况:①A、B 两法均为阳性(a);②A、B 两法均为阴性(d);③A 法阳性而 B 法阴性(b);④B

法阳性而 A 法阴性(c)。我们比较的目的是判断两种方法的检验结果有无差异，a 和 d 两种结果是相同的，对差异比较无意义，可以不计。参照配对 χ^2 检验公式，对例 10.6 进行假设检验。

(1)建立假设，确定检验水准

　　H_0：两种方法检验结果相同，即总体 $B = C$

　　H_1：两种方法检验结果不同，即总体 $B \neq C$

　　$\alpha = 0.05$

(2)选定检验方法，计算检验统计量

　　$b = 26$，$c = 5$，$b + c < 40$，故按公式(10-13)计算得

$$\chi^2 = \frac{(|26 - 5| - 1)^2}{26 + 5} = 12.90 \ , \ \nu = 1$$

(3)确定 P 值，作出推断结论

查 χ^2 界值表，得 $\chi^2_{0.05,1} = 3.84$，$12.90 > 3.84$，$P < 0.05$，按 $\alpha = 0.05$ 水准，拒绝 H_0，接受 H_1，差异有统计学意义，认为两法检验结果不一样，荧光抗体法阳性结果高于常规培养法。

三、行×列表资料的 χ^2 检验

以上介绍了两个样本率比较的 χ^2 检验方法，为 2×2 表或四格表资料。当基本数据的行数或列数大于 2 时，要选用行×列表或 R×C 表法。R×C 表的 χ^2 检验主要用于多个样本率（或构成比）的比较。

$$\chi^2 = n \left(\sum \frac{A^2}{n_R n_C} - 1 \right), \ \nu = (\text{行数} - 1)(\text{列数} - 1) \tag{10-14}$$

式中，n 为总例数，A 为每个格子的实际数，n_R 为与 A 同行的合计数，n_C 为与 A 同列的合计数。

例 10.7　检查不同居室朝向的婴幼儿 712 人，检出佝偻病 379 人，资料见表 10-3，问不同居室朝向的婴幼儿佝偻病患病率是否有差别。

表 10-3　不同居室朝向的婴幼儿佝偻病患病率比较

朝向	患病	未患病	合计	患病率(%)
南向	180	200	380	47.7
西、西南向	14	16	30	46.7
东、东南向	120	84	204	58.8
北、东北、西北向	65	33	98	66.3
合计	379	333	712	53.2

(1)建立假设，确定检验水准

　　H_0：四种居室朝向的婴幼儿佝偻病患病率相同

　　H_1：四种居室朝向的婴幼儿佝偻病患病率不同或不全相同

　　$\alpha = 0.05$

(2)选定检验方法，计算检验统计量

$$\chi^2 = 282 \times \left(\frac{180^2}{380 \times 379} + \frac{200^2}{380 \times 333} + \cdots + \frac{65^2}{98 \times 379} + \frac{33^2}{98 \times 333} - 1 \right)$$

$$= 15.08$$

$$\nu = (4 - 1)(2 - 1) = 3$$

(3)确定 P 值,作出推断结论

以 $\nu = 3$ 查 χ^2 界值表,因 $\chi^2_{0.05, 3} = 7.81 < 15.08$,故 $P < 0.05$。按 $\alpha = 0.05$ 水准拒绝 H_0,接受 H_1,差别有统计学意义,可认为居室朝向不同的婴幼儿佝偻病患病率不相同或不全相同。

在用行×列表 χ^2 检验进行统计比较时,还应注意其对资料的要求,即适用条件。行×列表 χ^2 检验允许有 1/5 的基本格子理论频数小于 5 大于 1,但不能有理论频数小于 1。如果有超过 1/5 格子的理论频数小于 5 大于 1,或有理论频数小于 1 的格子,可采用以下处理办法:增加样本含量;删去某行或某列;合理地合并部分行或列;用精确概率法。由于删去某行或合并法将会损失部分信息,因此,研究设计时应考虑充分。

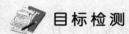 **目标检测**

一、单项选择题

1. 反映率的抽样误差大小的指标是(　　)
   A. $S_{\overline{x}}$ 　　 B. $\sigma_{\overline{x}}$ 　　 C. S_p 　　 D. $S_{\overline{X}}$ 　　 E. $\pi - p$

2. 配对设计的两样本率比较,统计量的计算方法为(　　)
   A. $t = \dfrac{\overline{X_1} - \overline{X_2}}{S_{\overline{X_1} - \overline{X_2}}}$ 　　 B. $t = \dfrac{\overline{X_1} - \overline{X_2}}{\sqrt{\dfrac{S_1^2}{n_1} + \dfrac{S_2^2}{n_2}}}$ 　　 C. $t = \dfrac{|\overline{d}|}{S_{\overline{d}}}$ 　　 D. $F = \dfrac{S^2(\text{大})}{S^2(\text{小})}$

   E. $\chi^2 = \dfrac{(b-c)^2}{b+c}$

3. 要比较吸烟组与非吸烟组慢性气管炎患病率的差别,可采用(　　)
   A. $\chi^2 = \dfrac{(ad - bc)^2 n}{(a+b)(c+d)(a+c)(b+d)}$ 　　 B. $u = \dfrac{|x_1 - x_2| - 0.5}{\sqrt{x_1 + x_2}}$

   C. $\chi^2 = \dfrac{(|b-c| - 1)^2}{b+c}$ 　　 D. t 检验 　　 E. 以上均不对

4. 四格表校正公式的使用条件是(　　)
   A. $1 < T < 5$ 或 $n > 40$ 　　 B. $1 \leqslant T < 5$ 且 $n \geqslant 40$ 　　 C. $T > 5$ 且 $n \leqslant 40$
   D. $T < 1$ 且 $n > 40$ 　　 E. $T < 1$ 或 $n < 40$

5. 多样本率比较的无效假设是(　　)
   A. $\pi_1 = \pi_2 = \cdots = \pi_n$ 　　 B. $\pi_1 \neq \pi_2 \neq \cdots \neq \pi_n$ 　　 C. $\pi_1 > \pi_2 > \cdots > \pi_n$
   D. $\pi_1 < \pi_2 < \cdots < \pi_n$ 　　 E. $\pi_1, \pi_2, \cdots, \pi_n$ 不全相等

6. $R \times C$ 表的理论频数 $T_{R \times C}$ 为(　　)
   A. $\dfrac{n}{n_R \times n_C}$ 　　 B. $\dfrac{n}{n_R + n_C}$ 　　 C. $\dfrac{n_R \times n_C}{n}$ 　　 D. $\dfrac{n_R + n_C}{n}$ 　　 E. $n_R \times n_C$

7. 四格表的自由度(　　)
   A. 不一定等于 1 　　 B. 一定等于 1 　　 C. 等于行数×列数 　　 D. 样本含量减 1
   E. 以上都不对

二、计算题

1. 分别用两种方法对 110 份乳品作细菌培养,结果如下,试分析:

两种方法细菌培养效果是否相同？

两种方法细菌培养结果

乳胶凝集	常规培养＋	—	合计
＋	27	1	28
—	8	74	82
合计	35	75	110

2. 某医师研究用苓兰口服液与银黄口服液治疗慢性咽炎的疗效有无差别,将病情相似的80名患者随机分成两组,分别用两种药物治疗,结果如下,试作统计分析。

药物	有效	无效	合计
苓兰口服液	41	4	45
银黄口服液	24	11	35
合计	65	15	80

3. 某医生用复合氨基酸胶囊治疗肝硬化患者,观察其对改善实验室指标的效果,见下表。试对两组的改善率进行比较。

复合氨基酸胶囊对改善实验室指标的效果

分组	改善	未改善	合计
试验组	23	2	25
对照组	11	6	17
合计	34	8	42

4. 某医师按照白血病患者的发病情况,将308例患者分为两组,并按ABO血型分类记数,试问两组患者血型总体构成有无差别？

308例急、慢性白血病患者的血型分布

组别	A	B	O	AB	合计
急性组	60	47	61	21	189
慢性组	42	30	34	13	119
合计	102	77	95	34	308

第十一章　统计表和统计图

学习目标

【掌握】统计表和统计图的基本结构要求;各种统计图的适用条件。

【熟悉】统计表的种类和统计图的制图要求。

对资料进行统计描述时,经常会采用统计表与统计图来表现资料的数量特征及分布规律。这种将统计数据和统计指标,用表格的形式表达出来称为统计表(statistical table)。用点的位置、线条的升降、直条的长短或面积的大小等形式,将统计资料的特征表现出来,这样得到的图形称为统计图(statistical graph)。

第一节　统计表

以统计表这种形式描述资料,可以代替繁琐的文字叙述,使统计数据和统计指标更加系统化、条理化,使人一目了然,有利于作进一步的统计计算、分析和比较。

一、统计表的结构和种类

(一)统计表的基本结构

	标号　　标题		
横标目的总标目	纵标目1	纵标目2	合计
横标目1 横标目2		数字	
合计			

备注

由上表可见,统计表由标题、标目(包括横标目、纵标目)、线条、数字和备注五部分构成。

(二)统计表的种类

1. 简单表

简单表(simple table)按单一研究特征分组,由一组横标目和一组纵标目组成。见表 11 - 1,只描述甲医院的情况。

表 11 - 1　甲医院某传染病治愈情况

类型	患者数	治愈率(%)
普通型	300	60.0
重型	100	40.0
暴发型	100	20.0
合计	500	48.0

2.复合表

复合表又称组合表(combinative table),按两种或两种以上研究特征分组,即由一组横标目和两组以上纵标目结合起来组成。见表 11 - 2,将疾病类型和医院类别结合起来进行比较描述。

表 11 - 2　甲乙两医院某传染病治愈情况比较

类型	甲医院		乙医院	
	患者数	治愈率%	患者数	治愈率%
普通型	300	60.0	100	65.0
重型	100	40.0	300	45.0
暴发型	100	20.0	100	25.0
合计	500	48.0	500	45.0

二、统计表的制作要求

(一)统计表的编制原则

(1)重点突出、简单明了　统计表要简单清晰,一张表只表达一个主题。去掉表中无用的标目和数字。

(2)主谓分明、层次清楚　横纵标目要选择恰当,主谓语的位置要准确。

(3)数据真实、准确、可靠　数据表述要规范,文字和线条以简洁为主。

(二)统计表的制作要求

1.标题

标题用来概括表的主要内容,包括研究的时间、地点和研究内容,放在表的上方。具体要求如下:①能简明扼要概括出表的中心内容;②写在表的正上方;③可标明资料来源的时间、地点;④序号写在表的左上方。

2.标目

标目分别用横标目和纵标目说明表格每行和每列数字的意义,注意标明指标的单位。具体要求如下:①文字简明;②单位要在标目后注明;③按顺序排列;④标目不要过多;⑤主语放在表的左边作为横标目(行的内容),谓语放在表的右边作为纵标目(列的内容)。例如把性质分类的标目放在上方,排成行;而将时间、数量分等的标目放在左边,排成一列。

3.线条

线条至少用三条线,表格的顶线和底线将表格与文章的其他部分分隔开来,纵标目下横线

（又称为标目线）将标目的文字区与表格的数字区分隔开来。具体要求如下：①只有横线、不能出现竖线和斜线；②线条不要过多；③顶线和底线较粗，而标目线和合计线较细。。

4.数字

数字一律用阿拉伯数字表示。具体要求如下：①表示同一指标的数字，小数位数应一致且位次对齐；②表内不能出现空格。无数字用"—"表示，缺失数字用"…"表示，数值为 0 者记为"0"。

5.备注

表中数字区不要插入文字，也不列备注项。必须说明者在表下方用备注说明。具体要求如下：①用 * 号引出，在表格下面进行说明和解释；②多处备注可用不同符号表示。

（三）不良统计表修改举例

1.举例一

表 11－3 的绘制方法正确吗？若不正确，请加以改正。

表 11－3　病死率　（原表）

年份(1)	病例数(2)	存活数(3)	住院期死亡数(4)	急性期死亡数(5)	住院期病死率（%）(6)	急性期病死率（%）(7)
1991	17	9	8	7	47.1	41.2
1992	13	8	5	4	38.5	30.8
1993	15	8	7	6	46.7	40.0
1994	15	9	7	6	40.0	40.0
1995	12	8	4	4	33.3	33.3
合计	72	42	30	27	41.7	37.5

由表 11－3 可以看出，该表标题太简单，不能概括统计表的内容，且未注明时间、地点；另外，标目组合重复，住院期与急性期的数据未能紧密对应，不便于互相比较；最后，表的线条过多，并出现了竖线。可修改如下：

表 11－4　1991～1995 年某医院急性心肌梗死患者的病死率　（修改表）

年份	病例数	死亡例数		病死率（%）	
		住院期	急性期	住院期	急性期
1991	17	8	7	47.1	41.2
1992	13	5	4	38.5	30.8
1993	15	7	6	46.7	40.0
1994	15	6	6	40.0	40.0
1995	12	4	4	33.3	33.3
合计	72	30	27	41.7	37.5

2.举例二

表 11－5 的绘制方法正确吗？若不正确，请加以改正。

表 11-5　复方猪胆胶囊对 468 例不同类型老年性慢性气管炎病例近期疗效观察(原表)

分度及治疗 \ 分组		单纯性慢性气管炎			喘息性慢性支气管炎		
分度	度别	重	中	轻	重	中	轻
	例数	156	64	40	101	65	42
疗效	指标	治愈	显效	好转	无效	治愈	显效	好转	无效
	例数	80	121	48	11	38	91	65	14
	小计%	95.8%		4.2%		93.3%		6.7%	
合计		94.7%							

由表 11-5 可以看出,该表标题过于繁琐,横纵标目安排不合理,而且标目过于重复,给人感觉很乱;小计与合计意义不够明确;表中左上方还出现了不必要的斜线和竖线以及横线数量过多。可修改如下:

表 11-6　复方猪胆胶囊治疗老年慢性气管炎的近期疗效(修改表)

类型	例数	病情			疗效				
		重	中	轻	治愈	显效	好转	无效	有效率(%)
单纯性	260	40	156	64	80	121	48	11	95.8
喘息性	208	42	101	65	38	91	65	14	93.3
合计	468	82	257	129	118	212	113	25	94.7

第二节　统计图

统计图可以使抽象的统计数据变得更形象、直观、生动,让读者一目了然,印象清晰。但其对数量的表达比较粗略,不利于进一步作统计计算和分析。所以在绘制统计图时,一般同时附有统计表。

一、制图的基本要求

(一)统计图的结构
统计图通常由标题、图域、标目、图例和刻度 5 部分组成。
1.标题
标题要简明扼要地说明资料的内容、时间和地点,一般位于图的下方中央位置。
2.图域
图域是制图的空间,除圆图以外,一般用直角坐标系的第一象限位置表示图域,或者用长方形的框架表示图域。
3.标目
标目分为横标目和纵标目,表示横轴和纵轴数字刻度的意义,一般带有度量衡单位。
4.图例
图例可以对图中不同颜色或图案代表的指标进行注释。通常放在横标目与标题之间,如果图域部分有较大的空间,也可以放在图域当中。

5.刻度

刻度是纵轴与横轴上的坐标。刻度数值按从小到大的顺序,横轴由左向右,纵轴由下向上。绘图时按照统计指标值的大小,适当选择坐标原点和刻度的间隔。

(二)制图的基本要求

根据资料的性质和分析目的,选用适当的图形;表和图的标题要求一致;横轴对应横标目(主语),纵轴对应纵标目(谓语);纵轴尺度一般从"0"开始,纵横轴比例一般为5:7;在同一张图中,说明两种或两种以上事物时,要用不同的线条、颜色或图案加以区分;并在适当的地方加注图例。

二、统计图的种类及绘制

常用的统计图包括:直条图(bar chart),构成图(圆图(pie chart)和百分比条图(percent bar chart)),线图(line graph),直方图(histogram),箱式图(box plot),散点图(scatter chart)。

(一)直条图

直条图又称为条图,用等宽直条的长短来表示各个相互独立的指标大小的图形。适用于相互独立的资料(资料有明确分组,不连续)。可分为单式(具有一个统计指标,一个分组因素)和复式条图(具有一个统计指标,两个分组因素)。

1.绘制要点

横轴为观察项目,纵轴为数值,纵轴坐标一定要从 0 开始;各直条应等宽,等间距,间距宽度和直条相等或为其一半;复式直条图在同一观察项目的各组之间无间距;可以根据数值从大到小,从小到大,或按时间顺序排列。

2.举例

表 11-7　某地 1952、1972 年三种疾病死亡率(1/10 万)比较

死因	1952 年	1972 年
肺结核	163.2	27.4
心脏病	72.5	82.5
恶性肿瘤	52.5	183.5

根据表 11-7,以 1952 年为例,描绘单式条图,见图 11-1。

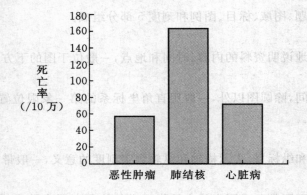

图 11-1　某地 1952 年三种疾病死亡率(1/10 万)比较(起点从 0 开始)

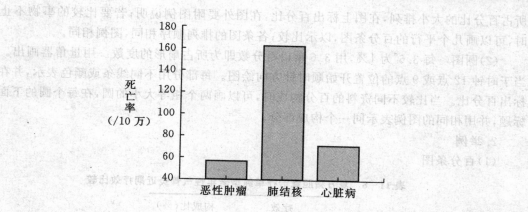

图 11-2　某地 1952 年三种疾病死亡率(1/10 万)比较(起点未从 0 开始)

图 11-1 与图 11-2 有何区别呢？如果纵坐标不从 0 开始，如图 11-2，会给我们感觉肺结核死亡率是恶性肿瘤和心脏病的 3～4 倍。而实际上三种疾病间没有相差如此悬殊。图 11-1 才是真实情况的反映，是正确的绘制方法。因此，绘制条图时纵轴一定要从 0 开始。

如果我们以 1952 年和 1972 年两年情况进行统计图的绘制，可以绘制复式条图。见图 11-3。

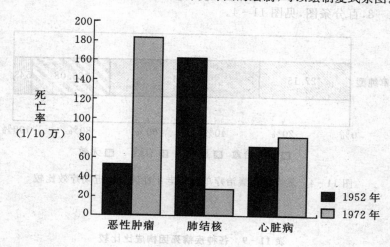

图 11-3　某地 1952、1972 年三种疾病死亡率(1/10 万)比较

(二)构成图

构成图常用于描述构成比的资料。常用的构成图包括百分条图(percent bar chart)和圆图(pie chart)。百分条图以长条面积为 100%，用长条内各段面积所占的百分比来表示各组成部分在全体中所占的比例。圆图以一个圆面积为 100%，用圆内各扇形面积所占的百分比来表示各部分所占的构成比例。构成图常用于描述构成比的资料。

1.绘制要点

(1)百分条图　一定要有标尺，画在图的上方或下方，起始的位置、总长度和百分条图一致，并和百分条图平行；全长为 100%，分成 10 格，每格 10%，或分成 5 格，每格 20%；按各部分所占百分比的大小排列,在图上标出百分比,在图外要附图例说明;若要比较的事物不止一个时,可以画几个平行的百分条图,以示比较;各条图的排列顺序相同,图例相同。

(2)圆图 每3.6°为1%,用3.6乘以百分数即为所占扇形的度数。用量角器画出。从相当于时钟12点或9点的位置开始顺时针方向绘图。每部分用不同线条或颜色表示,并在图上标出百分比。当比较不同资料的百分构成时,可以画两个相等大小的圆,在每个圆的下面写明标题,并用相同的图例表示同一个构成部分。

2.举例

(1)百分条图

表 11 - 8 复方猪胆囊治疗单纯型老年性气管炎近期疗效比较

疗效	构成比(%)
临床治愈	27.15
显效	44.34
有效	23.08
无效	5.43
合计	100.0

根据表 11 - 8,百分条图,见图 11 - 4。

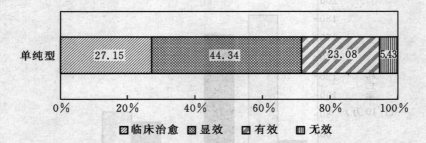

图 11 - 4 复方猪胆囊治疗单纯型老年性气管炎近期疗效比较

(2)圆图

表 11 - 9 各种疾病死因构成比比较

死因	例数	构成比(%)
心脏病	1242	35.48
脑血管病	1113	31.80
恶性肿瘤	651	18.60
呼吸系统疾病	337	9.62
消化系统疾病	157	4.50
合计	3500	100.00

根据表 11 - 9,圆图,见图 11 - 5。

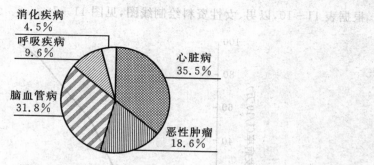

图 11-5　各种疾病死因构成比比较

(三)线图

线图是以线段的上升或下降来表示事物在时间上的发展变化或一种现象随另一种现象变迁的情况,反映事物的连续的动态变化规律。适用于连续性资料。分为单式和复式线图。

1.绘制要点

横轴表示时间或组段,纵轴表示频数或率,纵轴坐标可以不从 0 开始。数据点画在组段中间位置。相邻的点用直线连接,无数据的组段用虚线连接,直线不能任意外延。同一张线图上不要画太多条曲线。当有两条或两条以上曲线在同一张线图上时,须用不同颜色或不同的图形形式加以区分,并附图例加以说明。

2.举例

表 11-10　某年某地不同性别人群食管癌年龄组别发病率(1/10 万)

年龄	男	女
40～	4.5	2.0
45～	7.0	3.5
50～	7.5	4.6
55～	6.7	5.6
60～	19.2	6.9
65～	50.7	16.3
70～	68.9	12.4
75～	86.5	19.8
80～	97.3	15.5

根据表 11-10,以男性资料绘制线图,见图 11-6。

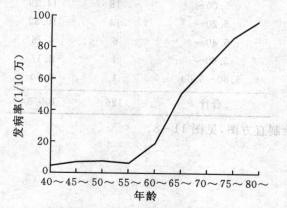

图 11-6　某年某地男性食管癌年龄组别发病率(1/10 万)

根据表 11-10,以男、女性资料绘制线图,见图 11-7。

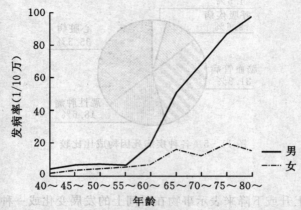

图 11-7 某年某地不同性别人群食管癌年龄别发病率(1/10万)

(四)直方图

直条图是以各矩形的面积来代表各组频数的多少。适用于连续变量的频数分布资料。

1. 绘制要点

横轴代表变量值,要用相等的距离表示相等的数量。纵轴坐标要从 0 开始。各矩形间不留空隙。对于组距相等的资料可以直接作图;组距不等的资料先进行换算,全部转化为组距相等的频数,用转化后的频数作图。

2. 举例

表 11-11 126 名健康成年男性红细胞数($\times 10^{12}$/L)的频数分布

组段	频数	频率%
3.80~	3	2.38
4.00~	7	5.56
4.20~	12	9.52
4.40~	17	13.49
4.60~	19	15.08
4.80~	26	20.63
5.00~	18	14.29
5.20~	13	10.32
5.40~	6	4.76
5.60~	4	3.17
5.80~6.00	1	0.80
合计	126	100.0

根据表 11-11,绘制直方图,见图 11-8。

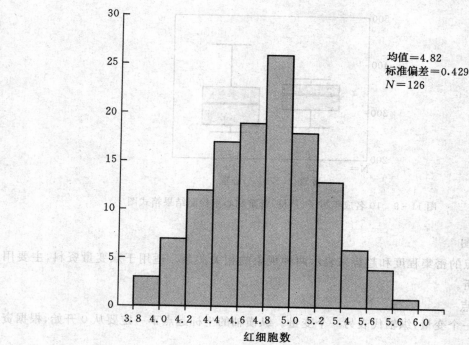

均值＝4.82
标准偏差＝0.429
$N＝126$

红细胞数

图 11-8　某地 126 名健康成年男性红细胞数（$\times 10^{12}/L$）的频数分布图

(五)箱式图

箱式图用于比较两组或多组资料的平均指标和变异指标,包括中位数、四分位数间距、极差。通过 5 个特征数值直观地表示了连续型变量的分布特点。

1. 绘制要点

首先计算各组的中位数 M 和 P_{25}、P_{75}。"箱子"下端为 P_{25},上端为 P_{75},最大值和最小值为"箱子"两个柄,即上下两条"触须",中间横线表示中位数的位置。

2. 举例

表 11-12　10 名成年男子(尸检)肾重和心重检测结果

编号	肾重(g)	心重(g)
1	333	271
2	357	439
3	361	328
4	305	326
5	269	276
6	340	305
7	369	404
8	312	262
9	268	255
10	354	350

根据表 11-12,绘制散点图,见图 11-9。

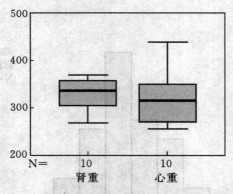

图 11-9　10 名成年男子(尸检)肾重和心重检测结果箱式图

(六)散点图

散点图以点的密集程度和趋势来表示两种现象的相关关系。适用于双变量资料,主要用于相关回归分析。

1.绘制要点

横轴代表一个变量,纵轴代表另一个变量。纵横轴的坐标起点不一定要从 0 开始,根据资料的情况而定。

2.举例

表 11-13　10 大白鼠进食量与体重增加的关系

进食量(g)	体重增加量(g)
830	152
765	130
740	141
879	149
784	145
688	114
854	163
950	166
921	162
652	118
613	105

根据表 11-13,绘制散点图,见图 11-10。

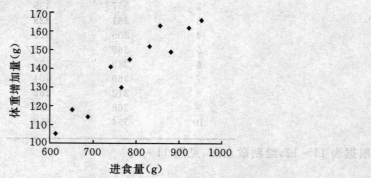

图 11-10　大白鼠进食量与体重增加关系的散点图

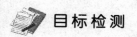 目标检测

一、简答题

1.统计表有哪几部分构成?制表的注意事项有哪些?

2.统计图有哪几部分构成?绘制统计图的注意事项有哪些?

二、填空题

下方的图形是我们最为常用的普通统计图,请填写名称:

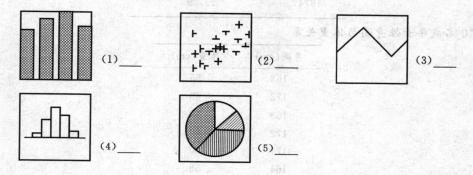

(1)___ (2)___ (3)___ (4)___ (5)___

三、作图题(结合以下资料,绘制适当统计图)

1.嵌入性脱位牙再植效果

效果	嵌入性脱位牙再植人数	比例构成(100%)
成功	24	45
良好	12	22
较好	12	22
失败	6	11
合计	54	100

2.某省某年四个地区的脊髓灰质炎发病率

地区	发病率(1/10万)
甲	22.0
乙	4.5
丙	1.0
丁	0.2

3. 某地 1968 年至 1974 年男性结核病死亡率(1/10 万)

年份	死亡率(1/10 万)
1968	50.19
1969	42.97
1970	45.37
1971	44.42
1972	35.59
1973	38.31
1974	25.29

4. 10 名成年女性身高与体重关系

身高(cm)	体重(cm)
163	55
172	68
163	57
172	60
171	60
164	58
158	53
166	55
167	56
177	66

5. 70 名女大学生午饭后休息一小时口腔温度(℃)

37.0	36.9	37.2	37.1	37.2	37.0	37.2	36.3	36.6	36.9
37.2	37.0	37.0	36.9	37.0	37.1	37.1	37.0	37.0	36.8
37.3	37.4	37.2	37.1	36.9	37.2	37.0	37.3	37.1	36.7
37.3	37.2	36.9	37.0	37.2	37.3	37.0	36.7	36.8	37.0
37.5	37.0	37.3	37.0	37.1	36.2	36.9	36.6	37.4	37.0
37.2	37.2	36.9	36.9	37.0	36.9	36.8	36.7	37.0	37.1
36.5	36.8	37.0	36.8	36.9	36.8	36.8	36.8	37.0	37.0

流行病学基础

第十二章　病因与病因推断

🔁 **学习目标**

【掌握】病因的概念；疾病发生基本条件；疾病推断的标准。
【熟悉】判断病因的推理方法。
【了解】三种主要病因模型。

　　流行病学的目的是预防疾病，要达到这一目的就必须进行病因研究。因为只有了解疾病发生的原因，才有可能对疾病做出正确的诊断和有效的治疗，才有可能采取特异性的干预对策和措施，从而有效地预防和控制疾病。基础医学、临床医学和预防医学均十分重视疾病病因研究。流行病学主要从预防和控制疾病、促进健康出发，从群体水平去探讨疾病病因。

第一节　疾病发生的基本条件

　　任何疾病的发生都必须具备致病因子、宿主和环境三项基本条件(也称三要素)。当三个要素同时存在、相互作用并保持动态平衡时，人体呈健康状态；在一定条件下，某个因素发生变化，平衡被破坏，则将发生疾病。了解疾病发生的基本条件及其特征，对于研究疾病的病因是十分必要的。

一、致病因子

　　能引起疾病的因素统称为致病因子，包括生物性致病因子、物理性致病因子和化学性致病因子三种。

(一)生物性致病因子

　　生物性致病因子包括微生物、寄生虫和有害动植物三大类。生物性致病因子主要引起各种感染和中毒性疾病。近年来许多研究表明，某些慢性非传染性疾病如肝癌、鼻咽癌、白血病、糖尿病等的发生也与生物性致病因子有关。

(二)物理性致病因子

　　物理性致病因子包括声、光、热、电离辐射、振动、噪声等。物理致病因子种类繁多，引起的疾病不同，且对机体的作用强度、作用方式等不同，危害效果也不同。

（三）化学性致病因子

经流行病学调查和动物实验证明，有数千种化学物质可引起人类的疾病。如工业"三废"、农药、医药、食品添加剂、化妆品等化学产品可不同程度危害人体健康；环境中的微量元素（氟、碘等）过多或不足在一定条件下也可致病。化学性致病因子的种类最多，致病情况复杂，是目前病因研究中的重点。

二、宿主

宿主是指能给病原体提供营养和生存场所的生物。疾病的发生与宿主的这方面因素有关，如遗传因素、免疫状况、年龄、性别、种族、健康状态、行为、性格及精神状态等。

（一）遗传因素

遗传因素与疾病的关系越来越受到人们的重视。遗传性疾病不仅限于单基因遗传病，如苯丙酮尿症、血友病等，还有多基因遗传病如高血压、糖尿病、恶性肿瘤等，无论是哪种遗传病均有明显的家庭聚集性特征。

（二）免疫状况

对于生物性致病因子来说，人体的免疫状况对疾病的发生起着重要作用。免疫功能好的人抗病能力强，相反则弱。人的免疫功能在成年后随着年龄增长而下降，免疫识别能力和免疫反应能力也会逐渐减弱，对疾病的抵抗力降低，这可能是大多数肿瘤的发病率随年龄增长而增加的原因之一。

（三）年龄与性别

不同年龄的人可能易患不同的疾病，如婴幼儿易患急性传染病；中、老年人易患心脑血管病、糖尿病、癌症等慢性非传染性疾病，而且随年龄的增长发病率（死亡率）增加。性别对疾病的发生与否同样有影响，除子宫癌、卵巢癌和乳腺癌之外，其他癌症（如胃、肺、肝癌等）的发病率男性均高于女性；胆道系统疾病如胆囊炎、胆石症等女性高于男性。年龄与性别对疾病的影响，主要与暴露机会、免疫状态及生理解剖特点不同有关。

（四）种族

不同种族由于遗传、饮食、风俗习惯及居住的地区等不同，某些疾病的发病率也有种族的差异。

（五）人的行为因素

不良或不健康的行为生活方式与人的多种疾病密切相关。不良行为的表现多种多样，主要有：

（1）不良的嗜好　吸烟、酗酒等。

（2）不良的饮食习惯　高盐饮食、喜烫食和硬食、进食速度快、饮食不规律、偏食、暴饮暴食、少食蔬菜和水果等。

（3）不良的文体活动习惯　缺乏锻炼或在污染的环境下锻炼，赌博、长时间看电视或玩电子游戏等。

（4）不健康的性行为而引起性病和艾滋病的传播。

（5）营养结构不合理。

（6）不良的医疗习惯　滥用药物、不及时求医、不懂自我保健、有病乱投医、不良的卫生习惯等。

（7）不良的心理因素。

(8)不遵守法律和交通法规。

(六)人的性格、气质和精神心理状态

人生活于社会环境中,对环境中所产生的各种事件必然会做出精神心理反应。有的人当遇到负性事件时(如战争、灾难、失恋、离婚、丧偶、意外财产受损等),由于精神高度紧张而产生一些不良心理反应,如恐惧、忧虑、苦闷、烦躁、焦急等,这些因素在一定条件下可引起神经内分泌系统失调进而引起疾病,如精神病、高血压、冠心病等。

三、环境

人类生活的环境包括自然环境和社会环境,两者对疾病的发生与否具有重要影响。致病因子和宿主均处于环境中,三者相互作用从而决定疾病是否发生。环境因素不但影响致病因子的存在、分布及强度,而且还影响宿主对病因的易感性、暴露机会、方式和程度,从而影响疾病的发生。

(一)自然环境

自然环境是指地球存在的环境,包括气象因素与地理因素。

气象因素包括日照、气候等。日照中的紫外线有助于维生素 D 的合成,在阳光不足环境中生长的小儿可因维生素 D 缺乏而患佝偻病;日照过强则可引起皮肤损害,甚至引起皮肤癌。气候包括温度、降水、湿度、风向、大气压等,其中有的可以是直接病因,如高温引起中暑;有的是间接地影响传播媒介的生长发育、繁殖和活动及病原体在媒介中的生长,从而使疾病具有季节性特征。如流行性乙型脑炎、血吸虫病等。

地理因素包括地形、地貌、土壤、水文等因素。地理因素可影响一个地区的水和土壤中的微量元素,使其过多或缺乏,从而引起地方病,如低碘地区的人患地方性甲状腺肿,高氟地区的人患地方性氟中毒。

(二)社会环境

社会环境是人类聚居的地方及活动的中心,也是与人类生产和生活关系最密切、最直接的环境。社会环境包括社会经济水平、文化、社会制度、职业、居住条件、生活习惯、宗教信仰、社会安定与动荡、战争与和平等。这些因素可直接或间接地影响人类的健康。

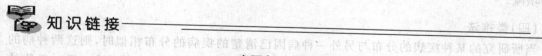

知识链接

病因与病因模型

流行病学上将病因又称为危险因素,是指"能使人们疾病发生概率升高的因素",引起疾病发生的诸多因素的综合即是病因。病因模型是用简洁的概念关系模式图来表达病因与疾病间的关系,提供了因果关系的思维框架,涉及了各个方面因果关系的路径。目前具有代表性的病因模型主要有三角模型、轮状模型及病因网模型。三角模型认为疾病的发生是宿主、环境、病因三要素共同作用的结果。轮状模型强调宿主与环境的密切关系。病因网模型认为疾病的发生是多种因素共同作用的结果,可提供因果关系的完整路径。该模型的优点是表达清晰具体,系统性强,能很好地阐述复杂的因果关系。

第二节　病因推断

病因研究是流行病学的主要任务之一。研究病因是一个循序渐进的过程，一般而言，要探明病因首先要经过一定的研究建立病因假说，然后根据假说指出进一步的研究方向，进行深入的研究以检验假说的正确性，最后证实假说。建立病因假说的过程是根据描述性流行病学研究结果进行逻辑推理的过程。

一、判断病因的推理方法

在形成及检验病因假说的过程中，常用 Mill's 准则，即病因假设建立的原则。包括以下几种逻辑推理方法。

(一)求同法

如果不同情况下的患者均具有类同的因素时，则这种因素可能是该病的病因。例如，某一地区发生的沙门氏菌食物中毒事件中发现，不同的人群（学生、教师及工人等）暴露于可疑食物者发病，未暴露者不发病；艾滋病患者除男性同性恋者高发外，静脉吸毒者、接受血液制品者也易发生，由此可以推测经血液传播是该病的危险因素。

(二)求异法

如果有 A、B 两种情况，某病的发病率在 A 显著高于在 B，在 A 有某因素(F)，在 B 没有该因素，则 F 很可能是该病的病因。例如，吸烟者的肺癌发病率显著高于不吸烟者，说明吸烟可能是肺癌的病因；新疆察布查尔病的流行区，锡伯族人发病率较其他民族高，流行病学调查发现，锡伯族人食一种特殊的民族食品"米送乎乎"，而当地其他民族无此习惯，由此怀疑该食品是该病的原因，经证实此种食品被肉毒梭状杆菌毒素污染。

(三)共变法

当某个因素(F)出现的频度或强度发生变化时，某病发生的频率与强度也变化，则 F 很可能是该病的病因，两者往往呈剂量-反应关系。如胎儿海豹肢畸形随药物"反应停"上市量的增减而增减。

(四)类推法

当所研究的某种疾病的分布与另外一种病因已清楚的疾病的分布相似时，则这两种病的病因可能相同。例如，克山病的病因未知，但该病的分布与动物的白肌病的分布一致。动物的白肌病是由于动物缺硒所致，由此推测，人类的克山病与动物的白肌病的病因可能有相同之处，即与缺硒有关。

(五)排除法

通过对假设的排除而建立假设的方法。研究病因的过程中有时会产生若干假设，将已知不可能引起疾病的因素逐一排除，最后保留下没有任何排除依据的某一因素可能就是引起该疾病的原因。1972 年上海发生桑毛虫皮炎的流行，调查组在诸多相关因素的调查中，逐一排除了工厂废气、植物花粉、吸血节肢动物等后，怀疑为桑毒蛾的幼虫所致，最后证实了这一假设。

二、病因判断的标准

病因判断是确定所观察到的疾病与因素间的关联是否为因果关联的过程。要想确定某种因素与疾病间的因果关联,必须按照因果关联的标准进行严格筛选,判断两者之间是因果联系还必须符合下列几项标准。

(一)关联的时间顺序

因果关联中有因才有果,"因"一定先于"果",此条在判定病因中是必需的。例如,伦敦烟雾事件后呼吸和心血管疾病的死亡率上升,提示了明确的时间前后关系。

(二)关联的强度

关联强度是有某因素组(暴露组)与无某因素组(非暴露组)发病率之比(RR),其值愈大,说明该因素与该病存在因果联系的可能性愈大。

(三)剂量反应关系

随着某因素暴露剂量的增加,人群中某疾病的发生频率随之升高,联系强度增大,则认为该因素与该疾病间存在剂量反应关系。

(四)关联的可重复性

指关联可以在不同人群、不同地区和不同时间重复观察到。重复出现的次数越多,因果推断越具有说服力。

(五)暴露与疾病分布的一致性

是指暴露因素与疾病二者的分布相符合。例如,胎儿海豹肢畸形的分布与药物"反应停"销售的时间、地区等分布是一致的,由此可推断二者之间存在因果联系。

(六)关联的生物学合理性

暴露与疾病的关联应具有生物学上的合理性,即"言之成理",这种联系与其他知识相符合,则为因果联系的可能性就大些。例如,高脂血症与冠心病的因果关联,与冠状动脉硬化的病理证据以及动物实验结果相吻合。

(七)暴露终止效应

去掉可能的暴露因素后,如果疾病发生频率减少,则说服力大大提高。如孕妇服用"反应停"引起胎儿海豹肢畸形,停止销售反应停后病例逐渐消失,这一结果极大地支持了反应停与海豹肢畸形的病因假设。

在因果关联的判断中,满足上述条件越多,因果联系的可能性越大,即使不满足上述标准,也不能否定因果联系的存在,需要进一步研究考证。

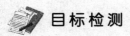 **目标检测**

一、单选题

1. 山区地方性甲状腺肿患病率高,饮水中碘含量低,而平原地方性甲状腺肿患病率低,饮

水中碘含量高,由此推断,饮水缺碘与地方性甲状腺肿有关。这种病因推断方法属于
(　　)

　　A.求同法　　　B.求异法　　　C.共变法　　　D.类推法　　　E.排除法

2.随着吸烟量的增加,肺癌的发生危险(RR)也增加,由此支持吸烟导致肺癌的因果联系,
这一推理运用的是(　　)

　　A.求同法　　　B.求异法　　　C.共变法　　　D.类推法　　　E.排除法

3.发达国家人均脂肪摄入量与大肠癌发生率均高于发展中国家,由此支持脂肪摄入量与
大肠癌之间的因果关联,这一推理运用了因果判断标准中的(　　)

　　A.关联的时间顺序　　　B.暴露与疾病分布的一致性　　　C.关联的可重复性

　　D.终止效应　　　E.关联的合理性

4.不同国家的学者在不同时间对本国人群作研究,均得出高盐饮食引起高血压,由此支持
高盐饮食是影响高血压发生的危险因素这一推理,运用了判断标准中的(　　)

　　A.关联的强度　　　B.关联的时间顺序　　　C.关联的可重复性

　　D.关联的合理性　　　E.暴露与疾病分布的一致性

5.疾病发生的基本条件是下列哪一种组合(　　)

　　A.患者、家庭、社会　　　B.致病因子、宿主、环境　　　C.传染源、传播途径、易感者

　　D.理化、生物、社会因素　　　E.年龄、性别、遗传因素

二、案例分析题

在幽门螺杆菌感染与十二指肠溃疡的关系研究中获得如下证据:

(1)324 例幽门螺杆菌感染者,10 年中有 11% 发生十二指肠溃疡,而 133 例非感染者仅有
0.8% 发生十二指肠溃疡。说明感染在前,发病在后。

(2)90%～100% 的该病患者存在幽门螺杆菌感染,OR＞10;10% 的感染者在 10 年中发生
该病,RR＞10;十二直肠溃疡患者的感染密度(每平方毫米胃黏膜)高于非患者;幽门螺杆菌感
染率与卫生条件有关,在发展中国家较高,可达 50% 以上,该病患病率亦较高;幽门螺杆菌感
染无性别差异。

(3)许多研究者重复得到相同结果。

(4)幽门螺杆菌结合部位在胃窦细胞,它可随着胃窦细胞进入十二指肠,引起炎症,削弱黏
膜,使其易于遭受酸的损伤。

(5)临床试验中清除幽门螺杆菌可使十二直肠溃疡愈合,其效果等同于组胺受体拮抗剂;
用三联抗菌治疗清除该菌后,长期溃疡复发率为零,而用组胺受体拮抗剂治疗,复发率
为60%～80%。

分析:以上证据能否说明幽门螺杆菌感染与十二指肠溃疡的发生有因果关联?

第十三章　疾病的分布

学习目标

【掌握】 研究疾病分布的意义；常用疾病频率测量指标的概念及用途；散发、暴发、流行的概念；疾病的三间分布描述。

【熟悉】 主要疾病测量指标的计算；移民流行病学的概念。

【了解】 潜在减寿年数、伤残调整寿命年的概念及用途。

疾病分布是指疾病在不同地区、时间和人群的分布现象（简称疾病的三间分布）。正确描述疾病的分布，有助于认识疾病分布规律及其影响因素，为临床诊断和治疗决策提供依据，为疾病的病因研究提供线索，指出进一步研究的方向，有助于政府确定卫生服务的重点，为合理制定疾病的防治、保健策略和措施提供科学依据。

第一节　描述疾病分布的常用指标

一、发病指标

(一)发病率

1. 定义

发病率是指一定时期内，特定人群中某病新病例出现的频率。

$$发病率 = \frac{一定时期内某人群患某病的新病例数}{同期暴露人口数} \times K$$

$K = 100\%, 1000\text{‰}, 100000/10\text{ 万}$

计算发病率时，可根据研究的病种及研究的问题特点来选择时间单位。一般常以年为时间单位。

2. 分子与分母的确定

发病率的分子为新发病例数，新病例是指观察期间发生某病的患者，常依据发病时间来确定新病例。对发病时间不易确定的一些疾病，如恶性肿瘤、高血压、糖尿病等，一般以初次诊断时间作为发病时间。分母中所规定的暴露人口，是指在观察期间内观察地区的人群中有可能发生该病的人。对观察人群中不可能患该病的人，如研究传染病的发病率时，已获得特异性免疫者不应包括在分母中。由于在实际工作中准确的暴露人口数不易获得，一般使用年平均人口数作为分母。年平均人口数：①某年 7 月 1 日零时人口数；②年初、年末人口数之和除以 2。

按疾病种类、年龄、性别、职业、地区等不同特征分别计算的发病率，称为发病专率，比一般发病率更能反映实际情况。

3.用途

发病率是一个重要的常用指标,对于死亡率极低或不致死的疾病尤为重要,常用来描述疾病的分布,探讨发病因素,提出病因假设和评价防治措施的效果等。

(二)罹患率

罹患率与发病率同样是测量新发病例的频率指标,其计算公式为:

$$罹患率 = \frac{观察期间某病新病例数}{同期暴露人口数} \times K$$

$K = 100\%$ 或 $1000‰$

罹患率与发病率相同之处是分子均是新发病例数。不同之处是罹患率用于衡量小范围、短时间内的发病频率,观察的时间以月、周、日等为单位。其优点是可以根据暴露程度精确地测量发病概率,多用于描述食物中毒、职业中毒及传染病的暴发流行。

(三)患病率

1.定义

患病率也称现患率,是指在特定时间内一定人群中某病新旧病例数所占的比例。

$$患病率 = \frac{特定时间内某人群中某病新旧病例数}{同期观察人口数} \times K$$

$K = 100\%$ 或 $1000‰$,$10000/万$ 或 $100000/10$ 万

2.患病率与发病率的区别

①患病率的分子为特定时间内所调查人群中某病新旧病例数;发病率的分子为一定时期暴露人群中某病的新发病例数;②患病率是由横断面调查获得的疾病频率,是衡量疾病的存在或流行情况的静态指标,而发病率是由发病报告或队列研究获得的疾病频率,是衡量疾病发生情况的动态指标。

3.影响患病率的因素

影响患病率的因素很多,但主要取决于发病率和病程。当某地某病的发病率和病程在相当长的期间内保持稳定时,则患病率=发病率×病程。因而可根据患病率和发病率计算出平均病程。

一般来说,影响患病率升高的因素包括病程延长、患者寿命延长、新病例增加(发病率增高)、健康者迁出、诊断水平提高及报告率提高,影响患病率降低的因素包括病程缩短、病死率增高、新病例减少(发病率下降)、病例迁出、健康者迁入及治愈率提高。

4.用途

可用患病率来合理规划卫生设施、人力物力及卫生资源;研究疾病流行因素及监测疾病的防治效果等。患病率对于病程短的疾病价值不大,而对于病程长的慢性病的流行状况能提供有价值的信息,可反映某地区人群对某病的疾病负担情况。

(四)感染率

1.定义

感染率是指受检查的人群中某病现有感染的人数所占的比率,通常用百分比表示。

$$感染率 = \frac{受检者中某病感染人数}{受检人数} \times 100\%$$

感染率的性质与患病率相似。患病率的分子是指病例,而感染率的分子是指感染者。某些传染病感染后不一定发病,可以通过病原学、血清学及皮肤试验等方法检测是否感染。

2.用途

感染率用途广泛,特别是在具有较多隐性感染的传染病和寄生虫病等的调查中,常用该指标研究疾病的感染状况和防治工作的效果,估计某病的流行态势,也可为制订防治措施提供依据。

(五)续发率

1.定义

续发率也称家庭二代发病率,指在一定观察期内某种传染病在家庭易感接触者中二代病例的百分率。家庭中第一例病例称为"原发病例",自原发病例出现后,在该病最短潜伏期至最长潜伏期之间发生的病例称为续发病例,即二代病例。

$$续发率 = \frac{易感接触者中的续发病例数}{易感接触者总数} \times 100\%$$

计算续发率时要掌握的资料有:①原发病例的发病时间;②接触者中易感者人数;③观察期间内发生二代病例数。应注意,在计算续发率时,须将原发病例从分子及分母中去除。

2.用途

常用于家庭、集体单位或幼儿园等发生传染病时的流行病学调查。可分析比较不同传染病传染力的大小、流行因素及防疫措施等。

二、死亡指标

(一)死亡率

1.定义

死亡率是指某人群在一定期间内死于所有原因的人数在该人群中所占的比例。死亡率是测量人群死亡危险最常用的指标。其分子为死亡人数,分母为该人群年平均人口数。常以年为单位。

$$死亡率 = \frac{某人群某年总死亡人数}{该人群同年平均人口数} \times K$$

$K = 1000‰$ 或 $100000/10$ 万

死于所有原因的死亡率是一种未经过调整的死亡率,称为粗死亡率。按疾病的种类、年龄、性别、职业、种族等分类计算的死亡率称为死亡专率。计算死亡专率时,分母必须是与分子相应的人口数。

死亡专率中非常重要的婴儿死亡率是指某年周岁内婴儿的死亡数占同年内活产儿数的比值,一般以千分率表示。婴儿死亡率是反映社会经济及卫生状况的一项敏感指标,不受人口构成的影响,不同的国家和地区可直接进行比较。

2.用途

粗死亡率反映一个人群的总死亡水平,是衡量人群因病伤死亡危险大小的指标,是一个国家或地区文化、卫生水平的综合反映。此外,还为当地卫生保健的需求和规划提供科学依据。

疾病死亡专率是流行病学中的一项重要指标,死亡专率可提供某病在时间、地区和人群上的死亡变化情况,常用于探讨疾病的病因和评价防治措施。

(二)病死率

1.定义

病死率是指一定时期内患某病的全部患者中因该病而死亡的比例。

$$病死率 = \frac{一定期间内因某病死亡人数}{同期确诊的某病病例数} \times 100\%$$

如果某病的死亡专率与发病专率处于比较稳定的状态,病死率也可由死亡专率与发病专率推算而得。

$$某病病死率 = \frac{某病死亡专率}{该病发病专率} \times 100\%$$

2.用途

病死率常用于病程短的急性病,如各种急性传染病、脑卒中、心肌梗死及肝癌等,以衡量疾病对人生命威胁的程度。在不同场合下病死率的分母是不同的,如计算住院患者中某病的病死率,分母为该病患者的住院人数;如计算某种急性传染病的病死率,其分母为该病的所有发病人数。

(三)生存率

1.定义

生存率是指患某疾病的人(或接受某种治疗措施的患者)经 n 年的随访,到随访结束时仍存活的病例数占观察病例总数的比例。

$$n 年生存率 = \frac{随访满 n 年尚存活的病例数}{随访满 n 年的病例数} \times 100\%$$

2.用途

生存率常用于评价某些慢性病如癌症、心血管病等的远期疗效。应用该指标时,应确定随访开始日期和截止日期。开始日期一般为确诊日期、出院日期或手术日期,截止时间通常为 1 年、3 年、5 年或 10 年,即可分别计算 1 年、3 年、5 年或 10 年的生存率。

(四)潜在减寿年数

1.定义

潜在减寿年数(potential years of life lost,PYLL)是指某病某年龄组人群死亡者的期望寿命与实际死亡年龄之差的总和,即死亡造成的寿命损失。这一指标在考虑病的死亡数量的基础上,以期望寿命为基础,进一步衡量死亡造成的寿命损失,强调了早死对健康的影响,定量地估计了疾病造成早死的程度。

2.用途

潜在减寿年数是测量人群疾病负担常用的指标,也是评价人群健康水平的一个重要指标。该指标的用途包括:①可以反映出各种死因对人群寿命的危害程度;②有助于确定该地区的重点疾病并为制定适合该地区的防治措施提供科学依据;③可用于评价疾病防治措施效果;④对不同疾病连续多年计算潜在减寿年数,可了解疾病的发展趋势。

（五）伤残调整寿命年

1.定义

伤残调整寿命年（disability adjusted life year，DALY）是指从发病到死亡所损失的全部健康寿命年，包括因早死所致的寿命损失年和疾病所致伤残引起的健康寿命损失年两部分。

2.用途

①有助于从宏观上认识疾病和控制疾病；②有助于确定危害人群健康的主要疾病，以及相应疾病的高危人群和高发地区，为正确制定防治对策与措施提供重要信息和依据；③用于进行成本效益分析，即以 DALY 的降低作为反映干预措施效益的指标，研究不同病种、不同干预措施挽救一个 DALY 所需的成本，从而确定并采用最佳干预措施来防治重点疾病，使有限的资源发挥更大的效益。

第二节　描述疾病流行强度的术语

疾病的流行强度是指某病在一定时期内，某地区某人群中发病率的变化及其病例间的联系程度。描述疾病流行强度的术语有散发、暴发和流行等。

一、散发

散发是指某病在某地区人群中呈历年的一般发病率水平，病例在人群散在发生或零星出现，病例之间无明显联系。散发用于描述较大范围（如区、县以上）人群的某病流行程度，而不用于人口较少的居民区或单位，因为其发病率受偶然因素影响较大，年度发病率很不稳定。

确定是否散发一般与同一个地区、同一种疾病前三年的发病率水平比较，如当年的发病率未明显超过历年一般发病率水平时为散发。

形成散发的原因：①某病在当地常年流行，居民有一定的免疫力或因疫苗接种维持着人群的一定免疫水平；②以隐性感染为主的传染病；③传播机制难以实现的传染病；④潜伏期长的传染病。

二、流行

流行指某地区、某病在某时间的发病率显著超过历年该病的散发发病率水平。流行与散发是相对的，用于同一地区某病历年发病率之间的比较。有时某病的流行在短期内可超过省界波及全国，甚至超出国界、洲界，形成世界性大流行。如 2003 年 SARS 的流行，几个月的时间就波及 30 个国家和地区。流行性感冒、霍乱也曾多次形成世界性大流行。

三、暴发

暴发指在一个局部地区或集体单位的人群中，短时间内突然发生许多临床症状相似的患者。暴发往往通过共同的传播途径感染或由共同的传染源引起，如集体食堂的食物中毒、托幼机构的麻疹暴发流行等。

第三节　疾病的地区分布

　　研究疾病的地区分布特点,有助于探讨疾病的病因及流行因素,并为制定疾病的防治对策与措施提供依据。研究疾病的地区分布,常根据研究目的不同划分地区:①按行政区域划分,如在我国国内可按省、市、县等划分,在世界上可以国家或洲为单位划分;②按自然环境特征来划分,如将地区分为高原、平原、山区、沿海和湖泊等。

一、描述疾病地区分布的常用术语

(一)地方性

　　疾病的地方性是指由于自然环境和社会环境因素的影响,一些疾病包括传染病和非传染病常在某一地区呈现发病率增高或只在该地区存在,这种状况称为地方性。疾病的地方性表现为三种类型。

1.自然地方性

　　由于某些自然环境的影响,而使一些疾病只在这些地区存在,这种状况称自然地方性。包括两种情况:一种是该地区有适合于某种病原体生长繁殖或传播媒介生存的自然环境,使该病只在某些地区存在,例如血吸虫病等;另一种是疾病与自然环境中的微量元素分布有关,如碘缺乏性疾病、地方性氟中毒等。

2.统计地方性

　　由于生活习惯、卫生条件或宗教信仰等社会因素,而导致一些疾病的发病率在某些地区长期显著地高于其他地区,这种情况与该地区的自然条件无关,称为统计地方性。如一些文化及卫生设施水平低或存在特殊风俗习惯的地区,伤寒、霍乱等经常流行。

3.自然疫源性

　　由于在某一地区长期存在某些传染病病原体、传播媒介及病原体生存传播的自然条件,病原体在野生动物间传播,并在自然界生存、繁衍后代,从而致使某些传染病在该地区长期存在的状况,称自然疫源性。这类人兽共患的传染病称为自然疫源性疾病,具有这类特征的地区称为自然疫源地。

(二)外来性或输入性

　　外来性或输入性是指某病在本国或本地区以往未曾有过,或者以前虽有,但确认已被消灭,目前的病例是从国外或外地传入的,这类疾病称为外来性或输入性疾病,如艾滋病等。

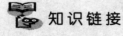 **知识链接**

地方病

　　地方病又称地方性疾病,是指局限于某些特定地区发生或流行的疾病,或是在某些特定地区经常发生并长期相对稳定的疾病。按其病因分为生物地球化学性地方病和自然疫源性地方病。生物地球化学性地方病是一类由于当地的自然地理环境中缺乏或过多地存在一些微量元素所造成的疾病,如碘缺乏性疾病、地方性氟中毒等。自然疫源性疾病即属于自然疫源性地方病。

二、世界性分布

有些疾病全世界均可发生，但在不同的地区分布不同。例如，乙肝虽呈世界性分布，但以亚洲，尤其是中国人感染率较高；乳腺癌在北美洲、北欧及西欧等国家发病较多，东欧次之，亚洲和非洲各国相对较少。有些疾病只发生在世界某些地区，例如，黄热病仅流行于非洲和南美洲，登革热只在热带、亚热带流行。

三、地区性分布

有些疾病在一个国家内的分布较广，可覆盖整个国家，但在不同地区其分布也有差异。如鼻咽癌在我国主要分布于华南地区，以广东省为高发区；食管癌多见于太行山两侧。研究表明，这些疾病的地区性分布特征与遗传、生活习惯、自然环境等多种因素有关。

四、城乡分布

许多疾病在地区分布上表现出明显的城乡差别。一般来说，农村地区的肠道传染病、寄生虫病及虫媒传染病等的发病率高于城市；城市地区呼吸道传染病的发病率高于农村，一些慢性病和肿瘤的发病率和死亡率明显高于农村。

疾病地区分布差异的原因是复杂的。如自然地理因素、媒介昆虫与宿主的分布、居民生活饮食习惯、宗教信仰、经济文化水平与医疗卫生水平等，都影响着疾病的地区分布。

五、局部地区分布

在局部地区或单位内有些传染病可呈集中或散在分布。如因水源污染而引起的细菌性痢疾流行时，病例多集中分布在该饮用水源供水范围内。

第四节　疾病的时间分布

疾病的流行过程均有随时间变化而不断变化的特点，分析疾病的时间变化规律，可以了解疾病流行动态，有助于验证可能的致病因素与疾病的关系，为制定疾病防治措施提供依据。疾病的时间分布变化形式分为下列四种类型。

一、季节性

疾病的发病频率在一定季节内升高的现象，称为季节性。

（一）季节性升高

季节性升高指疾病在一年四季均可发病，但在一定的月份中发生频率升高。如呼吸道传染病一般在冬春季发病率升高，肠道传染病在夏秋季发病率较高。

（二）严格的季节性

一些疾病发病只集中在一年中特定的季节，而其他季节不发病。这种严格的季节性多见于节肢动物媒介传播的疾病或传染病。如我国流行性乙型脑炎的季节性分布，在我国北方具有严格的季节性，但在南方却表现为季节性升高的时间分布特点。

（三）无季节性

无季节性指疾病的发生无明显季节性升高现象，表现为一年四季均可发病，如艾滋病、结核病、乙型肝炎等。

疾病季节性分布主要受当地自然环境与社会环境因素的影响，如气象因素、媒介昆虫、野生动物、风俗习惯、生产条件、生活方式、卫生习惯及医疗卫生水平的影响。研究疾病的季节性有助于探讨其流行因素，以便采取有效的预防措施。

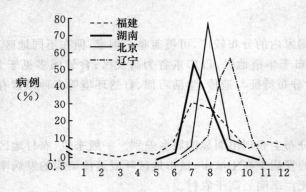

图 13-1　四省市流行性乙型脑炎季节分布

二、周期性

疾病依规律性的时间间隔发生流行，称为周期性。在未实施预防接种前，大多数呼吸道传染病呈现周期性。在对麻疹易感者进行疫苗普种之前，我国大中城市中麻疹一般每隔一年就发生一次流行；甲型流感每隔 3～4 年就有一次小流行，每隔 10～15 年出现一次世界性大流行。形成周期性的原因主要有：①该病的传播机制容易实现，只要有足够量的易感者便可迅速传播；②该类疾病病后可形成较为牢固的免疫力，流行后人群免疫水平持续的时间长短决定该病流行的间隔时间；③新生儿的增加、易感者积累的速度也决定着流行的间隔时间；④病原体的变异及变异的速度。

三、短期波动

短期波动又称暴发，是指在一个集体或固定人群中，短时间内某病发病数突然增多的现象。例如，1988 年上海甲型肝炎的暴发流行。疾病的暴发常因许多人接触同一致病因素而引起。因不同的个体潜伏期不同，发病有先有后，先发病者为短潜伏期患者，后发病者为长潜伏期患者，大多数病例的发病日期集中在该病的最长和最短潜伏期之间。

四、长期趋势

长期趋势又称长期变异，是指在一个相当长的时间内（通常几年或几十年），疾病的发病率、死亡率、临床表现、病原体及宿主等发生显著变化。无论是传染病还是非传染病，都可观察到这种变化。

近百年来猩红热的发病率和死亡率明显下降，临床上大都为轻型患者，病死率从 20 世纪

20 年代至 50 年代下降了 30 倍,近年来几乎无死亡病例。许多慢性非传染性疾病的发病率近年来一直呈上升趋势,且发病明显趋向年轻化。

疾病长期变异的原因可能是由于社会生活条件的改变、医疗技术的进步、自然条件的变化、生产生活习惯的改变及环境污染等因素,而导致致病因素和宿主均发生变化的结果。研究疾病长期趋势有助于探索致病因素和宿主变化的原因,为研究疾病的病因提供线索,并为制定疾病的预防策略提供依据。

第五节　疾病的人群分布

在不同特征的人群中,疾病的发病率、死亡率和病死率等不同。这些特征包括年龄、性别、职业、种族、民族、婚姻状况等。研究疾病在不同人群中的分布特征,可以帮助人们确定危险人群、探索病因及流行因素。

一、年龄

在研究不同人群的疾病分布特征中,疾病与年龄的关系最为密切,几乎所有疾病的发病率或死亡率都与年龄有关。不同疾病的年龄分布不同。例如,大多数呼吸道传染病(如麻疹、水痘、百日咳等)以学龄前和学龄儿童发病率最高;流行性感冒和普通感冒,各年龄发病率无显著的差别;多数非传染性疾病(如恶性肿瘤、高血压、糖尿病、冠心病等)的发病率随年龄增长而迅速增加。

大多数传染病的年龄分布差别主要是由于机体的免疫状态不同。成人及青少年可因隐性感染而获得免疫力,因而儿童发病率较高。对于慢性非传染性疾病,年龄分布差异的原因主要与机体暴露于致病因子的机会及遗传易感性等因素有关。

研究疾病年龄分布的目的包括:①确定疾病的高危人群及重点保护对象;②探索流行因素,提供病因线索;③分析传染病的年龄分布动态,了解人群的免疫状况;④制定预防措施并评价其效果。

二、性别

描述疾病的性别分布,一般是比较男女的发病率、患病率或死亡率,有时也可用性别比来表示。许多疾病的发病率或患病率在男女两性之间存在差异。例如森林脑炎、流行性出血热、钩端螺旋体病等,男性发病率高于女性;多数恶性肿瘤(如肺癌、肝癌、食管癌等)的发病表现为男性高于女性,但乳腺癌、胆囊癌等则以女性发病为主。这些差异主要取决于:①暴露或接触致病因素的机会不同;②男女性间的解剖、生理及内分泌代谢等生物性状不同;③男女性的生活方式、嗜好不同。

三、职业

从事不同职业的人群,其疾病的分布可能有所不同。如煤矿工人易患矽肺,蓄电池厂工人易患铅中毒,森林伐木工人易患森林脑炎等。2003 年我国 SARS 流行的初期,医务人员的感染率明显高于其他人群,是由于医务人员在救治患者过程中近距离密切接触患者所致。疾病的职业分布特征主要与职业接触机会的多少、劳动条件、劳动强度和精神紧张程度、劳动者所处的社会地位等因素有关。

四、种族和民族

许多疾病的分布常常会表现出种族和民族上的差异,其主要原因是不同种族和民族间遗传、地理环境、国家、宗教、生活习惯、卫生水平及文化素质有所不同,这些因素影响了疾病的发生。如马来西亚居住有三种民族,马来人患淋巴瘤较多,印度人患口腔癌较多,而中国人患鼻咽癌较多。美国黑人的高血压、心脏病、脑血管意外、宫颈癌等发病率和死亡率高于白人,而白人的动脉硬化、乳腺癌、白血病等的死亡率高于黑人。

五、婚姻和家庭状况

不同的婚姻状况可影响到疾病的分布特征。国内外的调查研究表明,多数疾病(如恶性肿瘤、心脑血管疾病、精神病等)在不同婚姻状况的人群中发生不同,在离异者中最高,丧偶和单身者次之,已婚者最低。婚姻对女性健康产生重要的影响,如性生活、妊娠、分娩、哺乳等对健康的影响尤为重要。

在家庭的特殊环境中,家庭成员共同生活、密切接触,一些传染病(如结核、病毒性肝炎、细菌性痢疾等)易在家庭中传播。此外,一些有遗传倾向的疾病,如糖尿病、高血压等,可呈现一定程度的家庭聚集性。

第六节　疾病在地区、时间、人群分布的综合描述

在流行病学研究中通常需要对疾病的三间分布进行综合描述,分析其在人群、地区和时间的分布情况,只有这样才能全面获取有关病因线索和流行因素的资料。移民流行病学研究即是一个典型例子。

一些人移居到外地或国外,他们的生活环境和生活方式及疾病谱与移居地或原居住地均可能有所不同,经若干年后,研究这些人群的疾病分布情况,就可以提供不同时间及地点移民的发病资料,从而获得有关环境因素和遗传因素影响疾病发生的有价值的信息,为进一步的探讨病因提供线索。

一、移民流行病学的概念

移民流行病学是通过比较移民人群、移居地当地人群和原居地人群的某病发病率和死亡率差异,分析该病的发生与遗传因素和环境因素的关系,是一种综合描述疾病三间分布的方法。移民流行病学研究的目的是分析疾病病因中环境因素与遗传因素的作用大小。

二、移民流行病学研究的原则

若某病在移民中的发病率或死亡率与原居住地人群的发病率或死亡率不同,而接近于移居地当地人群的率,则该病可能主要受环境因素的影响。

若某病在移民中的发病率或死亡率与原居住地人群的发病率或死亡率相近,而不同于移居地当地人群的率,则该病可能主要受遗传因素的影响。

此原则在具体应用时,还需考虑移民人群生活条件和生活习惯改变的程度及现居住地的

社会、经济、文化、医疗卫生水平的差异等。

　　研究表明,胃癌在日本高发,而在美国低发。在美国出生的美籍日本人胃癌死亡率高于美国白人,而低于在日本本土的日本人,说明在日本有胃癌的高发因素,移民一旦离开日本的环境,不再受这类因素的影响,死亡率即下降。我国鼻咽癌高发的广东人移居上海多年后,鼻咽癌死亡率仍然显著地高于上海当地人,显然遗传因素在鼻咽癌的发病上起着较重要的作用。

 案例 13-1

　　新疆察布查尔锡伯族自治县属新疆伊犁哈萨克自治州,位于新疆西部边陲,地广人稀。在解放初期,该县流行一种怪病(曾被称为"察布查尔病"),患者表现为精神不振、头晕、上眼睑下垂、复视、眼球运动不良、吞咽困难、失语、意识清楚。有些病例经过或不经过治疗可以痊愈,但其中有的留有轻度视力模糊或抬头费力。严重者可在发病2～3天内死亡,且濒死时一直神志清楚,病死率高达43.2%。由于本病的病死率高,病因和流行因素不明,因而在当地民族干部和群众中引起恐慌,严重影响了当地农牧业生产。如何尽快找到该病的发生原因,成为预防控制该病的关键。

　　1958年卫生部组织专家组赴察布查尔县调查。专家组成员深入群众进行调查,灵活运用流行病学分布论的原理,通过描述"察布查尔病"的时间、地区、人群的"三间分布",成功地寻找到锡伯族人群,特别是儿童、妇女喜爱的特殊食物——晒干的发酵馒头"米送乎乎"中存在的的肉毒杆菌是"察布查尔病"的元凶,即肉毒毒素中毒。在该病病因完全明确后,通过卫生知识的宣传和教育,当地居民改变了这一饮食习惯,从此杜绝了中毒的发生。

 目标检测

一、单项选择题

1. 测量人群中某隐性感染为主的疾病时,所用指标为（　　）
　　A. 发病率　　B. 罹患率　　C. 患病率　　D. 感染率　　E. 续发率

2. 小范围、短时间内相同病例数的突然增多现象,可能是（　　）
　　A. 散发　　B. 暴发　　C. 流行　　D. 大流行　　E. 周期性

3. 某病在某地区显著超过该病历年散发发病率水平时,称（　　）
　　A. 散发　　B. 暴发　　C. 流行　　D. 大流行　　E. 周期性

4. 进行感染性腹泻监测时应选择的疾病频率测量指标是（　　）
　　A. 罹患率　　B. 发病专率　　C. 发病率　　D. 时点患病率　　E. 续发率

5. 1994年平山县发现喘憋性肺炎的流行,暴露总人口数为83271人,经调查诊断发病例数共1478例,试问在资料分析时疾病的频率指标应选用（　　）
　　A. 发病率　　B. 罹患率　　C. 感染率　　D. 期间患病率　　E. 时点患病率

二、计算题

　　某县有人口10万人,1997年因各种疾病死亡1 000人。该年共发生结核300人,原有结核400人,1987年共有60人死于结核。请计算该县的总死亡率、结核发病率及患病率。

第十四章　流行病学研究方法

【掌握】现况调查的概念、特点及用途；普查的概念、目的及优缺点；抽样调查的概念、优缺点，常用的抽样方法；筛检的目的，评价指标的概念及应用；病例对照研究的定义、特点、研究类型，选择病例和对照的基本原则和注意事项；OR值的计算；队列研究的概念、特点、设计方法；实验设计的原则。

【熟悉】现况研究的方法和步骤；筛检的概念，与诊断试验的区别，应用筛检的原则；病例对照研究的实施步骤、资料分析方法，病例对照研究的优缺点；队列研究资料的分析方法，队列研究的优缺点；临床疗效研究的特点、方法。

【了解】筛检的分类；病例对照研究常见的偏倚及其控制方法；队列研究中易发生的偏倚、控制方法；实验性研究的类型；疾病预后研究的意义。

　　流行病学研究的基本内容主要为人群、暴露和疾病，最终目的是改善人群健康水平。在流行病学研究中，暴露是指人们所有感兴趣的、可能与研究疾病有关的因素，并将暴露所产生的后果称为疾病。根据研究中是否由研究者控制研究的条件，即是否有人为的干预，流行病学研究方法分为两类：观察性研究及实验性研究。观察性研究是流行病学研究的基本方法，根据是否设立平行比较的对照组可分为描述性研究和分析性研究。

第一节　描述性研究

　　描述性研究是指利用已有的资料或特殊调查的资料，描述疾病或健康状况在不同时间、地点或人群中的分布特点，为进一步开展分析性研究提供病因或流行因素的线索。描述性研究是流行病学调查的初始阶段，也是分析流行病学的基础。常用的方法有：现况研究、个例调查与病例报告、生态学研究等。

一、现况研究

(一)概念

　　现况研究是指按照事先设计的要求，在某一特定人群中，应用普查或抽样调查等方法收集特定时间内某种疾病或健康状况及有关变量的资料，以描述该疾病或健康状况的分布及与疾病分布有关的因素。就时间上而言，现况调查是在特定时间内进行的，即在某一时点或在短时间内完成，如同时间的一个断面，所以又称横断面调查。由于现况研究主要使用患病率指标，又称为患病率研究或现患研究。

(二)特点

(1)一般不设对照组　现况研究是一种较常用的描述性研究方法,一般不设比较的对照组。

(2)在时序上属于横断面研究　即在一个时点上收集研究资料,并用以描述研究对象在这一时点上暴露与疾病的状况。

(3)一般不适用于病程较短的疾病　由于现况调查是在短时间内完成的,如果所调查的疾病的病程过短,在调查时有许多人可能已经痊愈或死亡,这样不利于反映该疾病的全貌。一般只能计算患病率。

(4)不能得出有关病因因果关系的结论　因为所调查的疾病或健康状况与某些特征或因素是同时存在的,即在调查时因与果并存,无法判断谁先谁后,故在现况研究中常进行相关性分析,只能为病因研究提供线索。

(三)用途

(1)描述疾病或健康状况的分布特点　通过现况研究可以描述疾病或健康在时间、地区和人群的分布特点,发现高危人群,为进一步的分析性研究提供线索。

(2)发现病因线索　描述人群的某些特征与疾病或健康状况之间的联系,以逐步建立病因假设,寻找病因及流行因素线索。

(3)适用于疾病的二级预防　利用现况调查中普查、筛检等手段,可达到早期发现患者、早期诊断和早期治疗的二级预防目的。

(4)进行疾病监测　在某一特定人群中长期进行疾病监测,可对监测疾病的分布规律和长期变化趋势有深刻的认识和了解,为评价防治措施效果提供参考信息。

(5)评价疾病的防治效果　现况研究可以考核疾病防治措施的效果,如定期在某一人群中进行横断面研究,收集有关暴露与疾病的资料,通过这种类似前瞻性研究的研究结果,可评价某些疾病防治措施的效果。

(6)其他　通过现况研究还可了解人群健康水平及卫生服务需求等,为卫生行政部门的科学决策提供依据。

(四)种类

1.普查

(1)概念　是为了解某病的患病率或某人群的健康状况,在特定时间,对特定范围的人群中的每一个成员进行的全面调查。特定时间一般1~2天或1~2周,最长不宜超过2~3个月;特定范围指某一地区或某种特征人群,可以是某个居民点、某个地区,也可以是全国。

(2)目的　早期发现、早期诊断和及时治疗患者;了解疾病疫情和分布;了解健康状况水平等。

(3)优缺点　优点:①确定调查对象比较简单;②能够发现人群中早期患者并及时治疗患者;③所获得的资料全面。缺点:①由于调查对象多,调查期限短暂,漏查难以避免;②参加的工作人员较多,掌握调查技术和检验方法的熟练程度不等,调查质量不易控制;③不适用于患病率很低疾病的调查;④耗费较多的人力和物力,成本较高。

2.抽样调查

(1)概念　是从研究对象的总体中随机抽取有代表性的一部分人进行调查分析,以所得的结果估计该人群总体某病的患病率及某些特征的一种调查,即以样本推论总体的调查方法。

(2)优缺点　优点:①节省人力、物力和时间;②调查范围小,调查工作容易做得细致。缺点：①调查设计、实施和资料分析比较复杂；②重复和遗漏不易发现；③不适用于变异较大或患病率较低的疾病。

（3）抽样方法　常用的随机抽样方法主要有单纯随机抽样、系统抽样、分层抽样、整群抽样和多级抽样。在现况调查中，后三种方法较常用。抽样必须遵循随机化原则，随机化抽样是指研究总体中每个个体均有同等的机会被抽到并组成样本。样本必须足够大，且调查材料的分布要均匀，才能获得有代表性的样本。

1）单纯随机抽样：是最简单、基本的抽样方法，也是其他抽样方法的基础。从总体 N 个对象中，利用抽签或其他随机方法抽取 n 个观察对象组成样本。基本原则是总体中每个对象被抽到的概率相同。

2）系统抽样：按照一定顺序，机械地每隔若干单位抽取一个单位的抽样方法。将总体中的各个观察单位按某种标志排列、连续编号，根据总体数 N 和确定的样本数 n，计算抽样比（N/n），用单纯随机方法在第一组中确定一个起始号，从该起始点开始，每隔 K（$K=N/n$）个观察单位抽取一个作为研究对象。例如，从一个街道 2000 户居民中抽取 200 户进行调查，则：2000/200＝10，每 10 户中抽取 1 户为样本。

3）分层抽样：指先将总体单位按某种特征分为若干层，然后从每一层内单纯随机抽样组成一个样本。

4）整群抽样：以某些有固定组织形式的群体如一个居委会、班级或工厂等作为抽样单位，从研究人群中抽出一些这样的群体进行调查，称为整群抽样。整群抽样要求群间的变异越小越好，否则抽样误差较大，不能提供总体的可靠信息。

5）多级抽样：在大型流行病学调查中常用的一种抽样方法。从总体中抽取范围较大的单元（一级抽样），从一级单元中抽取范围较小的单元（二级抽样），依此类推，即为多级抽样。

（五）资料搜集、整理、分析和结果解释

1. 资料的搜集

（1）资料的来源　常规的报告，登记资料：出生、死亡报告卡册，传染病报告卡册及计划免疫报告卡册等；专题调查：根据所要达到的目的使用相应的调查表进行调查；临床检查及其他特殊检查的资料：单位的定期体检，学生、工人、干部的体检等，以及关于结核病及其他一些疾病的专项检查等。

（2）搜集方法　常用的方法有访谈法、信访、电话访问、自填式问卷调查等。

2. 资料的整理

现况调查结束后需对原始资料逐项进行检查与核对，及时查缺补漏，以提高原始资料的准确性、完整性，保证调查质量。接下来通过分组、汇总，整理表的拟定等，对资料进行整理，为下一步资料的分析工作做准备。

3. 资料的分析

按照卫生统计学的有关技术规定及流行病学需要，对资料进行统计分析，并得出统计结果。

4. 结果的解释

现况调查的结果解释一般应先说明样本的代表性、应答率等情况，然后估计分析调查中有无偏倚及其来源、大小和调整方法等，最后归纳疾病分布情况并提供病因线索。

（六）质量控制

为了保证现况调查的质量，必须在调查实施过程中进行质量控制，主要措施有：样本选取尽量做到随机化;应答率一般应高于 80%~90%;进行预调查;统一培训调查员;调查或检查方法标准化且前后一致;控制偏倚;调查后复检等。

调查或研究结果与真实情况不符,或者样本的统计量不能代表总体参数所在的范围,称之为偏倚。偏倚可发生于研究的各个阶段,可以由设计的失误、资料的失真、分析方法不正确或推断不符合逻辑等而引起。

二、筛检

(一)概述

筛检是运用快速、简便的试验、检查或其他方法,将健康人群中那些可能有病或缺陷,但表面健康的个体,同那些可能无病者鉴别开来。筛检是从健康人群中早期发现可疑患者的一种措施,不是对疾病做出诊断。筛检试验的目的在于识别健康人群中未被发现的某病患者或可疑患者或高危个体。常用的方法包括问卷、常规体格检查、物理学检查、实验室检验、分子生物学技术等,具有简单、廉价、快速、安全、易于被群众接受、良好的可靠性与精确性等优点。

1.类型

根据筛检对象的范围不同可分为:①整群筛检,即对一定范围内人群的全体对象开展普遍筛查,也称普查;②选择性筛检,即按流行病学特征选择高危人群进行筛检。

根据项目多少分为:①单项筛检,即用一种筛检试验检查某一疾病;②多项筛检,即同时使用多项筛检试验方法筛查多个疾病。

2.目的

(1)通过早发现、早诊断及早治疗措施达到二级预防的目的。

(2)筛检疾病的危险因素,保护高危人群,以达到一级预防的目的。

(3)了解疾病的自然史,开展流行病学监测。

3.与诊断试验的区别

诊断的定义是广义的,不仅包括各种实验室检查,也包括病史体检所获得的临床资料、X线、超声诊断等各种公认的诊断标准,并且利用这些资料和技术标准对疾病和健康状况做出确切的结论。诊断试验与筛检试验的具体区别表 14-1 所示。

表 14-1 筛检试验与诊断试验的区别

	筛检试验	诊断试验
对象不同	健康人或无症状患者	患者
目的不同	把患者及可疑患者 与无病者区分开来	把患者与可疑有病但 实际无病者区分开来
要求不同	快速、简便、高灵敏度	科学性、准确性
费用不同	简单、廉价	一般花费较贵
处理不同	阳性者须进一步作 诊断试验以便确诊	结果阳性者要随之以治疗

4.应用筛检的原则

筛检是一项预防性医疗活动,应用不当将导致卫生资源浪费,给筛检试验阳性者带来生理和心理上伤害等不良后果,因此应用筛检时要考虑下列原则:

(1)筛检的疾病是该地区的重大公共卫生问题 该病发病率高,影响面广,发现迟缓将造成严重后果。

(2)确诊后有可行的治疗方法。

(3)有可识别的早期症状和体征。

(4)了解疾病的自然史 对所筛检疾病的自然史,从潜伏期到临床期的全部过程有比较清楚的了解。

(5)筛检试验必须具备快速、经济、有效的特点。

(二)筛检试验的评价

对筛检试验的评价,除考虑方法本身的安全和操作上简单、快速、方便等因素外,还要考虑试验的真实性、可靠性及收益三个方面。

1. 真实性

真实性是指筛检试验所获得的测量值与"金标准"测量结果的符合程度。所谓"金标准"是指当前临床医学界公认的诊断疾病的最可靠的方法,通常包括:活检、手术发现、微生物培养、尸检、特殊检查和影像诊断,以及长期随访的结果等。

评价真实性的指标包括灵敏度、特异度和假阴性率、似然比及正确指数等(表 14 - 2)。

表 14 - 2 筛检试验的评价

筛检试验	金标准诊断		合计
	有病	无病	
阳性	a (真阳性)	b (假阳性)	a+b(阳性人数)
阴性	c (假阴性)	d (真阴性)	c+d(阴性人数)
合计	a+c(患者人数)	b+d(非患者人数)	a+b+c+d(受检总人数)

(1)灵敏度 又称真阳性率,即实际有病而按该筛检试验的标准被正确地判为有病的百分率,反映筛检试验发现患者的能力。

$$灵敏度 = \frac{a}{a+c} \times 100\%$$

假阴性率指实际有病,但根据筛检被确定为无病的百分率,反映筛检试验漏诊患者的情况。

$$假阴性率 = \frac{c}{a+c} \times 100\%$$

灵敏度与假阴性率之间为互补关系,灵敏度=1－假阴性率。灵敏度越高,假阴性率越低。

(2)特异度 又称真阴性率,指实际无病按该诊断标准被正确地判为无病的百分率,反映筛检试验确定非患者的能力。

$$特异度 = \frac{d}{b+d} \times 100\%$$

假阳性率,即实际无病但根据筛检被判为有病的百分率。

$$假阳性率 = \frac{b}{b+d} \times 100\%$$

特异度与假阳性率之间为互补关系,特异度 ＝ 1 － 假阳性率。特异度越高,假阳性率越低。

(3)正确指数 也称约登指数,是灵敏度与特异度之和减去1,表示筛检方法发现真正患者与非患者的总能力。正确指数综合了灵敏度、特异度的信息,值越大,试验的真实性越好。

$$正确指数 = (灵敏度 + 特异度) - 1$$

2.可靠性

可靠性又称信度,指相同条件下用同一试验(如筛检试验)重复测量同一受试者时获得相同结果的稳定程度。可靠性高,说明试验结果受随机误差的影响不大。

3.预测值

应用筛检的结果来估计受检者患病和不患病可能性的大小。根据筛检的阳性与阴性结果分别称为阳性预测值和阴性预测值。

阳性预测值是指筛检试验阳性者患目标疾病的可能性。

$$阳性预测值 = \frac{a}{a+b} \times 100\%$$

阴性预测值是指筛检试验阴性者不患目标疾病的可能性。

$$阴性预测值 = \frac{d}{c+d} \times 100\%$$

第二节 分析性研究

应用描述性研究建立病因假说后,需要经分析流行病学的方法检验假设。一般首先进行病例对照研究,然后进行队列研究,以便确定危险因素与疾病之间是否存在统计学关联,从而对可能的病因做出判断。

一、病例对照研究

病例对照研究用于初步探讨和验证疾病的危险因素,是分析流行病学中最基本、最重要的研究方法,方法简单,应用广泛。

(一)概述

1.定义

选择患有特定疾病的人群作为病例组,未患这种疾病的人群作为对照组,调查两组人群过去暴露于某种(某些)可疑危险因素的情况及程度,通过比较两组暴露率,以判断暴露因素是否与疾病有统计学关联及关联程度大小的一种观察性研究方法。研究对象曾经接触过某些因素,或具备某些特征,或处于某种状态,这些因素或状态即为暴露因素,它可以是有害的,也可以是有益的,也叫研究变量。

2.特点

根据上述病例对照的定义可归纳出病例对照研究的一些基本特点。

(1)属于观察性研究 病例对照研究针对研究对象客观地收集暴露情况,收集的暴露因素是自然存在而非人为控制,属于观察性研究。

(2)设立对照 病例对照研究必须设立对照组,目的是为病例组提供用于比较的危险因素的暴露率。

(3)观察方向由"果"及"因"　病例对照从研究疾病(果)与过去的暴露因素(因)的关联强度来推断因素与疾病发生的关系,以寻找病因线索。

(4)难以证实因果关系　病例对照研究可为队列研究及实验研究提供病因线索和研究的方向,但一般不能确立因果关系。

3. 研究目的

(1)探索疾病的可疑危险因素　对病因不明的疾病进行可疑因素的广泛探索是病例对照研究的优势。

(2)研究健康状态等事件发生的影响因素　将研究扩大到与疾病和健康状态相关的医学事件或公共卫生事件的研究,如自杀、交通事故等相关因素的研究,为制定相应政策提供依据。

(3)疾病预后因素的研究。

(4)临床疗效影响因素的研究　将发生和未发生某种临床疗效者分别作为病例组和对照组进行病例对照研究,可分析不同疗效的影响因素。

4. 研究类型

根据病例与对照之间的关系,可将病例对照研究分为非匹配病例对照和匹配病例对照研究两大类。

(1)非匹配病例对照研究　在病例和对照人群中分别选取一定数量的研究对象,要求对照的数量等于或多于病例数量。

(2)匹配病例对照研究　匹配即要求对照组在某些因素或特征上与病例组保持相同,目的是去除这些因素和特征对研究结果的干扰,提高研究效率。这些因素或特征又称为匹配变量或匹配因素,常包括年龄、性别等。根据匹配的方式不同,可分为成组匹配和个体匹配。①成组匹配中匹配因素所占的比例在对照组与病例组一致。如病例组男女各半,对照组的性别构成比也应接近各半。②个体匹配即给每一个病例选择一个或几个对照,配成对或配成伍,使对照在某些因素或特征(如年龄、性别等)方面与其相配的病例相同或基本相同。比例一般为1:1,也可以1:2,甚至1:3或1:4,最多不超过1:4。

(二)实施步骤

病例对照的实施步骤主要包括:

(1)提出假设　广泛查阅相关文献,在以往描述性研究的基础上,提出该疾病的病因假设。

(2)制定研究计划　①明确研究目的,选择适宜的对照形式;②确定病例与对照的来源与选择方法;③估计样本含量;④根据病因假设与研究所具备的条件,确定调查因素或暴露变量;⑤设计调查表;⑥确定获取研究因素信息的方法;⑦确定资料整理与分析的方法;⑧所需费用的预算;⑨人员分工与协作单位的协调。

(3)搜集资料　①培训调查员与预调查:对调查员进行培训考核,规范调查方法。小样本的预调查后对研究计划提出修改意见。②开展正式调查:严格按照已修订的调查表与统一的调查方式进行,不得随意更改。

(4)资料的整理与分析

(5)总结并提出研究报告

（三）病例与对照的选择

1. 基本原则

（1）代表性　病例能够代表总体的病例，对照能代表总体或源人群。

（2）可比性　病例组与对照组在年龄、性别等主要特征方面无明显差异，具有较好的可比性。

2. 病例的选择

（1）病例的确定　在选择病例时，首先应对所研究疾病的诊断标准做出明确的规定，所有病例都应符合严格的诊断标准。疾病的诊断标准应客观、具体、可操作性强，尽可能按国际及国内统一标准执行，以便与他人的工作比较。

（2）病例的类型　一般包括新发病例、现患病例和死亡病例。新病例患者的时间较短，回忆偏倚少；现患病例患者的时间较长，易发生回忆偏倚；死亡病例的资料准确性差。一般应尽可能选择新病例。

（3）病例的来源　病例可来自医院及社区。在医院选择病例，患者较合作，信息偏倚少，但易产生选择偏倚。社区的病例，代表性好，但难度大，工作量也较大。

3. 对照的选择

（1）对照的确定　对照必须选择未患所研究疾病的人，是产生病例的人群中全体非患该患者群的一个随机样本，以保证与病例之间的可比性。

（2）对照的形式　选择对照时主要采取匹配与非匹配两种方式。作为病因探索的因素不可作匹配因素，匹配变量必须是已知的混杂因素。匹配的目的主要是提高研究效率、控制混杂因素的干扰。

（3）对照的来源　同一或多个医疗机构中诊断的其他病例；病例的邻居或所在同一居委会、住宅区内的健康人或非该病患者、社区的人口或团体人群中的非该病病例或健康人；病例的配偶、同胞、亲戚、同学或同事等。

（四）样本含量的估计

1. 影响样本含量大小的因素

病例对照研究中影响样本大小的主要因素有：研究因素在对照人群中的估计暴露率；研究因素与疾病关联强度的估计值，相对危险度或暴露的比值比；假设检验的显著性水平，即Ⅰ类错误的概率；检验的把握度。

2. 样本大小的估计方法

不同研究设计的样本大小计算方法不同。除了利用公式计算外，还可通过查表获得。

3. 应注意的问题

样本含量的估计是有条件的，而这些条件并非一成不变，因此，所估计的样本量并非绝对精确的数值；样本量并非越大越好，过大，增加工作量和费用，影响工作质量；病例组和对照组的样本含量相等，研究效率最高。

（五）资料的分析

1. 描述性分析

在对资料进行整理后，需要对研究对象的一般特征进行描述，如性别、年龄、职业、居住地等，一般以均数或构成比表示，并进行均衡性检验，常采用 t 检验、方差分析和卡方检验，以评价两组的可比性。

2.推断性分析

（1）非匹配或成组匹配设计资料的分析 将病例组和对照组按某个因素暴露史的有无整理成四格表的模式，进行各暴露因素与疾病之间关联及关联强度的分析。

1）暴露与疾病的统计学联系：检验病例组某因素的暴露率与对照组之间的差异是否具有统计学意义。检验此假设一般采用四格表卡方检验，如果两组某因素暴露率差异有统计学意义，说明该暴露与疾病存在统计学关联。

表 14-3 非匹配或成组匹配病例对照研究资料分析表

暴露因素	病例组	对照组	合计
有	a	b	n_1
无	c	d	n_0
合计	m_1	m_0	T

$$\chi^2 = \frac{(ad-bc)^2 T}{m_1 m_0 n_1 n_0}$$

当四格表中一个格子的理论数>1但<5,总例数>40时,用校正 χ^2 检验公式:

$$\chi^2 = \frac{(|ad-bc|-T/2)^2 T}{m_1 m_0 n_1 n_0}$$

2）关联强度分析：表示关联强度最常用的指标为 RR，是暴露组发病率与非暴露组发病率之比。但病例对照研究中无暴露组和非暴露组的观察人数，故不能计算发病率或死亡率，因而不能求出 RR，只能计算比值比来估计 RR。OR 是指病例组某因素的暴露比值与对照组该因素的暴露比值之比，反映了病例组某因素的暴露比例为对照组的若干倍。

由上表可知，病例组暴露的概率为 a/m_1，无暴露的概率为 c/m_1，两者的比值 $= (a/m_1)/(c/m_1) = a/c$，对照组暴露与无暴露的比值 $= b/d$。则

$$OR = \frac{a/c}{b/d} = \frac{ad}{bc}$$

OR 的含义与 RR 相同，指暴露组的疾病危险性为非暴露组的多少倍。$OR=1$，表明研究因素与疾病之间无关联；$OR>1$，表明研究因素与研究的疾病呈"正"联系，OR 愈大，该因素为危险因素的可能性愈大；$OR<1$，表明研究因素与研究的疾病呈"负"联系，数值愈小，该因素为保护因素的可能性愈大。一般还需统计学检验后再下结论。

OR 值只是一个点估计值，还需用估计总体 OR 所在范围，即可信区间。常用 Miettine 氏卡方值法计算 $OR95\%CI$。

$$OR95\%CI = OR^{(1\pm1.96/\sqrt{\chi^2})}$$

（2）个体匹配设计资料的分析 以 1：1 个体配对研究为例，根据每一个病例与其对照构成的每个对子的暴露情况，将资料整理为表 14-4。

表 14 - 4　1 : 1 配对病例对照研究资料整理表

对照组	病例组		合计
	有暴露史	无暴露史	
有暴露史	a	b	$a+b$
无暴露史	c	d	$c+d$
合计	$a+c$	$b+d$	$a+b+c+d$

暴露与疾病有无关联用下列公式计算：

$$\chi^2 = \frac{(b-c)^2}{(b+c)}$$

当 $(b+c) < 40$ 时用校正公式：

$$\chi^2 = \frac{(|b-c|-1)^2}{b+c}$$

计算 OR

$$OR = \frac{c}{b}$$

(六)常见偏倚及其控制

偏倚是流行病学的一个术语，是指研究设计、实施、分析和推断过程中存在的各种暴露因素与疾病关系的错误估计，它系统地歪曲了暴露因素与疾病间的真实关系，甚至得出错误的结论。病例对照研究是一种非随机的观察性研究，在设计、实施、资料分析等过程中都可产生偏倚，因此，在各阶段都应采取措施，预防和控制偏倚的发生。

1. 选择偏倚及其控制

选择偏倚主要产生于设计阶段，是由于选择的研究对象不能代表总体人群而产生。最常见的选择偏倚是入院率偏倚。因所选的病例或对照仅是某种疾病患者中的一部分，而不是目标人群的随机样本。而且一般而言，患者对医院有一定的选择性，使得患病人群产生了入院率的差别，进而产生了偏倚。减少选择偏倚的主要措施有：尽可能从各类医院中选取病例，从多科室多病种选择对照。

2. 信息偏倚及其控制

信息偏倚主要发生于研究的实施过程中。常见的信息偏倚主要有回忆偏倚，是由于个人对暴露史回忆的准确性和完整性不够而引起的，是病例对照研究中最严重的偏倚之一，难以避免。

3. 混杂偏倚

某个既与疾病有关联又与暴露有关联的因素可能歪曲研究因素与研究疾病之间的关系，这就产生了混杂偏倚。在研究的设计阶段可用匹配、随机化的方法来控制；在分析阶段，可用分层分析及多因素分析的方法来控制。

(七)优缺点

1. 优点

(1)适用于罕见病、不明原因疾病等的病因研究，能有效识别其危险因素，有利于迅速进行公共卫生干预。

（2）所需的样本量较队列研究小，因此更省人力、时间及经费等，且更易于组织实施。

（3）适于多种暴露因素与某一结局关联的研究，也可用于研究多因素间交互作用。

（4）不仅应用于病因探讨，还可用于研究药物不良反应、疫苗免疫学效果的考核及暴发调查等。

2. 局限性

（1）不适于研究发病率低的疾病，因为所需的样本量大。

（2）易发生各种偏倚，如选择偏倚、信息偏倚、混杂偏倚等。

（3）难以确定暴露与疾病的时间顺序，无法直接得出因果联系的结论。

（4）不能直接计算疾病率，只能估计相对危险性。

二、队列研究

队列研究是分析性研究的重要方法之一，可以直接观察暴露于不同危险因素或不同特征人群的结局，从而探讨危险因素与疾病发生或结局之间的关系。

（一）概述

1. 概念

队列研究是指将某一特定人群按是否暴露于某可疑因素或按不同暴露水平分组，追踪观察一定的时间，比较两组或各组发病率或死亡率的差异，以检验该因素与某疾病有无因果关联及关联强度大小的一种观察性研究方法。

暴露指研究对象接触过某种待研究的物质，具备某种待研究的状态或特征（如性别、遗传、行为习惯、职业等），这些因素、特征和状态即为暴露因素。暴露在不同的研究中有不同的含义，可以是有害的，也可是有益的。

队列是指具有同一暴露或特征的一群人，可分为固定队列及动态队列。固定队列即人群在相同时间进入队列并对其随访到观察期结束；动态队列是相对前者而言的，即在某队列确定之后，原有的队列成员可以不断退出，新的观察对象可以随时加入。

2. 特点

（1）在时序上是由前向后的　队列研究属于前瞻性研究，是在疾病发生前开始进行的，经过随访一定时间后发现病例。

（2）属于观察性研究　队列研究中研究人群暴露与否，不是人为给予的，而是客观、自然存在的。

（3）研究对象按暴露与否进行分组　队列研究是按研究对象有无暴露分组，不是按是否发病进行分组，也不是随机分组。

（4）是从"因"到"果"的研究　从病因链的角度来看，队列研究是从"因"到"果"的研究，在病因推断上合乎逻辑推理的顺序，其结果的可靠性强，能确证暴露与结局的因果联系。

3. 用途

（1）检验病因假设　队列研究是由因到果的研究，能验证暴露与疾病的关系，因此检验病因假设是队列研究的主要用途。一次队列研究可以检验一种暴露与一种疾病之间的因果关联，也可检验一种暴露与多种结局之间的关联。

（2）考核疾病的预防效果　如考核疫苗的预防效果，可以将接种过疫苗的人群作为一组，未接种人群作为另一组，比较两组发病率的差异。

（3）研究疾病自然史　队列研究可以观察人群中不同个体暴露于某因素后，疾病逐渐发生、发展至结局的全过程，故可了解疾病在人群中的发生发展过程，以弥补临床观察的不足。

4.研究类型

根据研究对象进入队列及终止观察的时间不同，队列研究可分为以下三种类型。

（1）前瞻性队列研究　研究对象的确定与分组根据研究开始时是否暴露来确定，研究的结局需随访观察一段时间才能得到，这种设计称前瞻性队列研究。优点是资料的可信度高，偏倚较小；缺点是费时间、人力、物力及财力等。

（2）历史性队列研究　又称回顾性研究。研究工作从现在开始，但研究对象是在过去某个时间进入队列的，即是追溯到过去某时期决定人群对某因素的暴露史，然后追踪至现在的发病或死亡情况。优点是省时间、人力及物力；缺点是历史档案不一定符合设计要求，故适用范围较窄。

（3）历史前瞻性队列研究　该方法根据历史档案确定暴露与否，随访至将来的某个时间确定结局，即是历史性队列研究和前瞻性队列研究的结合。这种研究兼有此两者的性质，一定程度上弥补了相互的不足。

（二）队列研究的设计与实施

1.确定研究目的

队列研究首先要确定本次研究的目的，即根据一些病因线索提出病因假设，然后验证假设是否科学、正确。这直接关系到研究的成败，故一定要有足够的科学依据，可以先通过现况或病例对照研究结果初步验证假设，然后在此基础上提出队列研究的检验假设。

2.确定研究因素

研究因素也称暴露因素，可以是致病因素或保护因素。一般把导致疾病事件增加的暴露因素称为危险因素或致病因素，把导致疾病事件降低的暴露因素称为保护因素。在研究开始时，首先应给研究因素一个明确的定义。如研究吸烟与肺癌的关系，必须明确吸烟的定义，常用的定义为平均每天吸烟量达到 1 支以上、时间持续 1 年以上者，也有人将 1 年内吸烟总量达到 180 支以上者定义为吸烟。如何定义暴露因素，可以通过查阅文献或请教有关专家，同时结合自己的研究目的、经费、人力等综合考虑后对暴露因素进行定义。

3.确定研究结局

与暴露因素相对应的是研究结局，也称结局变量，是指随访观察预期出现的结果，也即是研究者所希望追踪观察的事件（发病或死亡等）。结局变量应有明确统一的测定标准，应该全面、具体、客观，并在研究的全过程中严格遵守。一般采用国际上或国内通用的诊断标准，以对不同地区的研究结果进行比较。

4.确定研究人群

研究人群包括暴露组和非暴露组（对照组），根据研究目的和研究条件的不同，研究人群的选择有不同的方法。

（1）暴露组的选择　一般有四种选择。

1）职业人群：暴露史明确、发病率高，历史记录全面、真实，常用于研究某种可疑的职业暴露因素与疾病或健康的关系。

2)特殊暴露人群：一般指对某因素有较高暴露水平的人群，如果暴露因素与疾病有关，则高度暴露的人群中疾病的发病率或死亡率可能高于其他人群，有利于探索暴露与疾病之间的联系。

3)一般人群：选择一般人群作为暴露组时应考虑两点：研究主要着眼于一般人群中的防治，使研究结果具有普遍意义；所研究的因素和疾病都是一般人群中常见的，不必要选择特殊人群。

4)有组织的人群：选择该类人群的主要目的是利用他们的组织系统，便于有效地收集资料，且他们的职业和经历相同，可增加其可比性。

(2)对照人群的选择　正确选择对照人群直接影响到队列研究结果的真实性。设立对照的目的就是为了比较，故要注意对照组与暴露组的可比性。即对照人群除未暴露于所研究的因素外，其他因素如年龄、性别、职业等应尽可能与暴露人群相同。

1)内对照：选定一群研究对象后，有暴露史的作为暴露组，余下的作为对照，即是内对照。队列研究应尽量选择内对照，因为较方便可行；除暴露因素外，与暴露组的可比性好，是较理想的对照。

2)外对照：当选择职业人群或特殊暴露人群作为暴露组时，常常不能从这些人群中选出对照，而需在该人群以外寻找对照组，称外对照。

3)总人口对照：又称一般人群对照，即是将结果与一般人群的发病率或死亡率进行比较，其优点是一般人群的发病率或死亡率容易得到且较稳定，但资料较粗糙，可比性差。

5.确定样本含量

队列研究的样本含量由以下几个因素决定：对照人群的估计发病率（p_0）、暴露人群的估计发病率（p_1）、统计学显著性水平（α）和把握度（$1-\beta$）。

计算公式如下：

$$n = \frac{(z_\alpha \sqrt{2\overline{p}\,\overline{q}} + z_\beta \sqrt{p_0 q_0 + p_1 q_1})^2}{(p_1 - p_0)^2}$$

式中，p_1 与 p_0 分别代表暴露组与对照组的估计发病率，$\overline{p}\,\overline{q}$ 为两个发病率的平均值，$q = 1 - p$，z_α 和 z_β 为标准正态离差，可查表求得。还可用有关样本含量的软件计算而得。

6.随访

当队列研究开始后，必须通过随访来确定研究对象是否仍处于观察之中。

(1)随访对象与方法　所有研究对象，暴露组或对照组都应采用相同的方法进行随访，并坚持追踪到观察终止期。对于失访者应尽可能地进行补访。随访一般采用常规的现况调查方法，如面访、电话访问、问卷等。对暴露组和对照组应采取相同的随访方法，且在整个随访过程中随访方法应保持不变。

(2)随访内容　主要是有关结局变量的资料。将各随访内容设计成调查表，在随访过程中使用并贯彻始终。有关暴露状况的资料也要不断收集，以便及时了解其变化。

(3)随访期　随访时间的长短取决于疾病的诱导期和潜伏期长短。诱导期指病因开始作用至疾病发生的一段时间。潜伏期指从疾病发生到出现临床症状的时间间隔。这两期时间越长，随访时间也越长。

(4)观察终点和终止时间　观察终点指研究对象出现了预期的结果，达到了这个观察终点，就不再继续观察该对象了。观察终止时间指整个研究工作已经按计划完成，可以得出结论的时间。观察终点常为疾病或死亡。

(三)队列研究的资料分析

队列研究资料的分析思路:先对资料进行统计描述,即描述研究对象的组成及人口学特征、随访时间、结局情况及失访情况等,分析两组的可比性及资料的可靠性,继而进行统计推断,分析两组率的差异、暴露和效应的关联及其强度大小。

1. 常用指标的计算

队列研究可以计算多种率,此为病例对照研究所不具有的优点。根据队列研究观察资料的特点,可选择计算不同的指标。

(1)累积发病率 指某一固定人群在一定时期内某病发生例数与观察开始时的人口数之比。随访期越长,病例累积越多,所以累积发病率表示发病率的累积影响。适用条件:样本量大,人口稳定,资料比较整齐。

$$累积发病率 = \frac{某观察内发病人数}{同期的暴露人口数}$$

(2)发病密度 即某人群在观察期内的发病人数与同期内的观察对象人年数之比。人时是观察人数与随访单位时间之积。以人时为单位计算出来的率具有瞬时频率性质,表示在一定时期内发生某病新病例的速率,称为发病密度。

$$发病密度 = \frac{某人群在观察期内的发病人数}{观察期内的观察对象人年数}$$

暴露组与对照组之间发病率或死亡率的比较需进行统计学检验。

2. 效应的估计

队列研究的资料一般整理成表 14 - 5。

表 14 - 5 队列研究资料整理表

	发病	未发病	合计	发病率
暴露组	a	b	$a+b=n_1$	a/n_1
非暴露组	c	d	$c+d=n_0$	c/n_0
合计	$a+c=m_1$	$b+d=m_0$	$a+b+c+d=t$	

(1)相对危险度(RR) 是指暴露组发病率(I_e)与非暴露组发病率(I_o)之比,是反映暴露与发病关联强度的最常用指标,表示暴露组的发病率危险是非暴露组的多少倍。

$$RR = \frac{I_e}{I_o} = \frac{a/n_1}{c/n_0}$$

相对危险度无单位。$RR = 1$ 表示两组的发病率无差别;$RR < 1$ 表示暴露组的发病率低于非暴露组,该暴露因素为保护因素;$RR > 1$ 表示暴露组的发病率高于非暴露组,该暴露因素为危险因素。因而 RR 值距离 1 越远,表明暴露的效应越大,暴露与结局关联的强度越大。

由于相对危险度是 RR 的一个点估计值,还需计算其可信区间,常用 95% 可信区间。一般用 Woolf 法计算。

$$\text{Var}(\ln RR) = \frac{1}{a} + \frac{1}{b} + \frac{1}{c} + \frac{1}{d}$$

$\ln RR$ 的 95% 可信区间 $= \ln RR \pm 1.96 \sqrt{\text{Var}(\ln RR)}$

其反自然对数即为 RR 的 95% 可信区间。

(2)归因危险度(AR)　是指暴露组发病率与非暴露组发病率之差,反映发病归因于暴露因素的程度。

$$AR = I_e - I_o = \frac{a}{n_1} - \frac{c}{n_0} = I_o(RR-1)$$

$$AR \text{ 的 95\% 可信区间} = AR \pm 1.96 \times \sqrt{\frac{a}{n_1^2} + \frac{c}{n_0^2}}$$

(3)归因危险度百分比($AR\%$)　又称病因分值,是指暴露人群中由暴露因素引起的发病在所有发病中所占的百分比。

$$AR\% = \frac{I_e - I_o}{I_e} \times 100\%$$

或

$$AR\% = \frac{RR-1}{RR} \times 100\%$$

(4)人群归因危险度(PAR)与人群归因危险度百分比($PAR\%$)　人群归因危险度是指总人群中归因于暴露的部分;人群归因危险度百分比是指 PAR 占总人群全部发病的百分比。

$$PAR = I_t - I_o$$

$$PAR\% = \frac{I_t - I_o}{I_t} \times 100\%$$

(5)标化比　最常用的指标为标化死亡比(SMR),是以全人口死亡率作标准,算出观察人群的理论死亡数,然后计算实际死亡数与预期死亡数之比。

$$SMR = \frac{研究人群实际死亡数}{标准人口预期死亡数}$$

(四)队列研究的偏倚及其控制

队列研究在设计、实施及资料分析等各个环节都可能产生偏倚,因此在各阶段都应采取措施,预防和控制偏倚的发生。

1. 选择偏倚

如果非研究因素在研究人群中与一般人群中的分布不一致,将会引起选择偏倚。队列研究选择偏倚常发生于:最初选定的研究对象有人不参加了;进行历史性队列研究时,有些人的档案丢失或记录不全;某些早期患者在研究开始时未能发现等。控制选择偏倚的难度较大,主要措施为严格按规定标准选择对象,对象一经选定应坚持随访到底。

2. 失访偏倚

在研究过程中,某些选定的研究对象因为种种原因脱离了观察,研究者无法继续随访他们,这种现象称为失访。队列研究由于观察人数较多、观察时间长,失访偏倚是不可避免的。失访的主要原因为研究对象迁移、外出、不愿合作或死于非终点疾病。一项研究的失访率一般不超过 10%。主要通过提高研究对象的依从性来控制失访偏倚。

3. 信息偏倚

造成信息偏倚的主要原因是使用的仪器不精确,询问技巧不佳,检验技术不熟练等。控制措施主要是提高设计水平和调查质量,做好质量控制工作,如选择精确稳定的测量方法,严格实验操作规程,提高临床诊断技术,明确各项标准,严格按规定执行等。

4.混杂偏倚

混杂是指所研究因素与结果的联系被其他外部因素所混淆,这个外部因素就称为混杂因素,既可以是疾病的危险因素,又与研究因素有联系,它在暴露组与对照组的分布是不均衡的。如性别、年龄是最常见的混杂因素。控制措施:在设计时利用对研究对象作某种限制,以获得同质的研究样本;在对照选择时采用匹配的方法,以保证两组的可比性;在资料分析时采用分层分析或多因素分析方法等。

(五)队列研究的优缺点

1.优点

(1)在疾病发生前按是否暴露于某因素分组,所获资料完整,无回忆偏倚。

(2)可直接计算暴露组和非暴露组的发病率,能计算 RR 等反映暴露与疾病关联强度的指标,可分析暴露的病因作用。

(3)由于病因发生在前,疾病发生在后,因果时间顺序明确,加之偏倚较少,并能计算各项测量疾病危险关联的指标,帮其检验病因假说的能力强,可证实病因联系。

(4)有助于了解人群疾病的自然史。

(5)一次调查可观察多种结果,可分析一种原因与多种疾病的关系,也可分析多种原因与一种或多种疾病之间的关系。

2.缺点

(1)观察时间长,费人力、物力、财力,组织与后勤工作量大。

(2)准备工作较繁重,设计的科学性高,实施难度大。

(3)暴露人年的计算工作较复杂。

(4)不适于发病率低的疾病的病因研究,因为所需的研究对象数量大,一般难以达到。

第三节 实验性研究

实验性研究的基本性质是研究者在一定程度上掌握着实验的条件,主动给予研究对象某种干预措施。实验性研究又称干预研究。

一、类型

(一)临床实验

临床实验以患者为研究对象,目的是评价某种疾病的疗法或发现预防疾病结局如死亡或残疾的方法。临床实验的研究对象必须患有所研究的疾病并且在确诊后很快进入研究,以便及时地安排治疗。临床实验应当遵循随机、对照及双盲的原则。

(二)现场实验

现场实验中接受处理或某种预防措施的单位是个人,而不是群体。现场实验的主要研究对象为未患病的健康人或高危人群中的个体。由于他们患某种特定疾病的危险相对较小,现场实验通常比临床实验需要更多的研究对象,耗资较大,只能应用于常见病和严重疾病的预防研究。

(三)社区干预和整群随机实验

社区干预实验又称以社区为基础的公共卫生实验。社区干预和整群随机实验是以社区为基础的现场干预实验的扩展。两者概念上的区别在于干预是否针对个人。如疫苗是给个人的,属现场实验;水加氟预防龋齿,是针对饮用某个水源的人群而不是个人,因此此实验应采用社区干预实验,选择整个社区进行实验,在社区基础上指定暴露。

采用随机方法把干预分配给参加的各人群组的现场实验叫做整群随机实验。如果研究只包含两个社区,一个接受干预,另一个不接受干预,可以不必考虑用随机的方法决定哪个社区作为实验人群接受干预,因为不管哪个社区作为干预社区,两个社区基线特征的差别大小都是一样的,只是差别的方向不同而已。

(四)类实验

一个完整的现场研究应具备实验性研究的四个基本特点:设立对照、随机分组、人为干预、前瞻追踪。如果一项实验研究缺少其中一个或几个特征,这种实验就称为类实验。实际工作中的类实验多指不能满足随机分配的原则时进行的实验研究。

二、临床疗效研究

临床实验为流行病学实验的主要类型之一。根据研究目的不同,可将临床实验分为治疗性研究、预防性实验、病因验证及保健措施实验等。临床疗效研究是以患者为研究对象,研究某种治疗方案的效果。临床疗效研究既可用来判定新药或新疗法是否有效安全,又可对目前临床上所用的药物或疗法进行评价,从中选出治疗该病最有效的药物或疗法。

(一)临床疗效研究的意义

临床医生对患者所患疾病做出正确诊断后,要考虑的关键问题是如何对疾病进行有效的治疗。在选择和确定治疗方案时,须选择经过科学证实有效的治疗措施,而不是临床医生主观认为有效,但实际上疗效不佳甚至是有害的治疗措施。因此,临床医生在工作中,需要不断地进行科学研究,确定安全有效的疾病治疗措施。临床疗效研究包括药物、手术、理化因素的效应,也包括营养、护理等辅助措施及预防措施的效果。

(二)临床疗效研究的特点

临床疗效研究主要是帮助临床医生确定有效的治疗措施,以期提高疾病的治愈率,降低伤残率和病死率,从而达到促进患者恢复健康或提高生存质量的目的。临床疗效研究具有以下特点。

1. 具有实验性研究的特性

临床疗效研究属实验性研究,其研究因素是人为控制的因素,所以在研究前要进行严谨、科学的实验设计。在实验设计时要掌握以下几条原则。

(1)对照原则　生物医学的研究对象十分复杂,存在很多干扰或混杂因素,在研究中如果不去除这些因素的干扰作用,就很难得出客观真实的研究结果,因此需要将一部分研究对象设置为对照组。通过设立对照组,排除非研究因素的干扰作用。

(2)随机化原则　设置对照并不能完全避免研究对象之间的差异,而随机化可以使研究样本具有很好的代表性,并可以提高组间的均衡性,使研究结果具有良好的可比性。随机化包括随机抽样和随机分组。随机抽样是指从总体中随机抽取研究样本,每个研究对象被抽中的机会是相等的;随机分组是指样本中每个研究对象都有完全均等的机会被分到实验组和对照组。

(3)盲法原则　在实验过程中人的主观心理因素对研究结果会产生一定的影响,通过盲法观察结果可减少或避免因主观心理因素对实验造成的误差,得到客观真实的结果。

(4)重复原则　要获得处理因素的真实效应,除用随机方法缩小抽样误差外,重复是消除非处理因素影响的又一重要手段。重复是指在相同的条件下重复实验的过程。

2.研究对象具有特殊性

临床疗效研究的对象是患者,因其个体之间的生理特点、心理状态、文化水平及所处的自然和社会环境不同,疾病的严重程度和对治疗的反应也会因人而异。因此,即使同一种疾病,其临床表现因个体差异可能相差十分显著。研究对象的个体差异不仅影响疾病的表现,还可影响治疗效果及对研究的依从性。

3.充分考虑医学伦理学问题

因为临床疗效研究是以人作为研究对象,所以必须面对医学伦理问题。赫尔辛基宣言中指出:“凡涉及人的生物医学实验,必须遵循科学的原则。应建立在足够的实验室和动物实验及科学文献认识的基础之上。”因此,用于人的治疗性药物或措施,必须有充分的依据,并经过药理学和毒理学等基础研究证实安全有效后,才能用于临床疗效研究。此外,在研究之前还必须向受试者提供口头或书面的有关资料,如实验的目的、预期的效果、受试者可能被分配到不同的组别及可能发生的问题。经受试者同意并在知情同意书上签字,方可进行。

4.科学评价临床疗效

研究者要对治疗效果进行科学的实事求是的评价。科学评价应包括实验的真实性、重复性及实用性三个方面。

(三)临床疗效研究的方法

临床疗效研究的方法概括起来可分为两大类:一为随机对照实验,另一为非随机对照实验。

1.随机对照实验

研究者可采用随机分组、设立对照及盲法来评价疾病治疗措施的效果。

随机实验是将研究人群随机分为实验组与对照组,将研究者所控制的措施给予实验人群后,随访观察并比较两组人群的结局,以判断措施的效果。随机对照实验有以下特点:①设计时须注意控制某些外部因素,研究对象分组时必须采取随机原则;实验组和对照组的每个成员必须是来自一个总体的抽样人群,并且是随机分配到两组的;②必须设立对照,并做可比性检验;③实验的方向是随着实验的开始向前进行的;④为了控制人为主观心理因素对结果的影响,最好使用盲法观察结果。

实验步骤如下:

(1)制订实验计划　随机对照实验在实施前必须制定科学、严谨的研究计划,否则研究结果可能出现误差,影响结果的真实性。制定研究计划应包括以下几方面内容。①明确实验的目的,即本研究要解决的问题是什么。②明确实验对象的具体要求和来源。选择研究对象时,要使用统一的疾病诊断标准。要注意研究对象的代表性,即研究对象的病情、年龄、性别和实验的样本量。③明确规定研究因素,如药物的剂量、用药的时间或疗程、给药的途径等;明确观察指标,即反映干预措施效果的指标,可用计量指标,也可用计数指标。④确定观察时间及资料收集的方法,并做好记录。⑤应说明资料分析时使用的统计分析方法。

(2)确定研究人群 实验设计初期,应考虑在哪些人群中进行实验研究。所谓研究人群是指符合研究要求条件的人群,既包括实验组人群也包括对照组人群。选择研究对象时应注意以下几点。①研究对象的选择必须使用统一的诊断和排除标准,并严格遵照执行,以确保最终结果的可比性。②入选的研究对象应能从实验中受益,即当实验结束时患者的疾病被治愈了或症状得到缓解。③尽可能选择症状和体征明显的研究对象,如研究抗心律不齐药物的药效时,实验对象最好是近期心律不齐频繁发作的患者,而不是很长时间才发作过一次的患者,这样才能容易获得要观察的实验效应。④尽可能不用孕妇作为研究对象,临床疗效研究中,任何药物不可能不产生副作用,有些药物的副作用对正常人影响虽然很小,但对孕妇或对胎儿可能影响很大,所以应尽量避免用孕妇作研究对象。⑤尽量选择依从性者作研究对象,临床疗效研究特别要求研究对象能服从实验设计安排,并坚持合作到底,此谓依从性好。如果很多研究对象在中途退出或不遵守规则,就会给结果带来很大偏倚。因此,选择研究对象要注意保证较高的依从性。

(3)样本量的估计 决定样本量大小的因素包括以下几点。①某种观察指标在人群中发生的频率 P,发生率可以是治愈率、有效率、缓解率,也可以是病死率等,总之是反映药物疗效的指标。发生的频率越低,所需的样本量越大。②如果观察指标为计量资料,两组均数差值的大小 d,差值越小,所需的样本量越大。③检验的显著性水平 α 和检验效能 $1-\beta$。α 和 β 规定得越小,所需样本量越大。④单侧检验还是双侧检验,单侧检验所需样本量较小,双侧检验所需样本量较大。

(4)设立严格的对照 设立对照的目的是消除因非研究因素干扰而产生的混杂和偏倚,以便得出正确的结论。在临床上,由于多数疾病的自然病程还不能准确地预料,当有的疾病自然恢复时,如果没有设立阴性(不用治疗的)对照,则易误认为是某药的治疗结果。若设立对照就可消除这些因素对实验产生的干扰,得出正确的结论。另外,设立对照还有助于确定治疗的副作用或疾病本身产生的并发症。常用的对照方法有以下几种。

1)标准对照或称阳性对照:是临床上最常用的一种对照方法。此种对照设立的方法是以现行最有效或临床上最常用的药物或治疗方法作为对照,用以判断新药或新疗法是否优于现行的药物或疗法。

2)安慰剂对照或称阴性对照:药物常具有特异和非特异效应,为了排除非特异效应的干扰,常用安慰剂作对照。安慰剂常用没有任何药理作用的淀粉、乳糖、生理盐水等制成,使用时应注意:安慰剂的剂型和外观尽量与实验药物相同,且对人体无害,以利于盲法实验;安慰剂的使用指征,应限于研究那些目前尚无有效药物治疗方法的疾病,或在使用安慰剂期间对病情和预后基本没有影响。

3)交叉对照:这是一种特殊的随机对照,即按随机方法将研究对象分为甲、乙两组,甲组先用实验药,乙组先用对照药。一个疗程结束后,间隔一段时间以消除治疗药物的滞留影响,然后甲组再用对照药,乙组再用实验药,最后分析和比较疗效。这样既能自身前后对比,又可消除实验顺序带来的偏倚。两次治疗的间隔时间因疾病的症状或药物残留作用的时间长短而应有所不同。此种对照一般在研究药物应用先后顺序对治病结果的影响,以及研究药物最佳配伍时应用。

4)互相对照:如果同时研究几种药物或治疗方法时,可以不设专门的对照,分析结果时,各组之间互为对照,从中选出疗效最好的药物或疗法。

5)自身对照:在同一研究对象中应用实验和对照的方法,如比较用药前后体内某些指标的变化情况,或研究皮肤科用药物时使用左右肢体作实验和对照,分析何种药物疗效更好。

(5)随机分组　研究对象和使用的对照方式确定后,接下来就是随机将研究对象分配到实验组与对照组。

随机分组的原则为:所有的对象都有相等的机会被分配到实验组或对照组中,不受研究者或受试者主观愿望或客观原因所影响。随机不是随便,每个受试者进入实验组和对照组的概率完全相等。随机化是为了使对照组与实验组具有可比性,提高研究结果的正确性,减少偏倚。

在临床疗效实验中常用的随机分组方法有三种:简单随机化、区组随机化及分层随机化。

(6)盲法的应用　在临床疗效实验中,为了去除人(包括研究对象、观察者及资料整理和分析者)的主观心理因素对研究结果产生的干扰作用,最好使用盲法。盲法分单盲法、双盲法和三盲法。

1)单盲:是指研究对象不知道自己的分组和所接受处理的情况,但观察者和资料搜集分析者知道。单盲方法简便,容易进行,且观察者知道受试者分组的情况,对受试者的健康和安全有利。单盲法可以减少来自研究对象的偏倚,但不能防止来自观察者的观察性偏倚,即不能避免观察者主观因素引起的偏倚。

2)双盲:研究对象和观察者都不知道分组的情况,也不知道研究对象接受的处理措施。患者与医生只知道药物的编号,如 A 和 B。待实验结束和资料分析后才宣布 A 药和 B 药何为实验药,何为对照药。双盲法复杂,执行起来也比较困难,应用时必须考虑其可行性,在执行中要有严格的管理制度和方法。在实验过程中,双盲状态可因种种原因遭到破坏,因此在使用时应注意一些问题:实验药的制剂应防止破盲,实验药和安慰剂两种制剂的颜色、气味、大小、外形要相同,甚至容器和外包装也要一样,一般常用胶囊剂。保证实验对象的安全,在双盲实验中,当医生发现患者出现了严重的副作用、治疗无效或病情加重时,不应单纯为追求完整的资料而继续实验,必须从医德的观点出发,对该患者立即停止盲法治疗,并公开该患者所用的真实药物。因此不适用于危重患者。双盲法的缺点是在管理上缺乏灵活性,因而不适用于危重患者的抢救。此外,有特殊副作用的药物容易破盲。

3)三盲:三盲法是研究对象、观察者和资料分析者都不知道研究对象的分组和处理情况,只有研究者委托的人员或药物的制造者知道,直到实验结束时才公布分组和处理情况。这种方法在理论上虽然可减少偏倚,但由于科研的安全性得不到保证,应用并不普遍。

(7)资料的搜集与分析　搜集资料前,应该根据研究目的设计不同的调查表,在实施过程中仔细记录调查表中的各项内容。搜集资料的方法有面访法、信访法或电话访问法。除了做好严谨的科研设计外,还需搜集具有可靠性、完整性及可比性的高质量资料。同时,要尽可能防止偏倚出现,要对研究的全过程实行质量控制。

资料搜集后,首先要对资料进行仔细核对,然后确定分析的指标和分析方法。进行统计分析时,不同性质的资料要用不同的统计方法。计量资料:统计时可用 t 检验或 F(方差)分析,大样本正态分布资料可用 u 检验,如果资料不呈正态分布时要用非参数检验;计数资料:统计

时用 χ^2 检验或非参数检验。

2.非随机对照实验

非随机对照实验又称类实验,是一类有对照组但没有随机分配,或完全没有平行对照组的实验研究。此类实验受控条件较差,所得研究结果也不如随机对照实验的结果可靠。但由于随机对照实验费时、费力,有时又存在医德问题,在许多情况下还需采用非随机对照实验来评价干预措施的效果。

(四)疾病预后研究

预后是指疾病发生后的转归或结局,包括存活和死亡两个结局。存活者还可分为治愈、缓解、迁延、慢性化、恶化、复发、残疾及发生并发症等结局。研究疾病预后的意义在于:①克服凭临床经验判断预后的局限性;②了解疾病自然史、病程和疾病的危害程度,帮助临床医生作出治疗决策;③研究影响疾病预后的各种因素,有助于改善疾病的结局;④评价疾病的防治效果,从而促进治疗水平的提高。

1.疾病自然史

疾病自然史是指在没有任何干预的情况下,疾病自然发生和演变的过程,包括生物学发病期、亚临床期、临床期和结局四个时期。

不同的疾病其自然史各不相同。对有些疾病的自然史人们已经了解得比较多,有些疾病特别是一些新的疾病,对其自然史则了解得比较少。随着时间的推移,自然条件和社会条件以及人群的机体状况、致病因素等方面的不断变化,疾病的自然史也会发生某些变化。疾病的结局和预后是疾病自然史的重要方面。因此,进行疾病预后的研究对于了解疾病的自然史具有重要作用。

2.影响疾病预后的因素

(1)预后因素的概念 能影响疾病结局的因素称为预后因素,若患者具有这些因素,其病程发展过程中出现某种结局的概率就有可能发生改变。了解预后因素,有助于临床医生对疾病进行有效的干预,包括筛检、及时诊断、治疗及改变影响患者健康的行为等,从而改善患者的预后。

(2)常见影响疾病预后的因素 包括患者和疾病两方面因素。

1)患者的机体状况:患者的年龄、性别、营养、体质、免疫功能等状况,均对疾病的预后产生一定影响。如婴幼儿和老年人与青壮年虽患同样的疾病,但临床表现不同,预后也不同。一般前者预后较差,后者预后较好。

2)疾病本身的特点:疾病本身的特点决定了预后的不同。某些自限性疾病,如上呼吸道感染,无需治疗也可自愈,预后良好。某些疾病通过有效的防治措施,干扰致病因素对机体的作用或改变其大小,可改善预后,如败血症虽重,但采用有效抗生素治疗便有可能治愈。此外,由于当代医学科学发展的限制,还有不少疾病至今缺乏行之有效的治疗方法,例如晚期癌症广泛转移、艾滋病等,虽经积极治疗,但多数预后极差。

(3)患者病情 同种疾病的病情不同,预后也不同。例如癌瘤的大小、生长部位、生长方式、浸润深度、病理组织类型、癌细胞分化程度,及是否转移、转移部位等,脑出血的部位、出血量等,脑梗死的部位、范围等,均影响疾病的预后。对感染性疾病,除机体状况外,侵入机体的病原体的特征,如病原体的数量、类型、亚型、毒力、侵袭力、繁殖力以及入侵门户、定植部位等因素,都可影响病情,也与疾病预后密切相关。

(4)医疗干预效果 医疗干预是指医生为改善患者疾病预后所从事的一切活动,包括各种疗法、临床护理及能够改变患者不良行为的一切忠告。医疗条件的优劣直接影响医疗干预的质量。医疗设施先进,服务质量高,防治效果好,则疾病的预后也较好。

(5)医院内感染 医院内感染是指患者在住院期间获得的感染。大部分医院内感染患者是在住院期间发病,但也有部分患者是在出院后发病的。医院内感染是直接影响患者预后的因素之一。

(6)社会、家庭因素 社会经济发展水平、医疗卫生条件、社会保障体系、家庭关系等都会影响疾病的预后。社会因素对疾病的影响,尤其是对传染病的影响最明显。新中国成立后贯彻了预防为主的卫生工作方针,对烈性传染病和某些危害严重的地方病如血吸虫等积极防治,取得了极大的成功,为世人瞩目。

3.疾病预后研究设计方案

(1)研究对象的选择 预后研究能否得出正确的结论,选择研究对象是关键。选择研究对象的基本原则与研究临床疗效的随机对照实验相同。

(2)常用的评价指标 预后研究使用的指标包括反映疾病致死程度的指标,反映疾病恢复情况的指标,反映疾病结局构成的指标,反映生存情况的指标。在实际应用中常使用的指标有病死率、治愈率、缓解率、复发率、功能丧失率、生存率等。

目标检测

一、单项选择题

1.拟调查某地人群高血压的现患率,可采用何种研究方法(　　)

A.病例对照研究　　B.队列研究　　C.实验研究　　D.现况研究　　E.理论研究

2.下列哪一条是病例对照研究的优点(　　)

A.可同时研究一种可疑因素与多种疾病的联系

B.适用于常见病的病因研究

C.样本小,省人力、物力,获得结果快

D.偏倚少,结果可靠

E.可计算发病率

3.一项吸烟与肺癌关系的病例对照研究结果显示:$\chi = 12.36$,$p < 0.05$,$OR = 3.3$,正确的结论为(　　)

A.病例组肺癌的患病率明显大于对照组

B.病例组发生肺癌的可能性明显大于对照组

C.对照组发生肺癌的可能性明显大于病例组

D.对照组肺癌的患病率明显小于病例组

E.不吸烟者发生肺癌的可能性明显小于吸烟者

4.队列研究中调查对象应选择(　　)

A.在有该病者中选择有、无某种暴露因素的两个组

B.在有该病者中选择有某种暴露因素的为一组,在无该病者中选择无某种暴露因素的

　　　　为另一组

　　C.在无该病者中选择有某种暴露因素的为一组,在有该病者中选择无某种暴露因素的
　　　　为另一组

　　D.在无该病者中选择有、无某种暴露因素的两个组

　　E.任选有无暴露的两个组

5.对一种疫苗效果进行双盲研究是指(　　)

　　A.设计者和观察者都不知道哪些受试者接受疫苗,哪些受试者接受安慰剂

　　B.受试者和观察者都不知道哪些受试者接受疫苗,哪些受试者接受安慰剂

　　C.受试者和设计者都不知道哪些受试者接受疫苗,哪些受试者接受安慰剂

　　D.观察者和受试者都不知道什么疫苗

　　E.观察者和受试者都不知道安慰剂的性质

二、简答题

1.简述现况调查、普查、抽样调查的特点及用途。

2.简述筛检的目的及应用。

3.简述病例对照研究的特点、类型和 OR 值的计算。

4.简述队列研究的设计方法。

5.简述现况研究、病例对照研究的方法和步骤。

疾病的预防与控制

第十五章 疾病的预防和控制

学习目标

【掌握】传染病流行过程的基本条件及影响因素；心脑血管病、糖尿病、恶性肿瘤危险因素。

【熟悉】我国传染病的防治过程；心脑血管病、医源性疾病的防治措施；心身疾病的特征和防治措施。

【了解】传染源、传播途径、易感人群、疫源地、流行过程的定义。

第一节 传染病防治概述

传染病（infectious disease）是指由病原微生物感染引起的，且可由人传人或由动物传给人以及相互传播的感染性疾病。历史上，天花、鼠疫、霍乱、白喉等烈性传染病都曾猖獗流行，严重危害人类的健康和生命。由于疫苗和抗生素的出现，许多传染病被消灭或基本消灭或得到控制，但传染病仍广泛存在，属常见病、多发病。此外，一些已被控制的传染病正在死灰复燃，由于耐药株和变异株病原体的出现导致了某些传染病的再度暴发和流行，如抗药株引起结核的发病以及变异株引起的霍乱流行；新发现的传染病又时有发生，如艾滋病、埃博拉出血热等。因此加强对传染病的预防和控制，仍是当前疾病预防的重点工作。

一、传染病流行过程

传染病的流行过程（epidemic process）是指传染病在人群中发生、传播和终止的过程，表现为群体发病的特点。

（一）传染病发生的基本条件

1. 病原体

病原体（pathogen）是指能够引起宿主致病的各类微生物，包括病毒、细菌、真菌和寄生虫等。病原体侵入人体后能否致病，主要取决于病原体的侵入门户、病原体的特征及病原体的变异等。病原体一般都有严格的侵入门户，同时需要在宿主体内特殊的部位（一处或多处）生长、繁殖，称为特异性定位，有些病原体可有多种侵入门户或多处定位。

（1）病原体的侵入门户　侵入门户是指病原体侵入宿主并能存活或初步繁殖的地点。例如甲型肝炎病毒和伤寒杆菌必须经口感染。

(2)病原体的特性　①致病力(pathogenicity)：指病原体侵入宿主后引起临床疾病的能力，取决于病原体在体内繁殖的速度、组织损伤的程度及病原体产生的特异性毒素。②传染力(infectivity)：病原体侵入宿主后，在机体内定居、繁殖、引起感染的能力。③毒力：病原体感染机体后损害人体器官组织引起疾病严重程度的能力。毒力与致病力的区别在于，前者着重指的是感染导致疾病的严重程度，后者着重指的是感染后发生临床疾病的能力。

(3)病原体的变异　病原体可因环境条件或遗传因素的影响而引起遗传基因的改变，发生变异，主要表现为耐药性变异、抗原性变异、毒力变异。病原体的变异对传染病的流行、预防和治疗都具有重要意义。例如利用毒力减弱研制成疫苗，预防相关传染病。

2.宿主

宿主(host)是指在自然条件下被病原体寄生的人或动物。宿主如果具有充分的抵抗力和免疫力，病原体则难以入侵，或入侵后被排除和消灭。

3.感染过程及感染谱

(1)感染过程(infectious process)　指病原体进入机体后，病原体与机体相互作用的过程，即感染发生、发展、结束的过程，是在个体中发生的现象。

(2)感染谱(spectrum of infection)　是宿主感染病原体后轻重程度不同的感染表现形式。不同的传染病有不同的感染谱：①以隐性感染为主，多数感染者体内有病原体的存在，但没有该传染病的临床表现，如流行性乙型脑炎、脊髓灰质炎及艾滋病等；②以显性感染为主，多数感染者有明显症状和体征，如麻疹、水痘等；③隐性感染与显性感染比例接近，如流行性腮腺炎；④大部分以严重病例或死亡为结局，如狂犬病、埃博拉出血热等。

(二)传染病流行过程的三个环节

传染病流行过程必须同时具备三个基本环节，即传染源、传播途径和易感人群。

1.传染源

传染源(source of infection)是指体内有病原体生长、繁殖，并能不断排出病原体的人和动物。作为传染源的人主要有两类：一是患者，二是病原携带者。

(1)患者(patient)　是显性感染者，是重要的传染源。病原体侵入人体后，根据疾病的发展过程分为潜伏期、临床症状期及恢复期。各期作为传染源的流行病学意义不同，主要取决于是否排出病原体以及排出量和频度，同时患者作为传染源还与其患病的类型、活动范围有关。

1)潜伏期(incubation period)：是指自病原体侵入机体到临床症状最早出现的这一段时间。潜伏期长短主要与病原体在机体内的繁殖时间有关，因病种不同而异，短的数小时，如葡萄球菌食物中毒；长的可达数月甚至数年，如狂犬病、艾滋病等。潜伏期一般为数日至十几日，如麻疹、伤寒、猩红热等。大多数传染病在潜伏期不向体外排出病原体，故无传染性；少数传染病在潜伏期末期能排出病原体，具有传染性，如甲型肝炎、痢疾等。由于潜伏期内患者尚未出现症状，不被人们所认识，容易造成人群中的传播。

潜伏期的流行病学意义在于：①潜伏期长短可影响疾病的流行特征，潜伏期短的传染病来势猛，停息快，常呈暴发型，而潜伏期长的传染病的流行持续较久；②判断受感染时间，借以寻找传染源并确定传播途径；③确定曾与传染病患者接触者的留验、检疫或医学观察时限，一般是该传染病的潜伏期再增加1～2天；④确定预防接种时间及效果，如麻疹只有在潜伏期最初5天内施行被动免疫才能有效；⑤根据潜伏期评价某项预防措施效果。

2）临床症状期（clinical stage）：指出现某种疾病特异性症状和体征的时期。此期患者是最主要的传染源，因为此时病原体在机体内大量繁殖并排出体外。有些临床症状有利于病原体的排出，如痢疾的腹泻、流感、麻疹的咳嗽喷嚏等；有些疾病此期排出病原体的途径很多，如伤寒，此时期除粪、尿外，还可自汗液、唾液、乳汁等排出病原体，增加了疾病传播的机会；具有慢性临床过程的患者如结核病患者，由于持续排出病原体，因而对周围健康人群形成长期的威胁。

3）恢复期（convalescent stage）：指传染病临床症状消失后的一段时间。有些传染病在恢复期内仍可排出病原体，继续作为传染源，如白喉、伤寒、流行性脑脊髓膜炎、痢疾和乙型肝炎等。恢复期携带病原多数持续时间较短，但有些传染病恢复期患者排出病原体的时间很长，甚至终身作为传染源。如部分伤寒患者可成为终身带菌者。凡携带病原超过 3 个月以上者称为慢性病原携带者（chronic carrier），如乙型肝炎。

（2）病原携带者（carrier）　是指没有任何临床症状而能排出病原体的人，常分为以下 3 类。①潜伏期病原携带者（incubatory carrier）：指在潜伏期内携带病原体并能排出体外者。潜伏期病原携带者由于其症状尚未出现，不被人们所认识，容易造成人群中的传播。②恢复期病原携带者（convalescent carrier）：指传染病在临床症状消失以后的一段时间内仍可排出病原体者。③健康病原携带者（health carrier）：是指无临床症状和患病史而能排出病原体的人。健康病原携带者作为传染源的意义取决于其排出病原体的数量，携带病原体的时间长短，携带者的职业、社会活动范围、个人卫生习惯、环境卫生条件、防疫措施等。其中以携带者的职业及个人卫生习惯最重要。

（3）隐性感染者　对脊髓灰质炎、流行性脑脊髓膜炎、流行性乙型肝炎及艾滋病等传染病，隐性感染者是重要的传染源。

（4）受感染的动物　动物作为传染源的意义主要取决于人与受感染的动物接触的机会和密切程度、动物传染源的种类和密度，以及环境中是否有适宜该疾病传播的条件等。

2. 传播途径

传播途径（route of transmission）是指病原体由传染源排出，侵入新的易感宿主之前，在外环境中所经历的全部过程。一种传染病可通过一种或多种传播途径传染。不同的传播途径引起的疾病有不同的流行特征，因此在传染病流行病学调查中，可以通过研究其流行特征来寻找传播途径和传播因素，以控制传染病的流行。

（1）经空气传播（air－borne infection）　空气是所有呼吸道传染病的主要传播途径，一般通过飞沫、飞沫核、尘埃传播。

经空气传播的传染病流行特点：①传播广泛，发病率高，传播易于实现，感染率较高，如麻疹在未使用疫苗前几乎在儿童期都要感染，流感也是如此；②发病季节性明显，一般多见于冬、春季节；③经空气传播传染病的发生常与居住条件和人口密度有关；④未经免疫预防的人群中有周期性升高；⑤儿童多见，常被称为"儿童传染病"。

（2）经水传播（water－borne infection）　通过污染的饮用水或疫水传播，是许多肠道传染病和寄生虫病的常见传播途径，故也称为介水传染病。经水传播通常有两种方式：

1）经饮用水传播：人们饮用被病原体污染的水，可导致疾病的流行。其流行特点是：病例分布与供水范围一致，患者有饮用同一水源史；水源经常受到污染时，病例可长年不断；一次大量污染，可出现暴发或流行；除单纯母乳喂养的婴儿外，发病无年龄、性别、职业的差别。经饮用水传播的疾病有伤寒、霍乱、细菌性痢疾及甲型肝炎等。

2)经疫水传播：患者有接触疫水的历史，如在疫水中游泳、劳动时，钩端螺旋体、血吸虫尾蚴等经过皮肤、黏膜侵入机体引起感染。其流行特点是：有疫水接触史；有地方性或季节性；大量易感人群进入流行区，可呈暴发或流行；停止接触疫水或加强个人防护，可控制疾病发生。

(3)经食物传播(food－borne infection)　由于食用了带有病原体的食物，或食物在生产、加工、运输、储存及销售等各个环节中被病原体污染所致。所有的肠道传染病，某些寄生虫病以及个别的呼吸道传染病(如结核、白喉等)，都可以通过污染的食物进行传播。1988 年，上海市发生甲肝流行，其原因就是人们生吃受甲肝病毒污染的毛蚶。

经食物传播的传染病流行特点是：患者有食用同一食物史，不食者不发病；一次大量污染食物可引起暴发；停止供应污染食品，暴发很快终止。

(4)接触传播(contact transmission)　接触传播包括直接接触和间接接触两种传播方式。

1)直接接触传播：指传染源与易感者直接接触，而没有任何外界因素参与的传播，如狂犬病、性传播疾病、鼠咬热等。

2)间接接触传播：指接触了被传染源及其排泄物所污染的物品造成的传播，又称日常接触传播。常见某些肠道传染病和某些呼吸道传染病。其流行特点是：病例多呈散发，家庭成员和同住者等密切接触者易造成传播，续发率高；发病与个人卫生习惯不良及卫生条件差有关；流行过程缓慢，无明显的季节性；加强传染病管理，严格消毒制度，注意个人卫生，是控制这类疾病传播的主要措施。

(5)经媒介节肢动物传播(arthropod－borne transmission)　又称虫媒传播(vector transmission)，是指经节肢动物叮咬、吸血或机械携带而传播的传染病。按其传播病原体的方式可分为两大类：

1)机械携带传播：如来往于食物和粪便之间的苍蝇、蟑螂、老鼠等携带的肠道传染病病原体，通过接触、反吐、粪便排出病原体等途径，污染食物或餐具，使接触者感染。

2)生物性传播：病原体进入节肢动物体内经过生长发育或繁殖，才能感染易感者，如鼠疫、流行性乙型脑炎、疟疾、丝虫病等。其流行特点为：①有一定的地区性和季节性高发，病例分布与媒介昆虫分布一致；②发病有年龄差别，老疫区以儿童为主，新迁入疫区者各年龄组均可发病；③人与人之间一般不直接传播；④某些病有明显的职业特点，如森林脑炎多见于伐木工人及林区工作人员。

(6)经土壤传播(soil－borne transmission)　易感者通过各种方式接触了被病原体污染的土壤所致的传播。土壤受污染的机会较多，如传染源的排泄物、分泌物或传染病患者的尸体和病禽、畜尸体的处理不当等都可以直接或间接地污染土壤，如蛔虫、钩虫、鞭虫病等肠道寄生虫的虫卵，必须在土壤中发育到一定阶段才能感染人。又如，能形成芽胞的病原体，如破伤风杆菌、炭疽杆菌、气性坏疽杆菌等，可在土壤中长期生存，遇到皮肤破损可引起感染。经土壤传播的传染病与病原体在土壤中存活时间、个体与土壤接触机会及个人卫生条件有关。

(7)医源性传播(iatrogenic transmission)　指医护人员在医疗与预防工作中，由于未能严格执行规章制度和操作规程，人为地造成某些传染病的传播。

1)易感者在接受治疗、预防和检验等措施时，由于所用器械的消毒不严格，污染了病原体所造成的传播，如针筒、针头、导尿管及各种治疗检查器械等。

2)药品与生物制品的污染所造成的传播。

3)输血或使用血液制品引起的传播,如乙型肝炎、丙型肝炎和艾滋病等。

(8)垂直传播(vertical transmission) 在围生期发生的病原体由母体传给子代的传播,又称围生期传播或母婴传播。主要传播方式有:

1)经胎盘传播:受感染孕妇体内的病原体(如风疹病毒、乙肝病毒等)经胎盘血液传给胎儿使之受到感染。

2)上行性传播:病原体(如葡萄球菌、大肠杆菌、白色念珠菌等)从孕妇阴道上行,引起胎儿感染。

3)经分娩传播:分娩中胎儿通过严重污染的产道时受到的感染,如疱疹病毒、淋病奈瑟菌等。

3. 易感人群

易感人群(susceptible population)是指有可能发生传染病感染的人群。人群作为一个群体,对传染病容易感受的程度称为人群易感性(herd susceptibility)。有了传染源及适宜的传播途径,没有易感者的存在,仍然不可能发生传染病的流行。因此,人群易感性是引起疾病传播的必要条件之一,也是影响传染病流行的重要因素。在引起传染病流行的其他条件不变的情况下,易感性高,则传染病易于发生和传播,流行的可能性大;反之,流行的可能性小。因此,通过人工自动免疫的途径,提高人群的免疫水平,降低人群易感性,是防止传染病在人群中流行的一个极为重要的措施。人群易感性的高低取决于全部人口中易感人口(非免疫人口)所占的比例。

(1)使人群易感性升高的因素 新生儿增加;易感人口迁入;免疫人口免疫力自然消退;免疫人口死亡。

(2)使人群易感性降低的因素 计划免疫是降低人群易感性的主要措施;传染病流行后免疫人口的增加;隐性感染后免疫人口的增加。

(三)影响传染病流行过程的因素

传染源、传播途径和易感人群这三个环节能否达到相互联结和协同作用,受到自然因素和社会因素的影响。

1. 自然因素对流行过程的影响

自然因素包括气候、地理、土壤、动植物等,它们通过对上述三环节的影响而起作用。

(1)对传染源的影响 自然因素可直接作用于传染源,尤其是动物传染源,如地理环境、地貌、气候条件等可影响动物传染源的地区分布。如自然疫源性疾病就是由于某些类型的地理环境适合某些种类的动物传染源的生存而成为这些动物的自然疫源地。

(2)对传播途径的影响 自然因素对传播途径的影响较大,因为传播媒介直接受自然因素的作用,尤其是生物媒介传播,气温湿度和雨量影响节肢动物的滋生和繁殖,从而影响其作为传播媒介作用的大小。如夏季暴雨引起洪水泛滥,居民与被带有钩端螺旋体的猪粪尿污染的水接触,而导致钩端螺旋体病的暴发。

(3)对易感人群的影响 自然因素对易感人群亦有一定的影响,如寒冷季节易患肺炎、上呼吸道感染等。

2. 社会因素对流行过程的影响

社会因素相当广泛而复杂,主要包括社会制度、经济文化、人口密度、风俗习惯、宗教信仰、居住条件、营养条件、卫生设施及卫生水平等。社会因素既可以促进流行过程及扩大传染病的流行,也可以阻止传染病的发生、蔓延,甚至消灭传染病。

(1)对传染源的影响 实行严格的国境卫生检疫,防止检疫传染病传入;加强对传染源的隔离和治疗,可以消除其传染性,控制传染病的传播。旅游业的发展、战争、动乱、难民潮,使人口迁徙流动,容易发生传染病的流行;滥用抗生素使病原体耐药性增强,传染源不易被消除。

(2)对传播途径的影响 社会因素对传播途径的影响尤为明显。通过改善饮水质量,加强食品卫生监督、消毒和杀虫措施,可以切断传播途径;某些宗教信仰、社会习俗使传播途径易于实现。通过预防接种提高人体免疫力,可以控制传染病的流行。我国不断加大的城市安全饮用水系统的建设及规范化监督检测管理,使介水传播的肠道传染病在城市能很好地被控制。

(3)对易感人群的影响 预防接种,特别是实施儿童计划免疫程序,使脊髓灰质炎、麻疹、白喉等传染病得到很好的控制。战争、动乱、饥荒和难民潮等造成易感人群流动,导致传染病的流行。

二、传染病的防治措施

随着世界卫生事业的发展,传染病的威胁得到了遏制。然而,近年来,已被控制的传染病卷土重来。艾滋病、传染性非典型肺炎、人感染高致病性禽流感、手足口病等新发现的数十种传染病不断发生的事件接连出现,使传染病的防治形势变得更加复杂和艰巨,因此,我们仍然要高度重视传染病的预防和控制。

(一)传染病的预防性措施

医生接触到传染病患者时应做到及时确诊,填好传染病报告卡,并采取隔离、治疗等措施。预防性措施的具体工作包括经常性预防措施与预防接种。

1.经常性预防措施

疫情未出现以前,应做好经常性预防工作,防止疫情的发生。经常性预防措施是指对外环境中可能存在的病原体及其传播途径所采取的措施,包括:

(1)开展预防传染病的健康教育,提高人们的防病知识,加强自我保健能力。

(2)有计划地建设和改造城乡公共卫生设施,对污水、污物、粪便进行无害化处理。组织力量消除鼠害和蚊、蝇等病媒昆虫的危害。

(3)改善饮用水卫生条件,加强食品卫生检验与监督。

(4)医疗保健机构、卫生防疫机构和从事致病性微生物实验的单位,必须严格执行有关的管理制度和操作规程,建立、健全和完善消毒隔离制度。防止传染病的医源性感染、医院内感染、实验室感染和致病微生物的扩散。

(5)传染病患者、病原携带者和疑似传染病患者,在治愈或排除传染病嫌疑前,禁止从事易使该传染病扩散的工作,如食品工业、饮食行业、托幼机构及某些服务行业等。

(6)加强国境卫生检疫,防止传染病传入和传出。

2.预防接种

预防接种(vaccination)又称人工免疫,是将生物制品接种到人体内,使机体产生对某种传染病的特异性免疫力,以提高人群免疫水平,降低人群易感性,预防传染病的发生与流行。

(1)预防接种的种类 分为人工主动免疫、人工被动免疫、被动自动免疫三类。

1) 人工主动免疫:是指通过接种免疫原性物质,使人体产生特异性免疫。免疫原性物质包括处理过的病原体或其提炼成分和类毒素等。其制剂有:①活菌(疫)苗,如结核、鼠疫、脊髓灰质炎、流感、麻疹活疫苗等,其优点是接种的活疫苗能在体内繁殖,刺激机体产生抗体,故一次接种成功就可产生满意的免疫效果;②死菌(疫)苗,即将免疫性强的活细菌(病毒等)灭活制成,如霍乱、伤寒、副伤寒、乙型脑炎、狂犬病、百日咳等,灭活疫苗必须经多次接种才能获得较好的免疫效果;③类毒素,是将细菌的外毒素处理后,使其失去毒性,而保留抗原性,如破伤风和白喉类毒素。

2) 人工被动免疫:将含有抗体的血清或其制剂注入人体内,使机体获得现成抗体而受到保护。被动免疫的保护时间较短,主要在有疫情时使用。常用制剂有:①免疫血清,即用毒素免疫动物取得的含特异抗体的血清,亦称抗毒素,如白喉抗毒素、破伤风抗毒素主要用于治疗,也可作预防使用;②免疫球蛋白(丙种球蛋白及胎盘球蛋白),由人血液或胎盘提取的丙种球蛋白制成,可作为麻疹、甲型肝炎易感接触者预防接种使用,但并不能预防所有传染病,要避免滥用。

3) 被动自动免疫:是在有疫情时用于保护易感接触者(如婴幼儿或体弱者)的一种免疫方法。如给接触过白喉传染源的易感者注射白喉抗毒素。

(2) 计划免疫　根据传染病疫情的监测结果和人群免疫水平的分析,按照科学的免疫程序,有计划地使用疫苗对特定人群进行预防接种,称为计划免疫,目的在于提高人群免疫水平,预防、控制并最终消灭传染病。

1) 计划免疫的免疫制品及病种:我国计划免疫接种主要内容为"四苗防六病",即对7周岁以下儿童进行卡介苗、脊髓灰质炎三价糖丸疫苗、百白破混合制剂和麻疹疫苗的基础免疫和以后适时的加强免疫,使儿童获得对结核、麻疹、脊髓灰质炎、百日咳、白喉和破伤风的免疫。有些地区把流行性乙型脑炎、流行性脑脊髓膜炎的免疫接种纳入计划免疫范畴。目前我国已将乙肝疫苗的接种纳入计划免疫管理,但尚未纳入计划免疫程序。随着计划免疫工作的开展,凡用疫苗可以预防的传染病也必将列入计划免疫工作范围。

2) 计划免疫的程序:免疫程序应根据有关传染病的流行病学特征、免疫因素、卫生设施等条件而定。只有制定合理的免疫程序并严格实施,才能充分发挥疫苗效果,避免浪费。免疫程序的内容包括:初种(初服)的起始月龄,接种免疫制品的间隔时间,加强免疫时间和年龄范围等(表15-1)。

表 15 - 1　我国现行的儿童免疫程序

疫(菌)苗	出生后24 h	1月	2月	3月	4月	5月	6月	7月	8月	9月	1岁	1.5岁	2岁	4岁	7岁	12岁
卡介苗	①														④	④
脊髓灰质炎糖丸			①	②	③							⑤				
百白破三联疫苗				①	②	③						⑤			⑥	
麻疹									①			⑤			⑤	
乙脑											①	⑤			⑤	
乙肝	①	②					③									
流脑							①				⑤	⑤				

备注:表格中①表示第一针,②表示第二针,③表示第三针,④表示复种,⑤表示复服或加强,⑥表示百白破类加强

（3）预防接种注意事项

1）正确掌握禁忌证，尤其是对各种传染病患者、各种器质性疾病患者、有过敏史者、孕妇及哺乳期的母亲、年老及过度体弱者要特别注意。

2）各类生物制品的接种对象、剂量、次数、间隔时间、接种途径及保存条件均应严格按说明书要求执行。

3）预防接种制剂保藏条件：活疫（菌）苗及个别死疫苗（如乙型脑炎疫苗）一般需保存在白2～8℃，不可冻结，且要在较短时间内用完，否则免疫效价将会降低。1990年在全国建立了冷链系统，即疫苗从生产单位到使用单位的一系列运输、贮存过程直到使用的每个环节，都要按照生物制品保存的要求在适当的冷藏条件下进行，以保证其免疫力。

4）接种器要做到"一人一针一管"，减少致病因子的交叉污染。

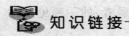 **知识链接**

预防接种反应

预防接种后，除可引起有益的免疫反应外，也有可能产生异常反应。一般反应是指接种数小时到24小时内，在接种部位局部有红、肿、热、痛等炎性反应，有时可能伴有发热、寒战、呕吐、恶心、腹泻等症状。一般反应属正常的免疫反应。异常反应后果严重，如晕厥、过敏性休克、过敏性皮炎、血管神经性水肿等，可能有生命危险，必须及时抢救。偶合疾病是指与预防接种无关，只是时间上的巧合而被误认为由接种所引起的疾病。出现这种情况时，医生要及时作出正确判断，并向患者家属说明情况。为减少不良反应的发生，应该在接种前了解接种疫苗的品种、作用、禁忌、不良反应以及注意事项，了解儿童的健康状况、有无接种禁忌等；接种后，儿童需在接种门诊留观30分钟，以便及时发现和处理可疑反应。

（二）加强传染病的管理

1.我国传染病的分类

1989年2月1日我国颁布了《中华人民共和国传染病防治法》，明确规定"国家对传染病实行预防为主的方针，防治结合，分类管理"。我国将规定管理的传染病分为甲、乙、丙三类，共35种。

甲类传染病是指：鼠疫、霍乱。

乙类传染病是指：病毒性肝炎、细菌性痢疾和阿米巴性痢疾、伤寒和副伤寒、艾滋病、淋病、梅毒、脊髓灰质炎、麻疹、百日咳、白喉、流行性脑脊髓膜炎、猩红热、流行性出血热、狂犬病、钩端螺旋体病、布鲁菌病、炭疽、流行性和地方性斑疹伤寒、流行性乙型脑炎、黑热病、疟疾、登革热。

丙类传染病是指：肺结核、血吸虫病、丝虫病、包虫病、麻风病、流行性感冒、流行性腮腺炎、风疹、新生儿破伤风、急性出血性结膜炎、除霍乱、痢疾、伤寒和副伤寒以外的感染性腹泻病。

国务院根据实际情况对各类别的传染病做适当调整，如1995年和1996年先后将新生儿破伤风、肺结核由丙类调整为乙类。2003年4月8日，经国务院批准，卫生部下发了《卫生部关于将传染性非典型肺炎（严重急性呼吸道综合征）列入法定管理传染病的通知》，决定将

SARS 列入法定传染病进行管理。

2.对患者的管理措施

疫情出现后,应加强对患者的管理,防止传染病扩散并争取尽快将疫情平息。对传染病患者的措施包括早发现、早诊断、早报告、早隔离、早治疗。

(1)早期发现和早期诊断传染患者　这不仅有利于对传染源进行控制,而且可使患者有机会得到早期治疗,有利于患者的康复。早发现和早诊断的关键是要提高医务人员的业务水平和责任感,做好社区人群卫生服务工作,普及居民的卫生常识等。

(2)传染病的早期报告　一旦发生传染病要做到早期报告,即及时报告疫情。疫情报告是疫情管理的基础,也是国家的法定制度,因此,迅速、全面、准确地做好传染病报告这项工作,是每个临床医生的重要的法定职责。

由于甲类传染病传染性强、病死率高,如不及时采取措施,容易引起大流行并影响经济发展、生活秩序及社会稳定,对甲类传染病应采取强制管理措施,力求迅速控制和扑灭疫情。当发现该类传染病和乙类传染病中的艾滋病、肺炭疽的患者或疑似患者时,城镇应于 6 小时内、农村应于 12 小时内,以最快的通讯方式报至发病地的卫生防疫机构,并同时上报传染病报告卡。

乙类传染病的危害性虽然较甲类传染病小,但也应进行严格管理。当发现乙类传染病患者或疑似患者时,在城镇应于 12 小时内、在农村应于 24 小时内,向发病地的卫生防疫机构报出传染病报告卡。

丙类传染病在规定的监测区中进行监督管理,发现患者应在 24 小时内向发病地区的卫生防疫机构报出传染病报告卡。

(3)早期隔离　将患者隔离是切断传染过程,防止传染病传播和扩散的有效方法,隔离期限按各种传染病的最长传染期,并参考当时的检验结果而定。对患有下列传染病的患者应进行隔离治疗,直至医疗机构证明其不具有传染性时,方可恢复工作:①甲类传染病中的鼠疫、霍乱;②乙类传染病中的艾滋病、病毒性肝炎、细菌性痢疾和阿米巴痢疾、伤寒和副伤寒、炭疽、麻疹伤寒、麻疹、百日咳、白喉、脊髓灰质炎、流行性脑脊髓膜炎、猩红热、流行性出血热、登革热、肺结核、淋病、梅毒;③丙类传染病中的麻风病、流行性腮腺炎、风疹、急性出血性结膜炎。

(4)早期治疗　对患者应及时进行正确、彻底的治疗,尽早减少传染源。同时也可以防止某些传染病患者(如伤寒、痢疾、疟疾等)变成慢性病原携带者。

3.对接触者的管理措施

接触者是指曾接触过传染源或可能受到传染并处于潜伏期的人,对接触者应采取以下措施,防止其发病或成为传染源。

(1)应急性预防接种　对潜伏期较长的传染病接触者,可进行自动或被动免疫接种,如在麻疹暴发时,对儿童接触者可注射麻疹疫苗,对体弱者、小儿可注射丙种球蛋白或胎盘球蛋白。

(2)药物预防　对某些有特效药物防治的传染病,必要时可采用药物预防,如使用抗疟药氯喹等预防疟疾。药物预防一般只用于密切接触者。

(3)医学观察　对某些危害较严重的传染病的接触者,每日应视诊及测量体温,注意早期症状的出现。

(4)隔离或留验　对甲类传染病的接触者必须严加隔离,在医学观察的同时需限制其行动自由,并在指定地点进行留验。

4.对动物传染源的管理措施

对有经济价值的动物同时又患有非烈性传染病,可以由兽医部门进行隔离、治疗。否则,应采取杀灭措施,如 1998 年香港发现鸡禽流感流行,将当地尚在鸡栏的鸡消灭后,流行即告中止。

5.对疫源地的管理措施

疫源地是指在一定条件下,传染源向其周围传播病原体所能波及的范围。一般把范围较小的疫源地称为疫点,而范围较大的疫源地或若干疫源地连成片时称为疫区。不同传染病或同一传染病在不同条件下,其疫源地范围不同,主要取决于三个因素,即传染源活动范围、传播途径的特点和周围人群的免疫状况。如水痘患者只限于家庭内活动,其疫源地范围一般多限于家庭,如果在托幼机构生活,则疫源地范围就大得多了。此外,与传染源周围的接触者的免疫状况也有关系,如果传染源周围都是易感者,则疫源地范围会扩大到传播途径所及的整个范围。因此不同传染病的疫源地范围大小不同,同种传染病在不同条件下,疫源地范围也不尽相同。

疫源地消灭必须具备三个条件:①传染源被移走或消失(住院、死亡或治愈);②传染源散播在外环境的病原体被彻底清除;③周围所有的易感接触者经过该病的最长潜伏期没有发生新的病例或感染。

疫源地的管理措施主要是进行消毒。消毒是消除或杀灭外环境中的病原体,切断传播途径,防止传染病扩散及蔓延的重要措施。由于各种传染病的传播途径不同,所采取的对策也应不同。如肠道传染病病原体可以通过水、垃圾、粪便污染环境而传播,故重点应对污染物品及环境进行消毒;呼吸道传染病由于通过空气进行传播,其重点在于空气消毒,使用个人防护(戴口罩)及加强通风;经水传播传染病的重点措施是饮用水消毒,改善饮水卫生,如水消毒中最常用、简便、快捷的方法为氯化消毒法,通常在水中加入氯气或含氯化合物,如漂白粉等,虫媒传染病的消毒重点在于杀灭虫媒。

疫源地消毒分为随时消毒和终末消毒两类。①随时消毒(current sterilization)是指对现有传染源的疫源地、患者的排泄物、分泌物及所污染的物品及时进行消毒。随时消毒需经常进行,应指导患者家属或由医护人员完成。②终末消毒(terminal sterilization)指传染源痊愈、死亡或离开后,对疫源地进行一次彻底的消毒。一般对病原体在外界环境中能较长时间存活的疾病才进行终末消毒。

第二节　常见慢性非传染性疾病防治

慢性非传染性疾病(chronic non-communicable diseases,CNCD)简称慢性病,是指以生活方式、环境危险因素为主的多种因素作用于机体引起的、发病过程缓慢、病程较长、人与人之间不会相互传播的一组疾病。最为常见的慢性病分别为心脑血管疾病、肿瘤、慢性阻塞性呼吸系统疾病和糖尿病。根据大多数慢性病可以治疗但不可能治愈的特点,慢性病防治的目的是:在人的生命全程预防和控制慢性非传染性疾病的发生,降低慢性病的患病、早亡和失能,提高患者及伤残者的生活质量。

一、心脑血管疾病

心脑血管疾病是对脑血管病和各型心脏病而言。随着经济的发展，人民生活水平的提高，人口结构的老龄化及疾病防治工作的加强，疾病谱和死因顺位发生了明显的变化。心、脑血管疾病中，尤以脑卒中和冠心病发病率高、致残率高和死亡率高，已成为当今人类生命和健康受到严重威胁的疾病，原发性高血压在上述疾病的发病中起着重要的作用。

据 WHO 报告，全世界死因中心脑血管疾病占 23.89%，位居第二；2005 年全世界心脑血管疾病死亡约 1750 万人，占全部死亡的 30.17%。近十几年来，全世界心脑血管疾病死亡人数持续增加，在死因构成中的比例呈上升趋势，是威胁人类健康和生命的重要而常见的疾病。我国冠心病的发病率和死亡率近 30 年来逐步升高，脑卒中发病率和死亡率高居世界第二位，心脑血管疾病的总发病率和总死亡率已接近发达国家的水平。

(一)心脑血管疾病的危险因素

1.疾病因素

疾病因素包括原发性高血压、冠心病、糖尿病、脑血管病等慢性病史。

(1)高血压　原发性高血压是心、脑血管疾病中最重要的危险因素，不论是收缩压还是舒张压的血压水平，与心血管疾病及脑卒中的危险均高度相关。我国 21 省农村及少数民族地区调查证实，有高血压病史者发生脑卒中的危险性增加 13～24 倍。高血压患者最常见的并发症是脑卒中。患高血压的年龄愈早，患冠心病的危险性愈大。我国 10 组人群前瞻性研究综合分析结果表明，收缩压升高 10mmHg，冠心病发病的危险性增加 28%；舒张压升高 5mmHg，冠心病发病的危险性增加 24%。

(2)血脂异常　人群血清总胆固醇(TC)水平与冠心病的发病率和死亡率成正比。目前认为，低密度脂蛋白胆固醇(LDL-C)是冠心病的危险因素，而高密度脂蛋白胆固醇(HDL-C)属保护因素。

(3)糖尿病　糖尿病能增加患冠心病、缺血性脑卒中和肾脏疾病的危险。糖尿病患者的冠心病、脑卒中死亡的相对危险增加 3 倍。大规模的流行病学研究表明：糖尿病患者发生心脑血管疾病的风险是非糖尿病患者的 2～4 倍。许多不同类型的肾脏疾病也可增加心血管病的危险，而糖尿病性肾病的危险性最大。

(4)心脏病　各种原因所致的心脏病是脑卒中的第二位危险因素。无论血压水平如何，有心脏病者患脑卒中的危险性增加 2 倍以上。国内 21 省农村研究显示，有心脏病史者患缺血性脑卒中的危险性增加 15.5 倍，有心律不齐及心脏扩大者，其危险性增加 7～8 倍。

2.生活方式与行为因素

(1)吸烟、酗酒　吸烟指每天吸烟连续或累计 6 个月以上，酗酒指 1 次喝 3 两以上白酒或 3 瓶以上啤酒。心血管疾病，特别是缺血性心血管疾病，是发达国家中与吸烟关系最密切的疾病。虽然不同心血管疾病的病死率与吸烟的相关性有所差异，但是从总体上来讲，吸烟者心血管疾病的发病率比非吸烟者高 2 倍。

有许多研究都证实，饮酒与健康之间呈"U"型关系，即适度饮酒要比不饮酒者及酗酒者有更少的机会发生高血压、心肌梗死和脑卒中等心脑血管疾病。但是酗酒可导致严重的疾病及死亡，2002 年 WHO 报告显示，在低死亡率的发展中国家，由酗酒所致的疾病负担位列各种主要危险因素之首,约占总疾病负担的 4%～7.9%。

(2)不良饮食　长期进食动物性食品为主的高脂肪膳食,可使血脂水平升高,促进动脉粥样硬化的发生和发展。流行病学研究结果显示:血胆固醇每上升 1%,冠状动脉疾病的危险性就增高 2%～3%;高盐低钾膳食是高血压确定的危险因素。

(3)缺乏体力活动　适量运动有助于促进新陈代谢,减少肥胖。一项对 7142 名 47～55 岁无冠心病症状者随访 20 年研究发现,中等强度的体力活动可产生明显的健康效应,能降低冠心病的发生。但已患冠心病者要避免剧烈运动和在寒冷中运动,以免诱发病情。

(4)超重和肥胖　是心脑血管病的危险因素之一。体重指数(BMI)的增加可提高冠心病的发病危险。据报道,BMI 在 25～29 的男性,其冠心病发病危险比 BMI<25 者增加 70%;而BMI 为 29～33 者,危险增加几乎 3 倍。肥胖与患心脑血管疾病危险的关系,可能与血压的升高、HDL－C 降低、血糖水平增加有关。

(5)其他因素　家族史、神经类型及社会心理因素与冠心病的发病均有关。目前认为精神紧张、忧虑、时间紧迫感等这些不健康的社会心理因素可以增加心脑血管疾病的发病风险。其次,社会心理因素可以引起直接的病理生理变化,例如,交感神经活动增加、血管内皮功能不良、血小板黏附等,进一步作用于心血管系统,可使血脂增高,使冠心病发病率增加。

(二)心脑血管疾病的预防与控制

1.心脑血管疾病的预防策略

以社区为基础,三级预防相结合,运用健康促进策略,开展综合防治。一级预防策略包括:①全人群策略:以全社会人群或全体社区居民为对象,针对心脑血管疾病的危险因素,如改变不良的生活方式、行为因素及社会、经济和环境因素等,以达到降低或控制全人群的危险因素水平的目的;②高危人群策略:对肥胖、血压偏高、血脂代谢紊乱、吸烟、有心脑血管疾病家族史、缺少体育活动的群体和社区居民进行健康教育,降低或控制高危人群的危险因素水平,预防心脑血管疾病的发生。

2.三级预防措施

(1)第一级预防　消除或减少致病的危险因素,主要措施是积极开展健康教育,宣传合理膳食,适量运动,防止超重和肥胖,戒烟限酒。

(2)第二级预防　通过普查、筛检、定期健康体检、高危人群重点项目检查及设立专科门诊,早期发现心脑血管疾病;使用科学规范化诊疗技术,防止或减少病情发展及并发症的发生;及时治疗与心脑血管疾病有关的其他疾病(糖尿病等),以减少诱发因素。

(3)第三级预防　主要是对患者的救治,合理的康复治疗,预防严重并发症,降低复发率与病死率,防止伤残及促进康复。

3.社区综合防治

社区综合防治的目的是在社区人群中实施以健康促进为主导的干预措施,引导人们选择健康的行为和生活方式,协调人与环境的关系,以提高整个人群的健康水平和生活质量。综合防治是指三级预防的综合,即社区健康促进、疾病防治和社区康复的综合,高危人群策略和全人群策略的综合,卫生部门与政府其他部门的综合。

二、糖尿病

糖尿病(diabetes mellitus,DM)是由于胰岛素分泌不足或(和)胰岛素的作用障碍引起的以高血糖为主要特点的全身性代谢紊乱性疾病。其慢性并发症可波及全身各个系统,严重危害人们的健康。WHO 报告,2005 年全球因糖尿病致死的人数达 110 万,我国糖尿病现患者人数 2200 多万。糖尿病是常见病、多发病,患者人数正随着人民生活水平的提高、人口老龄化、生活方式改变及临床诊断技术的进步而迅速增加,已成为发达国家继心脑血管疾病和肿瘤之后的第三大非传染病,是严重威胁人类健康的公共卫生问题。

根据 1999 年 WHO 咨询报告和国际糖尿病联盟西太区委员会提出的分型方案,糖尿病分为 4 型,即 1 型糖尿病、2 型糖尿病、妊娠期糖尿病和其他特殊类型糖尿病。

(一)糖尿病的危险因素

(1)遗传因素　1 型糖尿病具有遗传易感性,近年来,已经发现一些与 1 型糖尿病遗传易感性有关的基因位点。2 型糖尿病具有更强的遗传倾向,遗传度一般高于 60%。家系调查显示,糖尿病一级亲属的患病率较一般人群高 5~21 倍。

(2)肥胖　肥胖是 2 型糖尿病最重要的易患因素之一。体重指数与 2 型糖尿病的发生呈正相关关系,向心性肥胖与糖尿病的关系更为密切。男女各年龄组中,超重者 2 型糖尿病患病率都显著高于非超重者,前者大约是后者的 3~5 倍。

(3)膳食因素　膳食因素一直被认为与糖尿病发生有关。高能量饮食是明确肯定的 2 型糖尿病的重要膳食危险因素。动物实验证实,高脂肪饮食与胰岛素抵抗的进展有关;相反,摄取高膳食纤维可降低糖尿病的危险性。

(4)体力活动不足　许多研究显示,体力活动不足会增加 2 型糖尿病发病的危险。2002 年中国居民营养与健康状况调查结果显示,每日静态生活时间超过 4 小时者与不足 1 小时者相比,糖尿病患病率增加 5%。

(5)糖耐量受损　糖耐量受损(impaired glucose tolerance,IGT)是指患者血糖水平介于正常人和糖尿病之间的一种中间状态。IGT 是 2 型糖尿病的高危因素。

(6)高血压　许多研究发现,高血压患者发展为糖尿病的危险比正常血压者高,可能与他们具有共同的危险因素有关。

(7)病毒感染　病毒一直被认为是有可能引发 1 型糖尿病的启动因子,病毒感染后主要造成自身免疫性胰岛 β 细胞的损害。

(8)自身免疫　90% 的 1 型糖尿病新发病例血浆中有胰岛细胞自身抗体。多数学者认为,糖尿病是由自身免疫机制导致 β 细胞破坏所引起的一种慢性疾病。

(9)其他　生命早期的营养及喂养方式、吸烟行为、社会心理因素、文化程度、服药史等,在糖尿病的发生中都有一定的作用。

(二)糖尿病的预防与控制

(1)第一级预防　在不同层次人群中开展糖尿病的多种形式的健康教育,同时开展对糖尿病及其并发症的基础医学研究和流行病学调查,寻找防治的有效措施,制定关于糖尿病的防治计划。如纠正和防止肥胖,避免高脂饮食;膳食热能要保证理想体重及工作、生活能力;食物成分合理,碳水化合物的供应以非精制、富含可溶性纤维素为好;避免和减少使用对糖代谢不利的药物,如噻嗪类利尿药、苯妥英钠、糖皮质激素等;多食蔬菜水果;加强体育锻炼等。

(2)第二级预防　针对高危人群,进行糖尿病的筛检,以期早发现、早诊断、早治疗。加强对糖尿病患者及其家属、亲友糖尿病知识的教育,进行积极的饮食、药物和心理干预,预防糖尿病及并发症的发生和发展。

（3）第三级预防　采用综合治疗方法，积极治疗糖尿病患者。目前对糖尿病的治疗措施仍以饮食治疗、运动疗法、口服降糖药（包括中药）和注射胰岛素这几种方法为主。其中饮食治疗是最基本的措施，无论采用以上哪种方法都必须控制饮食。通过规范的治疗以控制血糖，减少并发症，提高生命质量。对已发生并发症的患者采取对症和康复治疗，防止病情恶化和伤残，降低糖尿病的死亡率、病死率。

三、恶性肿瘤

恶性肿瘤（malignant tumor）一般俗称为癌症（cancer），是一类机体组织细胞因失去控制而呈异常增殖的疾病，可发生于机体的 100 多个不同部位的组织器官，是严重威胁人类健康和生命的疾病。据 WHO 专家预测，到 2050 年，发达国家和发展中国家的恶性肿瘤新发病例将分别达到 407 万和 1193 万。2000 年我国新发癌症约 180 万～200 万例，死亡约 140 万～150 万例，平均每死亡 5 个人中，就有 1 人死于恶性肿瘤。恶性肿瘤已成为突出的全球性公共卫生问题。

（一）恶性肿瘤的流行特征

1. 时间趋势

从世界范围来看，恶性肿瘤的发病率和死亡率呈逐年升高趋势。据估计，过去 10 年间，全球癌症的发病及死亡增长了 22%。多数国家肺癌的发病率和死亡率都在增长，已成为全球最主要的癌症，年发病达 120 万人，死亡 110 万人。许多国家胃癌的发病率呈下降趋势。世界范围内，宫颈癌和食管癌发病率下降明显。我国恶性肿瘤的调整死亡率由 20 世纪 70 年代的 84.58/10 万上升到 90 年代的 94.36/10 万，已成为导致死亡的第二位原因。我国的肺癌发病率和死亡率呈明显上升趋势，且在男性中尤其明显，乳腺癌、白血病也呈上升趋势，宫颈癌、鼻咽癌、食管癌下降，胃癌的发病率和死亡趋于稳定。

2. 地区分布

鼻咽癌在我国南部、东南亚地区和部分非洲国家发病较高；食管癌在我国北方、伊朗北部、肯尼亚、瑞士、法国等多见。我国肝癌的分布特点是沿海高于内地，沿海江河海口或岛屿高于沿海其他地区，东南和东北高于西北、华北和西南。我国甘肃河西走廊、胶东半岛、江浙沿海的胃癌发病率和死亡率较高。恶性肿瘤的分布呈现明显的城乡差别。城市受环境污染与饮食和行为因素的影响，肺癌、乳腺癌、膀胱癌、肠癌等的死亡率大大高于农村；食管癌、胃癌、肝癌、宫颈癌等的死亡率则是农村高于城市。

3. 人群分布

（1）年龄　恶性肿瘤可发生在任何年龄，一般随年龄增长，恶性肿瘤死亡率上升，但不同的恶性肿瘤高发年龄不同。儿童期死亡最多的是白血病、各种母细胞瘤和神经系统肿瘤；青壮年肝癌、白血病高发；中老年则以肺癌、胃癌、食管癌常见。乳腺癌呈现出青春期与更年期两个发病高峰。

（2）性别　除女性特有肿瘤外，大多数恶性肿瘤发病男性高于女性。男性发病率明显高于女性的恶性肿瘤主要有肺癌、肝癌、食管癌、胃癌、膀胱癌、鼻咽癌、白血病等，女性发病率明显高于男性的有乳腺癌、甲状腺癌和胆囊癌等。

（3）职业　癌症的职业分布与职业性致癌因素的分布一致，职业性皮肤癌多见于煤焦油和石油生产行业，职业性膀胱癌多发生在染料、橡胶、电缆制造业，石油化工、制鞋业白血病高发，接触石棉、芥子气、氡等职业可引起肺癌。

（4）种族　恶性肿瘤有种族分布特征。鼻咽癌在中国广东方言人群中发病率最高，移居国外的华侨及其后代仍呈高发；印度人口腔癌高发；非洲班图人原发性肝癌最多见；哈萨克人食管癌较常见；犹太人阴茎癌和宫颈癌则十分罕见。

（二）恶性肿瘤的危险因素

由于肿瘤的发病潜伏期较长（长达几十年），又是多因素、多效应、多阶段、多基因致病，因此完全搞清肿瘤的病因有一定的困难。但目前已证明多数人类肿瘤是由环境因素与细胞遗传物质的相互作用引起的，而不是简单地由遗传的易感性所致。环境致癌因素可包括自然环境的生物、物理和化学因素以及社会环境因素，而这些致癌因素除少部分是以人们不自主的方式接触外（如环境污染、病毒的垂直传播），多数是通过人们不良的生活行为方式导致的。

1.行为生活方式

（1）吸烟、饮酒　吸烟与多种癌症有关。研究表明，吸烟与肺癌有显著的剂量-反应关系；吸烟年龄越早，数量越多，发生肺癌的风险越大。饮酒与口腔癌、咽癌、喉癌、食管癌、直肠癌、肝癌有一定关系。

（2）膳食因素　一般认为食物粗糙、长期缺乏微量元素和维生素C者发生食管癌与胃癌的危险性增加；过多摄入精制食品或能量、脂肪、蛋白质摄入过多和膳食纤维摄入过少，发生结肠癌的危险性显著增高。食物中的硝酸盐、亚硝酸盐多，食品煎炸、烟熏、烧烤等烹调加工过程产生的苯并芘、杂环胺等，与人类肝癌、食管癌、胃癌的发生也有一定关系。

（3）社会心理、精神因素　特殊的感情生活史、个体的性格特征及长期紧张、忧郁、绝望和难以解脱的悲哀等，与癌症的发生有一定关系。德国哈默博士在分析500例癌症患者后提出，当一个人内心冲突并感到在社会上孤立时癌就生长。有人报道，癌症发病前有明显心理问题者占72%。

2.环境因素

一般认为，化学因素在各种环境致癌因素中占首位。环境中的化学致癌物可来自烟草、食品、药物、饮用水及工业、交通和生活污染等。电离辐射可引起多种癌症，日本广岛和长崎原子弹爆炸后3年的幸存者中白血病的发病率明显增加；紫外线长期过度照射是引起皮肤癌的主要原因。生物性致癌因素有病毒、真菌、寄生虫等。已有明确的证据证明乙型肝炎病毒和丙型肝炎病毒是原发性肝癌的致病因子，幽门螺杆菌是胃癌的致病因子，埃及血吸虫是膀胱癌的致病因子等。

3.药物

己烯雌酚可诱发阴道癌、子宫内膜癌；长期使用睾酮可诱发肝癌；烷化剂药物如环磷酰胺可诱发膀胱癌等。

4.遗传因素

恶性肿瘤与遗传有关的证据越来越多，肿瘤遗传易感性的生物机制可能与癌基因、抑癌基因、DNA修复基因和影响致癌物代谢的基因多态性有关。目前已明确的遗传性肿瘤有Ⅰ型神经纤维瘤、家族性结肠息肉等，而胃癌、卵巢癌、白血病、乳腺癌、肝癌、肠癌等常见肿瘤有家庭聚集现象。

（三）恶性肿瘤的预防与控制

由于人类对恶性肿瘤尚无有效的治疗方法，只能通过控制危险因素来预防，或早发现、早诊断和早治疗，尽可能延长患者寿命，提高生活质量，所以，应遵循三级预防的原则来开展恶性肿瘤的预防和控制工作。

1. 第一级预防

加强防癌健康教育，改变不良生活行为方式，鼓励戒烟限酒，以达到减少致癌危险因素的目的。提倡合理膳食，多吃新鲜蔬菜水果及富含维生素及膳食纤维的食物；减少食物中脂肪的含量；控制盐腌、烟熏和亚硝酸盐处理的食物；不食霉变、烧焦或过热的食物。控制环境污染，加强职业性致癌因素的控制与消除。控制感染，对于与生物因素有关的恶性肿瘤，可采用接种疫苗预防感染的措施，如接种乙肝疫苗对控制肝癌的发病具有重要意义。

2. 第二级预防

应用简便可靠的筛检和诊断方法，对高危人群进行预防性筛检，积极治疗癌前病变，阻断癌变发生，做到"三早"。早期筛检是达到早期检出的有效手段，国际公认的比较有效的筛检包括：宫颈脱落细胞涂片筛检宫颈癌；乳房自检、临床检查及 X 线摄影检查乳腺癌；大便潜血、肛门指诊、乙状结肠镜和结肠镜检查结肠直肠癌；血清前列腺特异抗原检测前列腺癌。对经常接触职业致癌因素的职工，要定期体检，及时诊治；开展防癌宣传，警惕癌前症状。

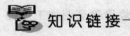 **知识链接**

恶性肿瘤早期的十大症状

①身体任何部位肿块，尤其是逐渐增大的肿块；②身体任何部位没有外伤而发生的溃疡，特别是经久不愈的溃疡；③不正常的出血或分泌物，如中年以上妇女出现不规则阴道流血或分泌物增多；④进食时胸骨后闷胀、灼痛、异物感或进行性加重的吞咽困难；⑤久治不愈的干咳、声音嘶哑或痰中带血；⑥长期消化不良，进行性食欲减退，消瘦而原因不明；⑦大便习惯改变或有便血；⑧鼻塞、鼻出血、单侧头痛或伴有复视等；⑨赘生物或黑痣的突然增大，或破溃出血，或原有毛发脱落；⑩无痛性血尿。

3. 第三级预防

恶性肿瘤的病程长短不一，多数预后较差，因此，在控制医疗费用过度上涨的前提下，恶性肿瘤的临床期应特别注重综合治疗，防止手术后残疾和肿瘤细胞的转移，并尽可能解除患者痛苦，延长患者生命，提高生存率和生存质量，对晚期患者施行止痛和临终关怀等措施。

第三节　医源性疾病防治

医源性疾病（iatrogenic disease）是指在诊治或预防疾病过程中，由于医护人员言行及诊断、治疗、预防措施或语言不当引起患者发生的疾病，包括医院获得性感染、药源性疾病、输血引起的医源性疾病等。

一、医院内感染

医院感染的发生发展不仅与医务人员的医疗技术熟练程度、无菌操作水平、医院环境、医用器械和设备的消毒隔离条件以及医院管理水平有关,而且还与患者的免疫功能、营养状况等多种因素密切相关。

(一)医院内感染的概念

医院内感染(hospital infection)是医院获得性感染的简称,是指患者、医院工作人员及来访者等从医院获得的感染,习惯上指临床有表现的感染。入院前已感染而在入院后开始发病者不能作为医院内感染,入院后感染但未发病、出院后发病者则属于医院内感染。

(二)医院内感染的种类

1.外源性感染

外源性感染(exogenous infection)是指病原体来自患者体外,即来自其他住院患者、医务人员、陪护家属和医院环境。这种发生于人与人之间的医院感染又称为交叉感染。通过加强消毒、灭菌、隔离等措施和卫生宣传教育等工作可以预防和控制外源性感染。

2.内源性感染

内源性感染(endogenous infection)又称自身感染,指病原体来自患者本身的感染。这些微生物本来就存在于患者体内,如呼吸道、肠道等部位,正常情况下,这些病原体对人体无感染力,也不致病。但在医院中,由于患者长期使用抗生素导致菌群失调,引起该种微生物大量生长而发生感染;或者长期使用免疫抑制剂或激素后,自身抵抗力下降,至使不致病的微生物也会引起感染。内源性感染发生机制较复杂,涉及患者的基础疾病、诊疗措施等多因素,因此内源性感染的预防和控制较困难,是国内外学者研究的热点。

3.感染部位

在我国以泌尿道、下呼吸道、手术部位和消化道感染为主,占医院感染的70%以上。

(三)医院内感染的流行病学

1.传染源

医院内感染的传染源包括已感染的患者、带菌者或自身感染者、动物感染源等。各种传染病的病原体均可引起外源性感染,如伤寒、乙型肝炎、传染性非典型肺炎等。但医院内感染的病原体90%为条件致病菌,可以引起外源性感染或内源性感染。

2.传播途径

各种来源的污染可以经一条或几条途径,直接或间接进入人体。

(1)空气飞沫传播 患者近距离接触时,微生物在飞沫中或直接传给他人。轻度咳嗽时飞沫可传播2~3m或更远一些,存活力强的微生物甚至可在飞沫核或尘埃中存活较长时间,如结核杆菌。

(2)接触传播 是医院感染最常见和重要的传播方式。自身感染可认为是自身直接接触传播;被污染的医护人员的手在间接接触传播中起着重要作用,被污染的器械、敷料、针头等也可导致此类感染。

(3)生物媒介传播 通过蚊、蝇、蟑螂、老鼠等媒介生物传播疾病。

(4)其他 通过污染的水、食物、血液、药品、使用的物品等传播。

3. 易感人群

主要是慢性疾病导致营养不良和影响或损伤免疫功能者,使用大量激素、抗生素或免疫抑制剂者,接受治疗性器械操作者。一般情况下,以恶性肿瘤患者发病率最高,血液造血系统疾病患者及内分泌、营养代谢、免疫疾病等患者发病率位于其次。婴幼儿和老年人感染率高,主要与婴幼儿和老年人抵抗力低有关。

医院感染的高危科室主要是各类型的 ICU、新生儿病房、神经外科、烧伤科、心胸外科、呼吸科、血液科和肾病科等。

(四) 医院内感染的防治

1. 医院合理布局

医院在建筑设计的时候就应该考虑到防止交叉感染。例如儿科门诊与肠道门诊应与其他门诊部隔开,分别有自己的候诊室、通道和厕所等设备,在门诊部入口设立预检,以便把各科患者及时分流、隔离,防止交叉感染。病室中的病床间距不应少于 1m,最好在 2m 以上。

2. 健全规章制度

包括隔离消毒制度、家属探视制度、病区清扫制度、污物处理制度,特别是要严格执行无菌操作规程,加强常规护理。

3. 医院内感染的监测

医院内感染的监测是指长期、系统地观察一定人群中的医院感染发生情况及影响感染发生的各种因素,确定其分布动态和变动趋势,并及时采取防治对策和措施。同时对其防治效果和经济效益作出评价,以达到降低医院感染率的目的。

4. 合理使用药物和医疗措施

滥用抗生素是导致耐药菌形成的主要原因。因此要加强抗生素和医疗措施使用基本知识教育。医院要拟定指导方案和实行监督监测,严格掌握抗生素和医疗措施使用指征,防止剂量不足或超剂量使用及应用不当。

5. 医院内感染的管理

许多国家的医院都成立了预防医院内感染的管理组织和机构,担负医院内感染的管理和指导任务。其主要职责是:制定和实施感染管理计划,医院内感染的监察,医院内感染的流行病学分析,医务人员组织培训,普及医院内感染的有关防治知识。

二、药源性疾病

药源性疾病(drug-induced disease)又称药物诱发性疾病,是医源性疾病最主要的组成部分。药源性疾病是指在药物使用过程中,通过各种途径进入人体后诱发的生理生化过程紊乱、结构变化等异常反应或疾病,是药物不良反应的后果。药物超过极量引起的急性中毒不属于药源性疾病。

随着新药的不断涌现,合并用药、大剂量用药、长疗程用药增多,甚至有的人盲目用药,药源性疾病呈上升趋势。药源性疾病可分为两大类。第一类是由于药物副作用、剂量过大导致的毒性作用,或由于药物相互作用引发的疾病。这一类疾病是可以预防的,其危险性较低。第二类为过敏反应或特异反应,这类疾病较难预防,其发生率较低,但危害性很大,常可导致患者死亡。

（一）引起药源性疾病的因素

1. 滥用药物

药物的滥用情况比较严重，尤以抗生素滥用最为明显。诸如没有明确诊断、抗菌谱不明确、发热原因不明确的滥用抗生素，以及抗生素使用疗程过长、剂量过大，不合理的联合用药，不必要的预防用药等，均可引起不良的后果。

2. 长期大剂量用药

有些药物长期应用易引起药源性疾病，如长期服用异烟肼可引起肝损害。用药时间越长、剂量越大，药源性疾病的发生率就越高。

3. 不合理的联合用药

不合理的联合用药可加重不良反应，甚至危及患者的生命，是药源性疾病发生的重要因素。有关专家指出，两种以上药物合用，毒副反应的发病率为3.5%；6种以上药物合用，毒副反应发生率为10%；15种以上药物合用，毒副反应的发生率可高达80%。

（二）药源性疾病的预防

1. 减少滥用药物

提高医务人员的业务素质，熟悉药物性能和配伍禁忌；用药要有明确的指征，不仅要针对适应证，还要排除禁忌证；选用疗效高、副作用小的药物，避免使用疗效不明确的药物。同时要广泛宣传用药知识，让更多的人充分认识到不合理用药和药源性疾病的关系及其严重后果。

2. 减少不合理联合用药

用药要有目的性，可用可不用的都不用，不能搞"大包围"，尽量用最少品种达到治疗目的；必须联合用药时，要避免药物之间因相互作用引起的不良反应。

3. 严密观察药物的疗效和不良反应

用药期间，要严密观察药物的疗效和不良反应，发现异常时，应尽快查明原因，作出诊断，及时调整剂量或调换治疗药物，减少药源性疾病的发生。

4. 积极开展临床药学研究

加强药物临床研究和治疗监测，根据所选药物的药效学和药动学规律，制订合理的用药方案，提高合理用药水平；重视开展药学情报工作，广泛收集资料，减少药源性疾病的发生。

5. 坚持药物不良反应的监测报告制度

开展药物不良反应监测，有利于尽早察觉各类药源性疾病，使药品监督管理部门和广大医务人员及时了解有关情况并采取必要的预防措施，以保障用药安全。

第四节　心身疾病防治

随着医学科学的发展，医学模式已由单纯的生物医学模式转变为生物-心理-社会医学模式。研究发现，许多疾病的发生、发展、转归及防治都与心理社会因素有关。由于社会、生活、学习等各种因素的变化，各种竞争日趋剧烈，无不影响着人们的心理行为，从而产生一定的生理反应，持久的、过重的心理反应可导致心身疾病。

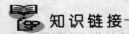 知识链接

心身疾病的发生

心身疾病的发展过程是由于当事人对发生在自己生活学习和工作环境中的各类事件的价值观念发生变化，包括恶性事件的不良刺激，从而对自我认识发生了改变，导致心理状态不平衡，最终影响了身体生理变化，出现了疾病，例如出现癔症、强迫行为等。

一、心身疾病概述

心身疾病(psychosomatic disease)又称心理生理疾病，是一组由心理社会因素为主要病因而引起的躯体疾患。近年来，疾病谱及死亡谱发生了巨大变化，由心—身相关机制导致的心身疾病逐渐取代了传染性疾病。即使某些单纯的生物因素引起的疾病，也存在着一些心身障碍。对心身疾病的研究已成为 21 世纪的重要研究方向。

(一)心身疾病的特点

(1)心身疾病的发生、发展及转归与心理社会因素有明确的关系。

(2)具有遗传或性格缺陷等易感素质，常有相同或类似疾病的家族史。

(3)具有明确的器质性躯体疾患，常伴有情绪障碍。

(4)心身疾病的防治主张采取心理治疗和躯体治疗相结合的综合措施，可望取得满意的疗效。

(二)心身疾病常见类型

心身疾病种类繁多，各个系统器官均可发生。常见的心身疾病包括：原发性高血压、冠心病、雷诺病、消化生溃疡、支气管哮喘、糖尿病、甲状腺功能亢进、偏头痛、肥胖症、神经性皮炎、恶性肿瘤等。

二、心身疾病的危险因素

目前普遍认为，心身疾病的发生是在生物、心理、社会行为等多因素的作用下，通过中枢神经系统、内分泌系统和免疫系统三种中介作用，影响或(和)改变生理活动，引起相应的器官发生器质性病变。其中心理因素既可以是主要病因，又可以是重要诱因，心身疾病的发生发展存在个体差异。

1.生物因素

研究表明，原生理始基、器官易罹患性、遗传、自主神经和内分泌功能紊乱是引起心身疾病的主要五大生物因素。此外，还包括微生物感染、理化因素、营养失衡、性别、年龄、血型等。原生理始基是指机体具有发生疾病的某种病变基础，如冠状动脉粥样硬化是冠心病的原生理始基；器官易罹患性则是在有病理改变的基础上，该器官发生疾病的难易程度。

2.心理因素

包括心理特征、心理应激源(psycho-stressor)、情绪反应及行为因素等。人们在特定的社会环境中形成个体的心理特征，从而影响个体的认知、评价，激起一定的心理应激，在此基础上产生不同的情绪反应，如焦虑、恐惧、愤怒、忧伤、沉默寡言、失望等，或者表现出各种不良的行为模式、生活习惯、道德品行等，如 A 型行为模式(急躁好胜、事业心强、有强烈的竞争意识、易

怒等)易导致冠心病,吸烟易导致肺癌等。

3.社会因素

社会政治、经济制度的变革,生活、学习、工作及环境的改变以及宗教信仰、社会地位、人际关系等,都可以影响到个体的认知、评价,对个体形成世界观、价值观、人生观等产生作用,进而产生特定的心理应激,导致心身疾病的发生。

总之,心身疾病的高危因素是多方面的,某一方面的因素可导致不同的心身疾病,某一种心身疾病又是由多种因素相互作用的结果。

三、心身疾病的防治

(一)心身疾病的治疗原则

1.心身同治原则

心身疾病应采取心、身相结合的治疗原则,但对于具体病例,则应各有侧重。

对于急性发病而又躯体症状严重的患者,应以躯体治疗为主,辅之以心理治疗。例如对于急性心肌梗死患者,综合的救助措施是解决问题的关键,同时也应对那些有严重焦虑和恐惧反应的患者实施床前心理指导。又如对于过度换气综合征患者,在症状发作期必须及时给予对症处理,以阻断恶性循环,否则将会使症状进一步恶化,呼吸性碱中毒加重,出现头痛、恐惧,甚至抽搐等。

对于以心理症状为主、躯体症状为次,或虽然以躯体症状为主但已呈慢性经过的心身疾病,则可在实施常规躯体治疗的同时,重点安排好心理治疗。例如更年期综合征和慢性消化性溃疡患者,除了给予适当的药物治疗,应重点做好心理和行为指导等各项工作。

心身疾病的心理干预手段,应视不同层次、不同方法、不同目的而决定,支持疗法、环境控制、松弛训练、生物反馈、认知治疗、行为矫正疗法和家庭疗法等心理治疗方法均可选择使用。

2.心理干预目标

对心身疾病实施心理治疗主要围绕以下三种目标:

(1)消除心理社会刺激因素

(2)消除心理学病因 例如对冠心病患者,在其病情基本稳定后指导其对 A 型行为和其他冠心病危险因素进行综合行为矫正,帮助其改变认知模式,改变生活环境,以减少心理刺激,从而从根本上消除心理病因学因素,逆转心身疾病的心理病理过程,使之向健康方面发展。

(3)消除生物学症状 这主要是通过心理学技术直接改变患者的生物学过程,提高身体素质,促进疾病的康复。例如采用长期松弛训练或生物反馈疗法治疗高血压患者,能改善循环系统功能,有助于降低血压。

(二)心身疾病的预防

心身疾病是心理因素和生物因素综合作用的结果,因而心身疾病的预防也应同时兼顾心、身两方面;心理社会因素大多需要相当长的时间作用才会引起心身疾病(也有例外),故心身疾病的心理学预防应从早做起。

具体的预防工作包括:对那些具有明显心理素质上弱点的人,例如有易暴怒、抑郁、孤僻及多疑倾向者,应及早通过心理指导加强其健全个性的培养;对于那些有明显行为问题者,如吸烟、酗酒、多食、缺少运动及 A 型行为等,应利用心理学技术指导其进行矫正;对于那些工作和生活环境里存在明显应激原的人,应及时帮助其进行适当的调整,以减少不必要的心理刺激;对于那些出现情绪危机的正常人,应及时帮助加以疏导。至于某些具有心身疾病遗传倾向,如高血压家族史或已经有心身疾病的先兆征象(如血压偏高)等情况者,则更应注意加强心理预防工作。

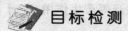 **目标检测**

一、单项选择题

1. 传染病流行是指(   )

   A. 一个地区短期内突发多例同一种传染病

   B. 一个地区突发某种历年从未或很少发生过的传染病

   C. 一个地区某种传染病的发病率显著超过该病历年的一般发病率水平

   D. 一个地区某种传染病的发病率显著超过该病历年的最高发病率水平

2. 病原携带者是指(   )

   A. 接触病原体的人   B. 接触传染病患者的人

   C. 感染病原体无临床症状但能排出病原体的人

   D. 感染病原体有临床症状也能排出病原体的人

3. 新修订的《传染病防治法》规定的法定管理传染病有(   )种

   A. 35   B. 39   C. 37   D. 40

4. 发现传染病病例和疑似病例应向哪个部门报告(   )

   A. 急救中心(120)   B. 当地卫生行政主管部门

   C. 当地人民政府   D. 当地疾病预防控制机构

5. 下列描述中,哪项是错误的(   )

   A. 传染病人、疑似传染病人是指根据国务院卫生行政部门发布的《中华人民共和国传染病防治法规定管理的传染病诊断标准》,符合传染病人和疑似传染病人诊断标准的人

   B. 病原携带者是指感染病原体无临床症状但能排出病原体的人

   C. 疫区是指病原体从传染源向周围播散的单个疫源地

   D. 自然疫源地是指某些可引起人类传染病的病原体在自然界的野生动物中长期存在和循环的地区

二、简答题

1. 传染病流行的基本条件是什么?

2. 心脑血管疾病的主要危险因素有哪些?

3. 传染病的传播途径包括哪些?试举出每种途径可传播的代表性传染病。

4. 传染病防治的基本措施有哪些?

5. 哪些措施可以减少医院内感染的发生?

三、实例分析

1. 当前大学校园内心身疾病主要有哪些表现?可能原因是什么?

2. 生活中哪些措施能减少糖尿病和恶性肿瘤的发生?

第十六章 突发公共卫生事件与应急处理

学习目标

【掌握】传染性非典型肺炎和人感染高致病性禽流感的应急处理措施；突发公共卫生事件应急管理的意义及原则。

【熟悉】突发公共卫生事件的分级。

【了解】突发公共卫生事件的定义及特征。

预防案例

2002 年 11 月，广东省发现并报告首例非典型肺炎(atypical pneumonia，AP)，这种不明原因的传染性疾病迅速向北京、香港及其他地区传播。2003 年 3 月 12 日 WHO 发布全球警告，认为这种传染性极强的呼吸道疾病在香港和越南出现，并根据其临床症状特点命名为严重急性呼吸综合征(severe acute respiratory syndrome，SARS)。此后，该病在世界范围迅速传播，短短几个月中，全世界有 30 个国家和地区报告病例 8422 例，死亡 916 例，病死率近 11%。

思考：非典给我们的警示是什么？

公共卫生事件是一项重大的社会问题，关系到人群整体健康水平和生活质量。突发公共卫生事件直接关系到公众的健康、经济的发展和社会的安定，已日益成为社会普遍关注的热点问题。

2003 年，我国出现传染性非典型肺炎(严重急性呼吸综合征，SARS)。SARS 的出现和扩散，暴露了我国公共卫生系统的缺陷。突发公共卫生事件预防和控制问题真实地摆到了我们面前，使我们不得不关注和积极应对，不得不理性地进行全面而深刻的反思。虽然我国采取了积极、果断的措施，及时控制了 SARS 的扩散，但是预防和控制重大突发公共卫生事件的形势依然严峻。预防传染病、控制中毒事件的发生仍然是全球当前至今后相当长一段时期重要的公共卫生工作。

第一节　概述

一、突发公共卫生事件的概念与分级分类

（一）突发公共卫生事件的概念

突发事件是指突然发生，造成或者可能造成严重社会危害，需要采取应急处置措施予以应对的自然灾害、事故灾难、公共卫生事件和社会安全事件。突发公共卫生事件（public health emergency）是指突然发生，造成或者可能造成社会公众健康严重损害的重大传染病疫情、群体性不明原因疾病、重大食物和职业中毒以及其他严重影响公众健康的事件。重大传染病的概念不仅指甲类传染病，还包括乙类与丙类传染病暴发或多例死亡、罕见的或已消灭的传染病，临床及病原学特点与原有疾病特征明显异常的疾病，新出现传染病的疑似病例等。

突发公共卫生事件具有如下特征：

（1）突发性　事件没有固定的发生时间、发生方式和发生人群，往往突然发生，较难预测，来势凶猛，有很大的偶然性和瞬间性。

（2）群体性　事件通常涉及人数众多，往往同时累及多人甚至整个工作或生活的群体，出现大量病例，打乱一定区域内人群正常生活、生产秩序，尤其是儿童、老人、妇女等人群受到的影响更为突出。

（3）后果严重性　由于事发突然，导致人员突然发病，病情发展迅速，一时难以采取最有效的措施，而且由于累及人数众多，损失巨大，往往会产生不良社会影响。

（4）应急处理的综合性　事件发生后的应急处理，需要在各级政府的统一领导和指挥下，公安、交通、环保等多个部门与卫生部门密切配合，采取有效措施共同应对。

（二）突发公共卫生事件的分级分类

1. 突发公共卫生事件的分级

根据突发公共卫生事件的性质、社会危害程度、影响等因素，将突发公共卫生事件分为特别严重（Ⅰ级）、相当严重（Ⅱ级）、比较严重（Ⅲ级）、一般严重（Ⅳ级）四级。

（1）特别严重突发公共卫生事件（Ⅰ级），主要包括：①肺鼠疫、肺炭疽在大中城市发生并有扩散趋势，或肺鼠疫、肺炭疽疫情波及2个以上的省份，并有进一步扩散趋势；②发生传染性非典型肺炎、人感染高致性禽流感病例，并有扩散趋势；③涉及多个省份的群体性不明原因疾病，并有扩散趋势；④发生新传染病或我国尚未发现的传染病发生或传入，并有扩散趋势，或发现我国已消灭的传染病重新流行；⑤发生烈性传染病菌株、毒株、致病因子等丢失事件；⑥周边以及与我国通航的国家和地区发生特大传染病疫情，并出现输入性病例，严重危及我国公共卫生安全的事件；⑦国务院卫生行政部门认定的其他特别重大突发公共卫生事件。

（2）相当严重突发公共卫生事件（Ⅱ级），主要包括：①在一个县（市）行政区域内，一个平均潜伏期内（6天）发生5例以上肺鼠疫、肺炭疽病例，或者相关联的疫情波及2个以上的县（市）；②发生传染性非典型肺炎、人感染高致性禽流感疑似病例；③腺鼠疫发生流行，在一个市（地）行政区域内，一个平均潜伏期内多点连续发病20例以上，或流行范围波及2个以上市（地）；④霍乱在一个市（地）行政区域内流行，1周内发病30例以上，或波及2个以上市（地），

有扩散趋势;⑤乙类、丙类传染病波及 2 个以上县(市),1 周内发病水平超过前 5 年同期平均发病水平两倍以上;⑥我国尚未发现的传染病发生或传入,尚未造成扩散;⑦发生群体性不明原因疾病,扩散到县(市)以外的地区;⑧发生重大医源性感染事件;⑨预防接种或群体预防性服药出现人员死亡;⑩一次食物中毒人数超过 100 人并出现死亡病例,或出现 10 例以上死亡病例;⑪一次发生急性职业中毒 50 人以上,或死亡 5 人以上;⑫境内外隐匿运输、邮寄烈性生物病原体、生物毒素造成境内人员感染或死亡;⑬省级以上人民政府卫生行政部门认定的其他重大突发公共卫生事件。

(3)比较严重突发公共卫生事件(Ⅲ级),主要包括:①发生肺鼠疫、肺炭疽病例,一个平均潜伏期内病例数未超过 5 例,流行范围在一个县(市)行政区域以内;②肺鼠疫发生流行,在一个县(市)行政区域以内,一个平均潜伏期内连续发病 10 例以上,或波及 2 个以上县(市);③霍乱在一个县(市)行政区域以内发生,1 周内发病 10~29 例,或波及 2 个以上县(市),或市(地)级以上城市的市区首次发生;④一周内在一个县(市)行政区域以内,乙、丙类传染病发病水平超过前 5 年同期平均发病水平 1 倍以上;⑤在一个县(市)行政区域以内发现群体性不明原因疾病;⑥一次食物中毒人数超过 100 人,或出现死亡病例;⑦预防接种或群体预防性服药出现群体心因性反应或不良反应;⑧一次发生急性职业中毒 10~49 人,或死亡 4 人以下;⑨市(地)级以上人民政府卫生行政部门认定的其他较大突发公共卫生事件。

(4)一般严重突发公共卫生事件(Ⅳ级),主要包括:①肺鼠疫在一个县(市)行政区域内发生,一个平均潜伏期内的病例数未超过 10 例;②霍乱在一个县(市)行政区域内发生,1 周内发病 9 例以下;③一次食物中毒人数 30~99 人,未出现死亡病例;④一次发生急性职业中毒 9 人以下,未出现死亡病例;⑤县级以上人民政府卫生行政部门认定的其他一般突发公共卫生事件。

2. 突发公共卫生事件的分类

突发公共卫生事件强调的是一种紧急状态。紧急状态即"一种特别的、迫在眉睫的危机或危险局势,影响全体公民,并对整个社会的正常生活构成威胁"。紧急状态有以下几个特征:必须是现实的或者是肯定要发生的;威胁到人民生命财产的安全;阻止了国家政权机关正常行使权力;影响了人们的依法活动;必须采取特殊的对抗措施才能恢复秩序等。

突发公共卫生事件的分类方法有以下几种:

(1)根据引起紧急状态的原因,突发公共卫生事件分为两类:一类是自然灾害引起的突发公共卫生事件,另一类是由人为因素或社会动乱引起的突发公共卫生事件。

(2)从发生原因上来分,通常可分为:①生物病原体所致疾病,主要指传染病(包括人畜共患传染病)、寄生虫病、地方病区域性流行、暴发流行或出现死亡;预防接种或预防服药后出现群体性异常反应;群体性医院感染;②食物中毒事件;③有毒有害因素污染造成的群体中毒,这类公共卫生事件由于是污染所致,如水体污染、大气污染、放射污染等,波及范围广,据统计,全世界每分钟有 28 人死于环境污染,每年有 1472 万人因此丧命,有毒有害物质所致的污染,常常会对下一代造成极大的危害;④自然灾害如地震、火山爆发、泥石流、台风、洪水等的突然袭击,会在顷刻间造成大批生命财产的损失、生产停顿、物资短缺,灾民无家可归,由此而加剧产生种种社会问题,并且还会带来严重的、包括社会心理因素在内的诸多公共卫生问题,从而引发多种疾病,特别是传染病的发生和流行;⑤意外事故引起的死亡,如煤矿瓦斯爆炸、飞机坠毁等重大生产安全事故等;⑥不明原因引起的群体发病或死亡。

（3）按损害程度来分，突发公共卫生事件可分为一般、较重、重大和特大四类。

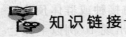 **知识链接**

突发公共卫生事件有关的名词术语

重大传染病疫情是指某种传染病在短时间内发生，波及范围广泛，出现大量的患者或死亡病例，其发病率远远超过常年的发病率水平的情况。

群体性不明原因疾病是指在短时间内，某个相对集中的区域内同时或者相继出现具有共同临床表现患者，且病例不断增加，范围不断扩大，又暂时不能明确诊断的疾病。

重大食物和职业中毒是指由于食品污染和职业危害的原因而造成的人数众多或者伤亡较重的中毒事件。

二、突发公共卫生事件应急管理的意义与原则

突发公共卫生事件应急管理目的在于有效预防、及时控制和消除突发公共卫生事件的危害，保障公众身体健康与生命安全，维护正常的社会秩序，促进社会经济的顺利发展。因此，突发公共卫生事件应急管理具有巨大的社会意义。

（一）突发公共卫生事件应急管理的意义

1. 预防突发公共卫生事件的发生

突发公共卫生事件是一种突然发生的社会灾难，它会给社会经济造成巨大损失，会对社会公众的身体健康和生命安全构成严重的危害。1998～2001年，WHO的"疫症暴发警告及反应小组"，共在132个国家和地区进行了578次疫病爆发核实工作。这些传染病流行的国家和地区，社会经济的发展受到很大的影响。如英国发生疯牛病，400万头牛被宰杀，牛肉制品出口减少了99%，英国花费了62.5亿美元用于消除疯牛病造成的社会经济混乱。1997年，香港发生禽流感，致使多人死亡，销毁140万只鸡，赔偿鸡农、鸡贩损失1.4亿港元。台湾曾发生口蹄疫，灭杀猪380万头，经济损失达150亿美元。近年来，全球每年因传染病流行导致1300万人丧生，全球每小时约有1500人死于传染病。因此，世界各国和地区都在加强公共卫生的建设，大力开展公共卫生工作，加强传染病的监测和预防，从而预防突发公共卫生事件的发生。

2. 控制突发公共卫生事件的扩散蔓延

加强突发公共卫生事件预防与应急处理，可控制突发公共卫生事件的发生和扩散蔓延。但是，不是所有的突发公共卫生事件都是可以预防的，一旦突发公共卫生事件发生后，必须积极做好应急处理。不论是传染病的暴发流行，还是不明原因群体性疾病的发生或者是重大食物与职业中毒发生后，都要迅速、有效地控制事态的扩大，特别是传染病暴发流行，控制疫情的扩散蔓延是其首要的任务。而控制扩散的关键则是控制传染源，切断传播途径和保护易感人群。

3. 及时救治突发公共卫生事件的受害公众

不论是哪一种突发公共卫生事件发生后，都有大量的社会公众受到危害，有的致病、致残，有的造成死亡。因此，应急处理的另一项重要任务，就是在控制突发公共卫生事件扩散的同

时,要紧急救治在突发公共卫生事件中受害的公众,尽量减少伤残,竭力挽救生命。

4. 促进国家公共卫生事业的发展

突发公共卫生事件的发生和发生后的应急处理工作,实际上是对一个国家公共卫生事业发展的大检阅,是对一个国家应急体制、机制和能力的考验。2003 年 SARS 的暴发流行,唤醒了我国主管部门的公共卫生意识,使人们认识到公共卫生建设,特别是应急处理体系建设的重要性。我国已采取了许多重大措施,加强各级特别是基层疾病预防控制机构的建设,提高了应急处理的能力。

5. 完善了应对突发公共卫生事件的法律法规

党中央、国务院十分重视公共卫生建设和突发公共卫生事件应急反应机制的建立和完善,明确提出 2003~2005 年加强公共卫生体系建设的任务,力争用三年时间基本建成覆盖城乡、功能完善的疾病预防控制体系、医疗救治体系和执法监督体系,全面建立健全突发公共卫生事件应急机制,提高应对重大传染病等突发公共卫生事件的能力。

(二)突发公共卫生事件应急管理的原则

1. 预防为主,常备不懈

提高全社会对突发公共卫生事件的防范意识,落实各项防范措施,做好人员、技术、物资和设备的应急储备工作。对各类可能引发突发公共卫生事件的情况要及时进行分析、预警,做到早发现、早报告、早处理。

2. 统一领导,分级负责

根据突发公共卫生事件的范围、性质和危害程度,对突发公共卫生事件实行分级管理。各级人民政府负责突发公共卫生事件应急处理的统一领导和指挥,各有关部门按照预案规定,在各自的职责范围内做好突发公共卫生事件应急处理的有关工作。

3. 依法规范,措施果断

地方各级人民政府和卫生行政部门要按照相关法律、法规和规章的规定,完善突发公共卫生事件应急体系,建立健全系统、规范的突发公共卫生事件应急处理工作制度,对突发公共卫生事件和可能发生的公共卫生事件作出快速反应,及时、有效开展监测、报告和处理工作。

4. 依靠科学,加强合作

突发公共卫生事件应急工作要充分尊重和依靠科学,要重视开展防范和处理突发公共卫生事件的科研和培训,为突发公共卫生事件应急处理提供科技保障。各有关部门和单位要通力合作、资源共享,有效应对突发公共卫生事件。要广泛组织、动员公众参与突发公共卫生事件的应急处理。

三、突发公共卫生事件监测、预警和报告

(一)突发公共卫生事件的监测

监测(surveillance)也称为公共卫生监测(public health surveillance),是流行病学的重要手段和方法,是长期、连续、系统地收集人群中有关疾病、健康、伤害(残)或者死亡的变化趋势及其影响因素的资料,经过分析将信息及时反馈,以便采取干预措施并评价其效果。目前,已将很多新方法和新技术(如计算机网络、卫生统计方法)引入公共卫生监测。2001 年美国"9·11"事件和 2003 年全球暴发 SARS 以来,突发公共卫生事件越来越成为监测的重要内容。

1. 突发公共卫生事件的监测内容

(1)通过长期、连续、系统地收集有关突发事件资料,发现突发事件的发生规律和发展趋势,从而评估突发事件发生、疾病暴发或流行的可能性。

(2)调查和跟踪可疑病例并进行辨认分析,评估疾病对公众健康的影响及其发展趋势,监测治疗效果等。

(3)根据对原始资料的整理、分析,将收集的资料转化为有价值的信息,包括提出并评估预防和控制措施。

(4)将信息及时向有关部门和人员反馈,使得这些信息在疾病预防控制中发挥作用。

2. 突发公共卫生事件监测的种类

(1)传染病监测 传染病监测是指对人群传染病的发生、流行及影响因素进行有计划地、系统地长期观察,并及时反馈相关信息用于制定传染病的预防控制策略。对传染病的监测是疾病预防控制常规工作,也是公共卫生监测的重要组成部分。各种传染病的具体监测内容,根据本地区主要传染病病种及疫情动态和工作需要而定,其基本内容包括以下方面:①基本资料的收集,包括人口出生、死亡、经济收入、教育水平、居住环境、人口流动、海拔、气温、地貌等人口学及生命统计资料和相关社会自然因素资料;②传染病发病和死亡及其三间分布特征,疫情的变动趋势等;③人群免疫水平,即通过人体血清学实验开展人群免疫水平的监测;④病原学监测,包括病原体的型别、毒力、耐药及其变迁等;⑤动物宿主和媒介昆虫监测,包括种类、密度、分布及病原体携带状况等;⑥防治措施及其效果监测;⑦专题流行病学调查,如预防接种和预防接种异常反应监测;⑧开展病因学及其流行规律的研究;⑨传染病发病预测预报。

(2)卫生监测 包括食品卫生、环境卫生、职业卫生、放射卫生、学校卫生、社会因素、行为因素等卫生监测。国务院卫生部门根据专业监测需要,在全国建立监测哨点,各地监测单位按照全国制定的监测方案和监测计划开展监测工作。

(3)境外传染病、传播疾病的媒介生物和染疫食品等的监测 是由国家质量监督检验检疫总局指定的技术机构在国境口岸建立监测点,将监测信息连接到国家疾病监测信息网。

(4)其他 不明原因疾病和可能引起暴发流行的疾病及其相关症状等的监测。

3. 突发公共卫生事件监测的范围

突发公共卫生事件监测范围应根据突发公共卫生事件的种类、性质、波及范围和危害程度确定监测系统覆盖范围。2003年国内发生了SARS,为及时有效控制疫情的传播和蔓延,在卫生部的领导和中国疾病预防控制中心指导下,迅速建立了SARS疫情监测系统,覆盖全国行政区域的所有人口(包括常住人口和流动人口),各地按属地管理原则实施疫情监测和报告。

4. 突发公共卫生事件监测的对象

首先应确定监测病例定义,这是确保监测系统正常运转的基础。根据监测系统不同目的而确定不同的病例定义。监测病例定义应简单、实用、目的明确,一般应包括病例的临床症状、体征、发病时间、流行病学史以及实验室检测方法和结果。

(二) 突发公共卫生事件的预警

常言道:亡羊补牢易,未雨绸缪难。为了提高全社会预防控制突发公共卫生事件的能力和水平,减轻或者消除突发公共卫生事件的危害,保障公众健康与生命安全,维护正常的社会秩序,做好突发公共卫生事件的预警,随时掌握突发公共卫生事件的发生、发展和流行的动态,预测未来的流行趋势、流行规模及可能的危害程度是十分必要的。

1. 突发公共卫生事件预警的涵义

自 2003 年我国 SARS 流行以来,"预警"一词在卫生领域经常被应用。所说的突发公共卫生事件的"预警",就是运用各种有关的医学知识和科学技术手段,来详细分析与研究突发公共卫生事件的历史资料、调研及监测等相关资料,对其发生、发展与变化的趋势及可能的危害程度,进行事先推理、测定与估计,及早发现警情,并及时向社会发布警报。

2. 突发公共卫生事件预警的原则

(1)客观性原则　这是突发公共卫生事件预警中的一个重要原则。突发公共卫生事件是客观存在着的现象,但非自发性地产生,而是借助于载体即人的一系列活动而萌发或产生,并通过人的活动和相关因素的变化而发展。因此,突发公共卫生事件预警必须在具体预警实践中尊重客观现实,研究和把握突发公共卫生事件存在的客观规律,力求真实、准确地反映突发公共卫生事件形成、变化与发展的客观过程与趋势,这样才能为突发公共卫生事件防范对策的科学研究与合理制定,为突发公共卫生事件预警方面做好准备。

(2)系统性原则　突发公共卫生事件预警应按疾病预防学的体系规范及要求,形成一个科学性比较强的系统。通过进行一整套的详细观察与分析,来反映某类或某种突发公共卫生事件形成因素与各种内、外因的复杂关联及某种突发公共卫生事件的发展趋势。通过综合性与系统性地进行突发公共卫生事件分析,才能把突发公共卫生事件现象同客观世界发生的那些比较隐匿的因果关系准确地揭示出来,为突发公共卫生事件的防范或预警找到突破口。

(3)连续观察与分析的原则　突发公共卫生事件现象从隐匿阶段的萌发与形成,到显性阶段明显对人体(群)的健康发生一系列损害,有着一个不断变化与逐渐发生的过程。因此从宏观或整体上讲,突发公共卫生事件预警也必须相应有一个从"起点"到"终点"的连续观察与分析的工作过程。突发公共卫生事件预警,作为一项客观性、真实性、准确性和科学性以及及时性等要求都比较高的工作,应该把它在合理的过程中科学性地经常化,以在不断积累经验和不断加深对突发公共卫生事件现象的认识中,逐步提高突发公共卫生事件预警的可靠性与实效性。

(4)定性分析与定量分析相结合的原则　定性分析,是对未来突发公共卫生事件性质上的推断与探讨。而定量分析,则是对未来突发公共卫生事件趋势的大小及程度所作的评估性判断。一般来说,定性分析与定量分析必须以结合的方式,贯穿地应用到突发公共卫生事件预警中,这样,才能从量和质两个方面来分析和判断突发公共卫生事件的可能趋势,深刻揭示出整个突发公共卫生事件发生、变化与发展过程的规律性及本质特征。

3. 突发公共卫生事件预警的分类

(1)按时间分类　①近期预警:其针对的突发公共卫生事件预测内容,普遍性较差,特殊性较强,单项倾向性较明显。时间安排一般为 1 个月。②短期预警:短期预警通常伴随规律性变化的季节进行。其预测的突发公共卫生事件对象和内容,以表现有明显的季节依赖或倾向性的突发公共卫生事件为主。时间安排一般为 3 个月。③中期预警:时间安排一般为半年或一年。其预测主要针对一些发生原因复杂,变化规律不易掌握,但却可以认识的突发公共卫生事件。④长期预警:时间安排一般在 2 年以上。其预测的范围比较广,内容比较复杂,变量也比较大,需要较长的预警。

(2)按方法分类　①特尔斐(Delphi)法预警:这是由专家做出预测值估计的方法,用书面方式代替会议或座谈方式得到专家们的看法。一般对各专家用信函方式发出征询意见的调查表。专家们对此互不交谈、互不通姓名,因此,避免了个别权威性专家影响其他专家发表意见。

②数理统计法预警:本方法是应用数理统计的方法对以往突发公共卫生事件疫情资料及其有关发生、流行因素资料进行统计分析,并进行推理,从理论上讲是通过回顾性调查来进行前瞻性预测,用过去突发公共卫生事件的疫情发展趋势的延长线来推论未来的疫情趋势。要求从定性预测走向定量预测,建立数学模型,定量地预测疫情可能发生的规模。这种预警方法已越来越受到人们的重视。

(3)按预警类别分类 突发公共卫生事件预警类别可参照经济监测预警的做法,根据突发公共卫生事件预测结果,对比阈值确定警戒状态(警情):无警用"绿色"表示,轻警用"蓝色"表示,中警用"黄色"表示,重警用"橙色"表示,特警用"红色"表示。

4. 突发公共卫生事件预警工作程序

突发公共卫生事件预警工作的主要内容有选定预警目标、制定预警计划、选取预警指标、建立预警监测等,其工作程序见图 16-1。

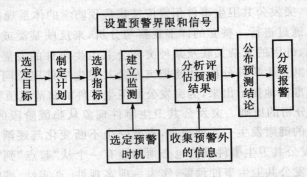

图 16-1 突发公共卫生事件预警工作程序示意图

5. 突发公共卫生事件预警工作方法

(1)确立突发公共卫生事件预警目标 确立突发公共卫生事件预警目标,一般应根据某种客观需要,依据一定的客观背景与条件以及突发公共卫生事件对人类危害的严重性和发生的可能性,通过认真分析和讨论,最后可通过专家分析法或综合分析法来汇总、筛选完成。

(2)制定突发公共卫生事件预警计划 突发公共卫生事件预警计划,是指反映突发公共卫生事件预警时间、内容、方法、步骤及预案等方面实际工作前的事先安排。有了周密而合理的计划,才会使突发公共卫生事件预警工作朝着有条不紊、效果明显的方向进行。

(3)选定突发公共卫生事件预警时机 突发公共卫生事件预警时机,是指能为突发公共卫生事件预测工作带来良好预测效果的时期。突发公共卫生事件预测时机的确定,应根据事物(包括气候、环境、人群等)的客观变化规律来完成,即在认识规律和利用规律中,完成突发公共卫生事件的预测,并适时进行准确的报警。确定好突发公共卫生事件预测时机,是有效完成突发公共卫生事件预警目标的关键和前提。

(4)选取预警指标 选取预警指标,是指选取与某种突发公共卫生事件发生、变化、发展相关的参数,应用理论分析或专家咨询等方法筛选出有高度相关性的指标。选取有高度相关性的预警指标是建立某种突发公共卫生事件发生、变化、发展的预测模型的重要前提,是整个预警项目成功的关键。

（5）设置预警界限和预警信号 设置预警界限和预警信号是指针对某种突发公共卫生事件确定预测值到达多少时发出预警的阈值界限，同时根据该种突发公共卫生事件的不同阈值界限确定发出预警的不同信号。设置预警界限和预警信号对于突发公共卫生事件预警项目的成功实施同样十分重要，它们是准确定警、报警并有效、有序开展突发公共卫生事件防范的必要前提。

（6）建立预警指标体系的监测 建立预警指标体系的监测，是指通过主动定时、定点针对某种突发公共卫生事件被综合分析、评估选取的敏感预警指标体系连续地进行监测。建立预警指标体系的监测是突发公共卫生事件预警项目成功的基础。

（7）收集和整理突发公共卫生事件预警外的信息资料 突发公共卫生事件预警外的信息资料，是指突发公共卫生事件预警计划中不包括或未能包括进去的有关反映突发公共卫生事件发生、变化与发展方面的情况等一些信息性数据。掌握大量、丰富的信息资料，是了解与认识事物特性或特征及取得良好突发公共卫生事件预警效果的基本条件。

（8）分析、评估预警结果 按突发公共卫生事件预测计划而实施的各种突发公共卫生事件预测工作完成后，我们应对各种突发公共卫生事件预测结果进行认真、详细、系统及合理的分析，以缩小突发公共卫生事件预测结果与实际情况之间的误差，并与阈值进行对比，保证突发公共卫生事件预测工作的实际意义。

（9）公布突发公共卫生事件预测结论，并适时进行报警 突发公共卫生事件预测部门在一系列公共卫生事件预测工作结束后，必须把其所得出并分析、评估的结论公布于众，并适时进行报警，以引起人们对某种突发公共卫生事件形势或势态的注意，为防范、控制与消除突发公共卫生事件的发生、变化与发展等，做好一系列思想及实际行动方面的准备。

6. 突发公共卫生事件预警的注意事项

(1)以调查研究来确定突发公共卫生事件预测的目标和任务。

(2)客观而科学地取舍由广泛收集而获得的资料。

(3)在系统分析中建立资料数据库。

(4)注意选择科学、合理的预测方法。

(5)预测结果不能轻易外传。

（三）突发公共卫生事件的报告

国家建立突发公共卫生事件应急报告制度。国务院卫生行政主管部门制定突发公共卫生事件应急报告规范，建立重大、紧急疫情信息报告系统，设立突发公共卫生事件报告、举报电话。接到报告、举报的有关人民政府及其有关部门，应当立即组织对突发公共卫生事件及其隐患、不履行或者不按照规定履行突发公共卫生事件应急处理职责的情况进行调查处理。

1. 突发公共卫生事件的责任报告单位和责任报告人

(1)责任报告单位 根据卫生部《突发公共卫生事件与传染病疫情监测信息报告管理办法》规定，各级各类医疗机构、疾病预防控制机构、采供血机构均为责任报告单位；县级以上各级人民政府卫生行政部门指定的突发事件监测机构；各级各类医疗卫生机构；卫生行政部门；县级以上地方人民政府；有关单位，主要包括突发事件发生单位，与群众健康和卫生保健工作有密切关系的机构，如检验检疫机构、环境保护监测机构和药品监督检验机构等。

（2）责任报告人　执行职务的人员和乡村医生、个体开业医生均为责任疫情报告人，必须按照传染病防治法的规定进行疫情报告，履行法律规定的义务。

2. 突发公共卫生事件的报告与举报

任何单位和个人有权向各级人民政府及其有关部门报告突发公共卫生事件及其隐患，有权向上级政府部门举报不履行或者不按照规定履行突发公共卫生事件应急处理职责的部门、单位及个人。

3. 突发公共卫生事件的报告时限和程序

突发公共卫生事件监测报告机构、医疗卫生机构和有关单位发现突发公共卫生事件，应当在 2 小时内向所在地县（区）级人民政府卫生行政部门报告。接到突发公共卫生事件信息报告的卫生行政部门应当在 2 小时内向本级人民政府报告，同时向上级人民政府卫生行政部门报告，并应立即组织进行现场调查确认，随时报告势态进展情况。各级地方人民政府应当在接到报告后 2 小时内向上一级人民政府报告。省、自治区、直辖市人民政府在接到报告的 1 小时内，向国务院卫生行政部门报告。国务院卫生行政部门对可能造成重大社会影响的突发公共卫生事件，应当立即向国务院报告。突发公共卫生事件的报告流程如下：

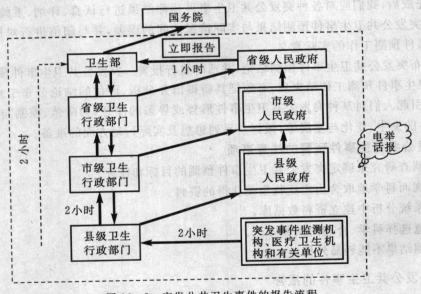

图 16-2　突发公共卫生事件的报告流程

4. 突发公共卫生事件的报告内容

首次报告未经调查确认的突发公共卫生事件或隐患的相关信息，应说明信息来源、危害范围、事件性质的初步判定和拟采取的主要措施等。经调查确认的突发公共卫生事件报告应包括事件性质、波及范围、危害程度、流行病学分布、势态评估、控制措施等内容。

具体要求由国务院卫生行政部门另行制定。

四、突发公共卫生事件的分级反应

特别重大突发公共卫生事件应急处理工作由国务院或国务院卫生行政部门和有关部门组织实施，开展突发公共卫生事件的医疗卫生应急、信息发布、宣传教育、科研攻关、国际交流与合作、应急物资与设备的调集、后勤保障以及督导检查等工作。国务院可根据突发公共卫生事件性质和应急处置工作,成立全国突发公共卫生事件应急处理指挥部,协调指挥应急处置工作。事发地省级人民政府应按照国务院或国务院有关部门的统一部署,结合本地区实际情况,组织协调市(地)、县(市)人民政府开展突发公共卫生事件的应急处理工作。

特别重大级别以下的突发公共卫生事件应急处理工作由地方各级人民政府负责组织实施。超出本级应急处置能力时,地方各级人民政府要及时报请上级人民政府和有关部门提供指导和支持。

 案例 16－1

2002 年南京"9·14 中毒事件"

2002 年 9 月 14 日早上 7 点多,当许多人还沉浸在周末的睡梦中时,南京各主干道上已经是一片救护车和警车的呼叫声。汤山镇几百名群众因为食物中毒被送进医院,其中包括至少三所学校的住校生,很多人在送到医院时就已经死亡。

中毒者都吃了一家名为"和盛豆业连锁店"的餐饮店的早点,该连锁店主要业务都在汤山镇,共有 4 家分店。这里的早点生意做得非常大,又有很多人从他那里批发,到各巷口去卖。这家餐饮店临近汤山中学、作厂中学以及南京炮兵学院。初三、高三的学生周末照常上课。所以这些中毒的学生大半是住校生和毕业班的学生。镇上的群众以及民工也有多人中毒。

讨论:描述突发公共卫生事件的预警、预案和组织实施,及如何做好应对突发公共卫生事件的各项防范和准备?

第二节　重大突发公共卫生事件及其应急处理

一、突发公共卫生事件的应急处理

发生突发公共卫生事件时,事发地的县级、市(地)级、省级人民政府及其有关部门按照分级响应的原则,作出相应级别应急反应。同时,要遵循突发公共卫生事件发生发展的客观规律,结合实际情况和预防控制工作的需要,及时调整预警和反应级别,以有效控制事件,减少危害和影响。

突发公共卫生事件应急处理要采取边调查、边处理、边抢救、边核实的方式,以有效措施控制事态发展。

(一)突发公共卫生事件应急处理的目的

(1)预防和控制突发公共卫生事件的发生和蔓延。

(2)快速救治突发公共卫生事件中的受害公众。

(3)维护社会秩序和增强公众健康意识。

(二)突发公共卫生事件应急处理的程序

1.突发公共卫生事件的预防措施

针对突发公共卫生事件的预防措施是指在没有突发公共卫生事件发生的情况下所采取的

预防或应对可能发生的突发公共卫生事件的措施。按照国家卫生部《突发公共卫生事件应急条例》的规定,突发公共卫生事件的预防措施主要包括以下方面:

(1)建立统一的突发事件预防控制体系　县级以上地方人民政府应当建立和完善突发公共卫生事件监测与预警系统。监测与预警工作应当根据突发事件的类别,制定监测计划,科学分析、综合评价监测数据。对早期发现的潜在隐患以及可能发生的突发事件,应当依照条例规定的报告程序和时限及时报告。

(2)制定突发公共卫生事件应急预案　国务院卫生行政主管部门按照分类指导、快速反应的要求,制定全国突发事件应急预案,并报请国务院批准。

省、自治区、直辖市人民政府应根据全国突发事件应急预案,结合本地实际情况,制定本行政区域的突发事件应急预案。应急预案应当根据突发公共卫生事件的变化和实施中发现的问题及时进行修订和补充。

(3)搞好突发公共卫生事件应急处理专业队伍的建设和培训　公共卫生应急系统能否成功取决于能否建立一支精干的专业队伍,要有现代全球—社区的国际型思维和方法技术,要有敢担风险负责任的领导,有实战经验的流行病学、环境卫生、毒理学等专业人员,要有掌握最新现场实验室技术的微生物和检验人员,以及擅长危机沟通的公关人员。人员的选拔、培训和继续教育要程序化、制度化,现场流行病学队伍应直属中央,半军事化管理,以适应应急的需要。

对医疗卫生机构和人员应定期开展突发公共卫生事件应急处理相关知识、技能的培训,定期组织医疗卫生机构进行突发事件应急演练,推广最新知识和先进技术。

(4)建立突发事件应急救治系统　市级以上地方人民政府应当设置与传染病防治工作需要相适应的传染病专科医院,或者指定具备传染病防治条件和能力的医疗机构承担传染病防治任务。对于非传染病的突发公共卫生事件的救治体系建设,也应受到地方各级政府的重视。

(5)做好应对突发公共卫生事件的物质储备　国务院有关部门和县级以上地方人民政府及其有关部门,应当根据突发事件应急预案的要求,保证应急设施、设备、救治药品和医疗器械等物资储备。

(6)对公众开展突发公共卫生事件应急知识的教育　增强社会对突发公共卫生事件的防范意识和应对能力。

2. 突发公共卫生事件发生后的控制处理措施

控制措施是指当突发公共卫生事件发生后所采取的紧急应对措施。主要包括如下几个方面。

(1)启动突发公共卫生事件应急预案　突发公共卫生事件发生后,卫生行政主管部门应当组织专家对突发事件进行综合评估,初步判断突发事件的类型,提出是否启动突发事件应急预案的建议。

全国范围内或者跨省、自治区、直辖市范围内启动全国突发事件应急预案,由国务院卫生行政主管部门报国务院批准后实施。省、自治区、直辖市启动突发事件应急预案,由省、自治区、直辖市人民政府决定,并向国务院报告。

(2)设立突发事件应急处理指挥部　根据突发公共卫生事件的性质、严重程度、涉及的范围等,迅速成立突发公共卫生事件指挥部。需要全国协调和多部门合作的,国务院设立全国突发事件应急处理指挥部,由国务院有关部门和军队有关部门组成,国务院主管领导人担任总指挥,负责对全国突发事件应急处理的统一领导、统一指挥。

省、自治区、直辖市人民政府可成立地方突发事件应急处理指挥部,省、自治区、直辖市人民政府主要领导人担任总指挥,负责领导、指挥本行政区内突发事件应急处理工作。

县级以上地方人民政府卫生行政主管部门,具体负责组织突发事件的调查、控制和医疗救治工作。

县级以下地方人民政府有关部门,在各自的职责范围内做好突发事件应急处理的有关工作。

(3)组建强有力的突发事件控制队伍 在突发事件应急处理指挥部的统一领导下,在突发公共卫生事件应急处理专业技术机构的指导下,紧急调集科研、防疫、医疗、公安、媒体等人员具体实施紧急措施。

(4)采取控制事件扩散蔓延的紧急措施 为了控制突发公共卫生事件的蔓延或进一步的严重危害,根据突发公共卫生事件应急处理的需要,可以采取以下控制措施:①对食物和水源等采取控制措施;②尽早对传染源及易感接触者采取隔离措施;③严格隔离并积极治疗患者;④及时对易感人群和其他易受损害的人群采取应急接种、预防性投药、群体防护等措施;⑤宣传突发公共卫生事件防治知识,提高公众的应对能力,稳定人心。

(5)开展针对突发公共卫生事件的科学研究 许多突发公共卫生事件具有突发、新发的特点,人们从来没有经历或认识,只有通过科学研究才有可能更加清楚地了解造成事件的成因,制定有效的控制措施。因此,突发公共卫生事件发生后要动员各级医疗卫生单位、科研单位和高等院校联合进行科技公关,对突发公共卫生事件的控制提供科学依据和技术保障。

(6)保障相关医疗物资和其他相关物资的供给 突发公共卫生事件发生后,国务院有关部门和县级以上地方人民政府及其有关部门,应当保证突发公共卫生事件应急处理所需的医疗救护设备、救治药品、医疗器械等物资的生产、供应;铁路、交通、民航行政主管部门应当保证及时运送。

二、传染性非典型肺炎的应急处理

传染性非典型肺炎,简称"非典",WHO统称为严重急性呼吸综合征(SARS)。2003年1月2日广东省河源市首次报告传染性非典型肺炎以来,至2003年5月7日止,全国先后有24个省、市、自治区报告临床诊断病例。鉴于SARS传染性强(通过近距离空气飞沫和密切接触传播),病情严重,进展迅速,社会危害性大,为及时有效控制疫情,在卫生部领导和中国疾病预防控制中心指导下,在全国范围内迅速建立了SARS的应急处理预案。

📖 **知识链接**

非典型肺炎的流行环节及传播途径:患者是非典型肺炎明确的传染源;其主要传播途径为与患者近距离接触,其飞沫和呼吸道分泌物通过空气进入呼吸道传播,但是也不排除其他密切接触传播的可能。

(一)SARS应急反应机制的启动

1.加强组织领导

(1)成立非典型肺炎应急处理小组和协调小组,指导和协调非典型肺炎的防治和应急处理工作。

(2)成立非典型肺炎诊断专家小组。诊断专家小组的职责是:对各单位报告的疑似病例进行初步诊断和排查,当本级诊断专家小组不能确定时,由协调和应急小组报请上级专家确诊。

(3)成立非典型肺炎流行病学调查小组。流行病学调查小组的职责是:对报告和诊断的"非典"病例进行流行病学调查,包括患者的发病情况、接触史、外出史或回归史以及家庭成员和密切接触者的调查,进行流行原因分析、传染来源探索、确定疫点和疫区等。

(4)成立非典型肺炎消毒小组。消毒小组职责是:组织和指导对重点公共场所以及疫点、疫区的消毒。

(5)成立非典型肺炎卫生宣传小组。宣传小组职责是:利用多种形式开展非典型肺炎防治知识的宣传,把防治知识交给群众,消除公众的恐"典"心理,达到稳定人心、稳定社会作用。

(6)成立非典型肺炎防治后勤保障组。后勤保障组职责是:保证疫情应急处理时的车辆调度、物资调配及其他后勤保障。

2.职责分工

(1)**卫生行政部门职责** ①成立专家诊断治疗小组,组织专家讨论、提出控制和处理疫情的方案,组织协调"非典"防治工作中的重大事宜。②指定定点医疗机构收治患者,防止病原扩散,并加强对其进行监督检查,负责向上级汇报,报告疫情的处置及防治工作情况。③发生疫情后,组织开展疫情控制工作。④根据疫情发展态势和严重程度,向县人民政府提出疫情处理所需物资方案,政府批准后纳入财政列支。⑤做好乡镇卫生院、乡村医生及个体医生传染性非典型肺炎防治业务培训工作。

(2)**防疫部门职责** ①开展和指导各部门对传染性非典型肺炎预防知识的宣传工作。②加强全县传染性非典型肺炎疫情的监测和管理,使传染性非典型肺炎疫情报告系统灵敏、畅通,及时掌握疫情动态。③组织和指导学校、车站、宾馆、歌舞厅、医院、交通客运车辆、旅游景点等公共场所和人员集中的区域进行环境卫生清洁和定期消毒工作,减少传播机会,切断传播途径。④组织各乡镇卫生院、乡村医生开展高危地区外出回归人员的摸底排查工作,及时发现和排出疫情隐患。⑤组织开展疫情调查处理工作。⑥组织供应充足的消毒药品和器械。

(3)**县级医疗机构职责** ①县医院为收治传染性非典型肺炎患者或疑似患者定点医院。定点医院要贮备充足的治疗药品,预备好单人隔离病房和充足的消毒药品。②建立"发热患者门诊",对外出的发热患者应进行登记,观察治疗。对发热、咳嗽、呼吸困难及有流行病学史的疑似患者要立即报告县防疫站,由县卫生局组织诊断治疗专家小组初步排查诊断后,转送定点医院(县医院)传染科隔离治疗。③加强疫情报告,实行传染性非典型肺炎的每日零报告制度,做到早发现、早诊断、早隔离、早治疗。④加强医务人员防护,值班时间按规定穿戴隔离衣帽、口罩,防止传染性非典型肺炎在医务人员中传播。

(4)**乡镇卫生院职责** ①建立"发热患者门诊",对发热患者进行登记、观察、治疗。对疑似或不能确定时,立即报告防疫站和县"非典"诊断专家小组进行诊断。②加强疫情报告,实行"非典"每日零报告制度,做到早发现、早报告、早诊断、早隔离、早治疗。③开展和指导乡村医生进行外出回归人员摸底排查登记工作,掌握疫情动态。④卫生院防保人员每周对本辖区各行政村进行一次巡查,及时发现异常情况,掌握全乡镇疫情动态。⑤开展"非典"卫生知识和预防知识的宣传,指导农民开展改水改厕和爱国卫生运动。

(5)**村卫生室职责** ①村卫生室是防治"非典"的前哨,其报告系统灵不灵敏、及不及时关系到"非典"控制的成效。因此村卫生室首先要建立健全各项规章制度，严格执行各项规章制度。②乡村医生每三天在本村巡查一次，掌握了解最新疫情动态。③发现"非典"患者或疑似患者，以最快速度向卫生院报告。平时每日向卫生院作零报告。④开展本村外出回归人员摸底调查登记，及时排查可疑人员。⑤指导村民开展爱国卫生运动和改水改厕。

3.应急处理程序

(1)核实诊断 防疫站接到可疑病例报告后，应立即向协调和应急领导小组报告，并组织流行病学调查小组立即开展调查，包括患者临床表现、外出史、接触史，并采集痰、血清等标本。若患者明显不符合"非典"诊断标准时，可作为排除病例。若患者暂不能确定诊断时，流行病学调查小组将疾病调查资料移送县专家诊断小组，由组长召集小组成员按卫生部制定的《非典型肺炎临床诊断标准》进行核实诊断，核实后的诊断分为：A、排除病例；B、继续观察病例；C、疑似病例；D、临床诊断病例。专家小组应将诊断结果（逐条列出诊断依据）以书面形式报告县非典型肺炎防治工作协调小组办公室，疑似病例和临床诊断病例，由应急和协调小组领导审核签字后及时上报市疾病控制中心和县人民政府。对尚不能确定的病例报请上一级专家诊断组进行确诊。

(2)追踪调查 对疑似病例或临床诊断病例，由流行病学调查小组进行追踪调查，包括患者的外出史、回归史，以及家庭成员、密切接触者均要进行调查登记和跟踪随访。并根据临床、流行病学、实验室检测结果，分析传染来源，探索病因。

(3)隔离和治疗 对疑似患者或临床诊断病例必须送定点医院县医院传染科进行隔离和治疗。治疗原则为：①对症治疗；②早期选用大环内酯类、氟喹诺酮类、四环素类、β-内酰胺类抗生素；③应用糖皮质激素；④中药辅助治疗；⑤抗病毒药物；⑥选用增强免疫功能的药物；⑦重症患者处理：重症监护，无创正压通气鼻罩CPAP法或有创正压通气治疗，抗休克处理。出院标准：①体温正常7天以上；②症状明显改善；③肺部影像学有明显吸收。

(4)消毒 ①运输患者的车辆用后必须严格消毒。②患者家庭住所进行彻底消毒，周围进行环境卫生清理并消毒，患者经常活动的场所进行消毒。③病房加强通风，定期消毒，"非典"患者实行单人单间隔离治疗。④"非典"患者的排泄物必须严格消毒后才能倒入厕所。其使用的餐具要煮沸15～20分钟消毒，衣服和被单可用2%漂白粉澄清液浸泡或者用高压蒸气灭菌、煮沸灭菌等方法处理。⑤重点场所实行定期消毒，如车站、旅游景点、大型商场、歌舞歌厅、宾馆、医院门诊大厅、诊室、学校教舍等。

(5)宣传教育 疫情发生时，利用广播、电视、报纸、传单等多种形式开展"非典"预防知识的宣传，稳定人心，稳定社会，防止谣言传播。

(6)其他控制措施 ①疫情发生后，可由县人民政府宣布疫点或者疫区，由公安部门执行，实行疫点或者疫区封锁。②交通部门对客运车辆进行严格消毒，对过往旅客实行"检疫"，以发现发热及疑似患者。③终止大型集会和活动。④必要时由县人民政府决定公共娱乐场所等暂停营业，学校停课等防治措施。

(二)SARS疫情的应急处理

1.加强疫情监测

2003年国内发生了SARS，为及时有效控制疫情的传播和蔓延，在卫生部的领导和中国疾病预防控制中心指导下，迅速建立了SARS疫情监测系统，覆盖全国行政区域的所有人口

（包括常住人口和流动人口），各地按属地管理原则实施疫情监测和报告。监测对象包括：SARS 疑似病例、临床诊断病例及疑似病例和临床病例的密切接触者。

2. 发现病例或疑似病例及时报告

SARS 已列入《中华人民共和国传染病防治法》法定传染病进行管理，比照甲类传染病的规定进行疫情报告及信息管理。执行职务的疾病预防控制机构工作人员、医疗机构工作人员和铁路、交通、民航、厂（场）矿等卫生防疫机构的工作人员为疫情的责任报告人。各级各类医疗卫生机构的疫情责任报告人应在规定时限内逐级上报疫情信息，及时、完整填报和录入传染病报告卡。病例的订正和转归情况（包括疑似病例排除、疑似病例转临床诊断病例、临床诊断病例转疑似病例、临床诊断病例排除）也要及时报告。

3. 就地隔离，及时治疗

SARS 患者或者疑似患者以及密切接触者及其他有关单位和人员，就地隔离，及时治疗。这样做至少有两个好处：一是对患者来说，如果进行转运，很难保证患者在途中的安全；二是对社会公众来说，患者在转运过程中有可能将病原体传播给易感人群，本着对社会公众负责的态度，所以要就地治疗，就地隔离。

4. 对密切接触者进行医学观察

疾病预防控制机构发现传染性非典型肺炎疫情或者接到疫情报告时，应当对密切接触者按照有关规定进行流行病学调查，并根据情况采取集中隔离或者分散隔离的方法进行医学观察。

5. 及时开展流行病学的调查

各级流行病学调查机构在接到非典型肺炎病例和疑似病例报告后，必须立即派出调查人员，对报告病例进行个案调查。流行病学调查人员应按卫生部《传染性非典型肺炎流行病学调查指导原则》的规定，认真、详细地了解和记录患者发病前后活动的区域、乘坐过的交通工具和与其有过密切接触的人员的情况。收治患者的医疗机构、医护人员和其他有关单位和个人必须积极配合，如实提供患者的诊疗资料和回答调查人员提出的问题。

6. 疫源地消毒和处理

疫源地消毒包括疫点和疫区的消毒。疫点或疫区的处理应遵循"早、准、严、实"的原则，措施要早，针对性要准，措施要严格、落到实处。对疫点应严格进行消毒。疫区的处理要在疫点处理原则基础上，突出疫情监测工作的重要性，加强流动人口的管理，防止疫情的传入、传出。如果疫点、疫区内的 SARS 患者已痊愈、死亡或被隔离治疗，对患者可能污染的场所或物品已经进行终末消毒，在一个观察期内（暂定为患者、疑似患者被隔离治疗后 14 天），在疫点、疫区内未再出现新的患者或疑似患者时，由原宣布单位宣布解除疫点、疫区。较大范围的疫区如省、城市等的解除，需要在该区域内所有患者治愈或死亡后 2 周方可宣布。

7. 加强院内感染控制和医务人员防护

选择符合条件的医院和病房收治 SARS 患者是避免医院内感染的前提。

发生流行时，应设立 SARS 定点医院发热门诊。定点医院和发热门诊应符合规范要求，配备必要的防护、消毒设施和用品，并有明显的标志。要开辟专门病区、病房及电梯、通道，专门用于收治 SARS 患者。确定适宜收治 SARS 患者的医院和病房十分重要，可选择合格的专科（传染病、肺科）医院、经过改造的综合医院作为定点收治医院。病房应设在严格管理的独立病区；应注意划分清洁区、半污染区、污染区；病房通风条件要好，尤其是冬季要定时开窗换气，最好设有卫生间；医护人员办公室与病区应相对独立，以尽量减少医护人员与 SARS 患者不必要的接触或长时间暴露于被 SARS 病原污染的环境中。

发热门诊应在指定的医院设立，门诊内的治疗区应有独立的诊室、临床检验室、X 线检查室和治疗室，并保持通风良好，医护人员、患者都必须戴口罩；还应设立观察室，以方便观察可疑患者，并做到一人一间。

建立院内感染管理机构，制定医院内预防措施，促使医务人员形成良好的个人卫生习惯，是防止发生医院内 SARS 传播的基本措施。要特别强调通风、呼吸道防护、洗手及消毒、防护用品的正确使用、隔离管理、病区生活垃圾和医疗废物的妥善处理，加强医务人员 SARS 预防控制（消毒、隔离和个人防护）等防治知识的培训。呼吸内科门诊和急诊室值班医生平时应佩戴口罩，当有发热、呼吸困难、类似肺炎表现的患者就诊时，更应特别注意做好个人防护。对诊疗患者时所使用的器械包括听诊器、书写笔等，要注意消毒或清洗，避免因器械污染而造成传播。接触患者后，手部在清洗前不要触摸身体的其他部位，尤其是眼睛、鼻部、口腔等黏膜部位。

对患者及疑似患者及其探视者实施严格管理。原则上 SARS 患者无需陪护，发病期不允许探视。

8.加强公共场所的管理

如果出现 SARS 暴发或流行，可以按照《中华人民共和国传染病防治法》第二十五条、第二十六条的规定采取紧急措施，如限制或者停止集市、集会、影剧院演出或者其他人群聚集的活动；停工、停业、停课；临时征用房屋、交通工具等。

9.开展健康教育，提高防疫意识

要通过多种形式广泛开展 SARS 防治知识的宣传，教育群众提高自我防范意识，配合做好预防、控制工作并注意针对疫情的变化调整宣传教育重点。

三、人感染高致病性禽流感的应急处理

禽流感是由禽流感病毒引起的一种急性传染病，主要发生在禽，也发生在哺乳动物，甚至人。具有高致病性的 H5N1、H9N2、H7N7 等禽流感病毒，一旦发生变异而具有人与人之间的传播能力，将会导致人感染高致病性禽流感流行。

为做好人感染高致病性禽流感（以下简称"人禽流感"）防控工作，提高人禽流感的防治水平和应对能力，及时、有效地采取各项防控措施，做到早发现、早报告、早隔离、早治疗人禽流感病例，控制疫情的传播、蔓延，保障广大人民群众的身体健康和生命安全，维护社会的稳定，制定应急处理措施如下。

（一）人禽流感应急反应机制的启动

1.组织机构

各级卫生行政部门在本级政府统一领导下，成立人禽流感防控工作领导小组，统一指挥、协调系统内的人禽流感防控工作。

各级各类医疗卫生机构实行人禽流感防控工作主要领导负责制、防控工作责任制和责任追究制，明确任务、目标和责任。

县级及以上卫生行政部门成立由临床、流行病学和实验室检验等相关专业人员组成的人

禽流感防控技术专家组。

县级及以上医疗卫生机构成立人禽流感疫情应急处置小组,根据职责分工和卫生行政部门指派,负责开展本单位或本地区的人禽流感疫情应急处置工作。

农村乡镇(村)和城市社区卫生机构在上级疾控机构和医疗机构的指导下,开展本地区的人禽流感防控工作。

2.职责分工

(1)卫生行政部门职责 卫生部负责全国人禽流感疫情防控管理和协调工作,组织制订人禽流感应急处置的政策、技术规范和专项预案,指导各地做好人禽流感防控工作;组织开展全国卫生系统专业人员的技术培训,组建国家级专家组为各省(区、市)提供技术支持和培训省级师资,组织专家组对各省(区、市)的年度首例人禽流感病例进行诊断,组织开展对全国人禽流感防控工作的督导检查;负责流感大流行及特别重大的人禽流感疫情应急控制的组织协调及社会动员,拟定国家应急防控物资储备清单,开展人禽流感防控工作的国际交流与合作,指导和协助相关部门开展人禽流感防控知识培训。

各省(区、市)卫生行政部门负责指挥、协调、管理本行政区域内禽流感防控工作,制定本行政区域内人禽流感应急预案和防控策略,进行社会动员并指导各地(市)县做好人禽流感防控工作;组织开展人禽流感专业人员培训和应急演练,组建省级专家组为防治工作提供技术支持,组织专家组诊断本行政区域内人禽流感病例,开展防控工作的督导检查,组织对重大人禽流感疫情的应急控制,拟定应急防控物资储备清单,指导和协助相关部门开展人禽流感知识培训。

各地(市)级、县级卫生行政部门负责指挥、协调、管理本行政区域内人禽流感防控工作,结合当地实际制定人禽流感应急预案,组织开展人禽流感应急培训和演练,组织专家组排查不明原因肺炎病例,开展督导检查和社会动员及宣教活动,组织开展对人禽流感疫情的应急处置。

各级卫生行政部门要加强与其他部门的协调与配合,建立部门之间信息沟通和固定联络员制度,及时与有关部门交流协商,形成多部门共同参与的联防联控机制。

(2)医疗卫生机构职责

1)疾病预防控制机构职责:中国疾病预防控制中心负责全国人禽流感防控工作的技术指导及技术方案的制订,组织、评估和督导疫情监测工作,负责全国疫情资料的汇总分析、反馈及上报,开展技术培训,指导现场流行病学调查,制定实验技术操作规范及各级网络实验室质量控制指标体系,收集、鉴定各省(区、市)送检的人禽流感病毒标本,开展人禽流感病例的实验室诊断及对省级检测结果的复核工作,保障实验室生物安全。

省(区、市)级疾病预防控制机构负责制订本省疫情应急处置预案,评估和预测本省疫情,参与并指导现场流行病学调查及疫情处置,指导、督导省内人禽流感预防控制工作,负责本省人禽流感疫情及监测资料的收集、汇总分析、反馈和上报,开展技术培训和健康教育,开展实验室检测工作,并保障实验室生物安全。

市级疾病预防控制机构负责本市人禽流感疫情及监测资料的收集、汇总分析、反馈和上报,指导、督导市、县级人禽流感预防控制和监测工作,指导和参与现场流行病学调查及疫情处置,开展技术培训和健康教育,在条件完备的情况下可以开展实验室检测工作并保障实验室生物安全。

县(区)级疾病预防控制机构承担本地区人禽流感预防控制及监测工作,负责当地疫情及监测资料的收集、汇总分析、上报,开展现场流行病学调查处理(包括人禽流感病例的流行病学调查,密切接触者的追踪和医学观察,相关标本的采集和运送),指导做好生活环境、物品的卫生学处理和禽流感疫情现场处置人员的个人防护,开展专业人员培训和健康教育。

2)医疗机构职责:县级及以上医疗机构负责不明原因肺炎病例和人禽流感医学观察病例的筛查与报告,负责患者的诊断、转运、隔离治疗、医院内感染控制,配合疾病预防控制机构开展流行病学调查及标本采集工作,负责本机构内有关人员的培训工作。

农村乡镇(村)和城市社区卫生机构以及其他各类医疗机构负责及时报告发现的病死动物情况以及有病死动物接触史的发热患者、不明原因肺炎病例,在上级部门的指导下开展有关的人禽流感防控工作。

3)卫生监督机构职责:负责对本辖区医疗卫生机构的预检分诊、消毒、疫情报告及预防控制等工作的卫生监督和执法稽查。

(二)人感染高致病性禽流感疫情的应急处理

1. 快速实施医疗救治

(1)地、市级以上卫生行政部门在本行政区域内至少指定一所医院做好收治禽流感患者的准备工作。各指定医院要成立医疗专家救治小组,负责医疗救治工作,一旦发生疫情,要服从本地区应急处理技术指导小组指挥,作出快速反应,携带必需的医疗器械、药品及防护用具等及时赶赴现场,有效开展医疗救治,并做好医护人员的防护工作。

(2)收治禽流感患者的医院每日要及时向当地卫生行政部门报告患者病情和治疗情况。

(3)收治禽流感患者的医院要加强医院内感染控制工作和医护人员的个人防护,防止发生医院内感染的发生。

2. 立即开展流行病学调查与处理

(1)发现人群禽流感疫情,疫情发生地所属的地、市级以上疾病预防控制机构要立即组织开展流行病学调查,同时做好流调人员和消杀队员的个人防护。

(2)对确诊患者实行就地报告、就地隔离、就地治疗,对密切接触者进行预防性服药、留验,实行医学观察10天,必要时予以隔离。

(3)及时做好疫点的消毒处理。

(4)在疫情可能波及的范围内,开展疑似病例的搜索,追踪传染源,确定疫点范围;开展传染源、传播途径及暴露因素的调查。

(5)根据疫情实际情况,划定疫点、疫区范围,必要时报请省政府对疫区实施管制,疫区范围内禁止活禽在市场销售、运输、交易。

3. 开展以切断传播途径为主的综合性防治措施

卫生行政部门与爱卫会等部门要密切配合,加强食品卫生监督管理,广泛开展群众性的爱国卫生运动,清理环境卫生,开展消毒、灭鼠工作,在家村组织开展改水、改厕,推广人、畜粪便无害化处理,尤其要在疫区内广泛开展防蝇灭蝇,做好对疫内厕所、粪坑等外环境的随时消毒,以及农村改厕和粪便的无害化处理。

4. 广泛开展健康教育,提高群众的防病意识和能力

人群禽流感疫情发生地区要迅速采用多种形式,广泛开展禽流感防治知识的宣传和健康教育,提高自我防疫意识和能力,引导群众养成良好的卫生习惯,搞好厨房卫生,不生食禽肉和内脏,解剖活(死)家禽、家畜及其制品后要彻底洗手。

5.保护易感人群

及时对易感人群和其他易受损害的人群采取应急接种、预防性投药、群体防护等措施。

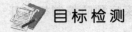 **目标检测**

一、单项选择题

1、以下说法中不正确的是(   )

  A.SARS 冠状病毒(SARS-CoV)是冠状病毒科的新成员

  B.冠状病毒科的病毒与人和动物的疾病有关

  C.病毒排泄物在空气中可存活 6 小时,在血液中可存活 15 天,在粪便中可存活 10 天

  D.56℃加热 90 分钟,75℃加热 30 分钟,均可灭活 SARS 病毒,在 75% 乙醇中 5 分钟病
   毒失去活力

2.传染性非典型肺炎的传播途径主要是(   )

  A.呼吸道飞沫传播 B.垂直传播   C.血液传播   D.蚊虫叮咬

3.传染性非典型肺炎属于哪类法定传染病,发生流行时按哪类传染病管理(   )

  A.属于乙类传染病,流行是按甲类传染病管理

  B.属于乙类传染病,流行是按乙类传染病管理

  C.属于甲类传染病,流行是按甲类传染病管理

  D.属于丙类传染病,流行是按乙类传染病管理

4.全世界第一例人禽流感病例在何年何地确诊(   )

  A.1999 年在香港 B.1997 年在香港 C.1999 年在中国大陆 D.2003 年在越南

5.人感染高致病性禽流感的主要传播途径是(   )

  A.消化道   B.呼吸道   C.皮肤   D.血液

二、简答题

1.简述突发公共卫生事件的应急处理步骤。

2.禽类发生禽流感疫情时,人类因接触病禽只是极少数被感染,为什么还要引起如此高度
的重视?

3.什么是传染性非典型肺炎?

三、实例分析

目前我国艾滋病病情如何? 该如何控制?

下　篇

実训指导

实训一　农村饮用水净化消毒方法

一、实训目的

掌握漂白粉中有效氯含量测定、饮用水的消毒方法，了解水的余氯量测定方法。

二、漂白粉中有效氯含量测定

1. 实训原理

漂白粉中的有效氯在酸性环境可氧化碘化钾而析出碘，用硫代硫酸钠标准溶液滴定析出的碘，以淀粉作指示剂，根据硫代硫酸钠的消耗量即可计算出漂白粉中有效氯的含量。有效氯：含氯化合物中氯的价数大于 -1 者称为有效氯。

$$Ca(OCl)Cl + 2CH_3COOH \rightarrow (CH_3COO)_2Ca + Cl_2 + H_2O$$

$$Cl_2 + 2KI \rightarrow I_2 + 2KCl$$

$$I_2 + 2Na_2S_2O_3 \rightarrow Na_2S_4O_6 + 2NaI$$

2. 实训器材与试剂

（1）实训器材　250ml 碘量瓶、100ml 容量瓶、研钵、25ml 移液管、50ml 碱性滴定管、托盘天平、滤纸、药匙、吸耳球、玻璃棒等。

（2）实训试剂　0.025mol/L 硫代硫酸钠标准溶液（用蒸馏水配制，临用前需标定）、0.5％淀粉溶液、碘化钾、冰醋酸（CH_3COOH）。

3. 实训操作步骤

（1）配制 0.71％漂白粉样品悬液：称取 0.71g 漂白粉于研钵中加少量水研磨，将研磨液及洗涤液全部置于烧杯中，用蒸馏水溶解转移入容量瓶中，洗烧杯 3 次，定容至 100ml，混匀制成悬液。

（2）在 250ml 碘量瓶中加入 0.75g 碘化钾（KI），加 80ml 蒸馏水溶解后加入 2ml 冰醋酸。

（3）用移液管吸取 25ml 样品悬液，加入碘量瓶中。此时立即产生棕色，振荡混匀，置于暗处 5 分钟。

（4）由滴定管中加入 0.025mol/L 硫代硫酸钠标准溶液，不断震摇，直至变成淡黄色，然后加入 1ml 淀粉溶液，溶液即呈蓝色，继续滴定至蓝色刚消失，记录用量 V。

4. 计算

有效氯的含量：

$$有效氯(Cl_2\%) = \frac{V \times 0.025 \times \frac{70.91}{2000} \times \frac{10}{25} \times 100}{0.71} = V$$

式中，V 代表滴定时用去的 0.025 mol/L 硫代硫酸钠标准溶液的毫升数，就是该种漂白粉所含有效氯的百分数。

三、饮用水的消毒

1. 实训原理

$$2Ca(OCl)Cl + 2H_2O \rightarrow 2HOCl + CaCl_2 + Ca(OH)_2$$

2．实训器材

托盘天平、滤纸、药匙、水桶、皮尺、200ml 烧杯、100ml 量筒、玻璃棒。

3．实训操作步骤

(1)取一水桶水样,用皮尺测量水桶的直径 $d(m)$ 及水深 $h(m)$,计算水的体积 $V(m^3)$。

(2)按 1.5mg/L 的需氯量及所测得的该漂白粉的有效氯,计算漂白粉的用量。

漂白粉用量 $M(g)$＝水量(L)×每升水的需氯量(mg/L)/有效氯的含量(%)

(3)天平调零,准确称取需要的漂白粉 $M(g)$ 倒入 200ml 烧杯中。

(4)量筒量取蒸馏水 100ml,先倒水少许将漂白粉调成糊状,后全部倒入烧杯,搅拌、静置 5 分钟。

(5)取上清液倒入待消毒的水样中,上清液尽可能倒入,不能倒入沉淀。

(6)搅拌后静置。

4．注意事项

漂白粉不稳定,若放置在热的或潮湿的空气中,漂白粉的有效氯含量就会降低,失去消毒能力。漂白粉的有效氯含量必须超过 15%,才能进行水质消毒,所以进行消毒前得到漂白粉的有效氯含量才是准确的。

四、余氯的测定(邻联甲苯胺比色法)

1．实训原理

在 pH 小于 1.8 的酸性溶液中,水中余氯与邻联甲苯胺作用产生黄色的联苯醌化合物,然后根据其颜色的深浅进行比色定量。

2．实训器材与试剂

(1)实训器材　余氯比色测定器 1 个、10ml 比色管、10ml 移液管、滴管。

(2)实训试剂　邻联甲苯胺溶液用盐酸配制,在室温下保存于棕色试剂瓶中,可使用半年。配制方法为:称取邻联甲苯胺 1.35g 溶于 500ml 蒸馏水中,在不停搅拌下加至 150ml 浓盐酸与 350ml 蒸馏水的混合液中,即成。

3．实训操作步骤

(1)用移液管移取 10ml 已消毒水于比色管中。

(2)向比色管中加入邻联甲苯胺溶液 3～5 滴,混匀。

(3)立即进行比色,所得结果为游离性余氯。

如无余氯比色器,可根据呈现的颜色及嗅味估计水样中余氯的含量,见下表。

余氯含量估计表

氯嗅味的程度	呈现的颜色	余氯的含量(mg/L)
刚能嗅出	淡黄色	0.3
容易嗅出	黄色	0.5
明显嗅出	深黄色	0.7～1.0
有强烈刺激	棕黄色	＞2.0

4．注意事项

(1)水样温度在 15～20℃时显色最好,如水温较低时,可适当加温再进行比色。

（2）如产生淡蓝绿色，可能由于水样碱度过高所致，可加入 1∶2 的稀盐酸 1ml 再进行比色。

（3）饮用水消毒要求游离性余氯在与水接触 30 分钟后应不低于 0.3mg/L。

实训二　食物中毒案例讨论

一、实训目的

掌握食物中毒类型、特点，几种常见的细菌性食物中毒的原因、临床表现、诊断和治疗处理原则。

二、食物中毒的调查处理及其法律依据

（一）食物中毒的调查处理

1. 食物中毒事件的报告

发生食物中毒或疑似食物中毒事故的单位和接收食物中毒或者疑似食物中毒患者进行治疗的单位，应当及时向所在地人民政府卫生行政部门报告发生食物中毒事故的单位、地址、时间、中毒人数、可疑食物等有关内容。

县级以上地方人民政府卫生行政部门对发生在管辖范围内的下列食物中毒或者疑似食物中毒事故，实施紧急报告制度：

（1）中毒人数超过 30 人的，当于 6 小时内报告同级人民政府和上级人民政府卫生行政部门；

（2）中毒人数超过 100 人或者死亡 1 人以上的，应当于 6 小时内上报卫生部，并同时报告同级人民政府和上级人民政府卫生行政部门；

（3）中毒事故发生在学校、地区性或者全国性重要活动期间的，应当于 6 小时内上报卫生部，并同时报告同级人民政府和上级人民政府卫生行政部门；

（4）其他需要实施紧急报告制度的食物中毒事故。

任何单位和个人不得干涉食物中毒或者疑似食物中毒事故的报告。

2. 食物中毒现场调查的目的

查清食品污染环节、中毒原因，确认是否食物中毒，控制可疑中毒食品，防止中毒的进一步扩大。

3. 食物中毒现场调查任务

协助抢救患者；采取现场控制措施；了解中毒概况，确定可疑中毒餐次及中毒食品；现场监督，调查取证，并按规定报告有关部门；追溯和追踪可疑食品。

4. 按照相关法律规定对责任单位和责任人实施相应处罚

（二）食物中毒案例的法律依据

《中华人民共和国食品安全法》、《突发公共卫生事件应急条例》、《食品卫生监督程序》、《食物中毒事故处理办法》、《食物中毒调查报告办法》、《食物中毒诊断标准及技术处理总则》等。

三、食物中毒案例讨论

案例一

某年 8 月 13 日上午 11 时,家住某市近郊区的王某出现发热、恶心、呕吐、腹痛、腹泻等症状而急诊入院。体检发现:体温 39.5℃,腹部有压痛,大便为水样便,带有黏液。此后,居住其周围的一些居民因同样的症状体征入院就诊。至 16 日夜间 12 时,同辖区内共有 63 户、145 人因相似的症状体征到医院住院或门诊观察治疗。

讨论
1.1 医院门诊医生接到第一例患者时,首先可能会作何诊断? 当同天接到数例相同症状体征的患者时,应如何考虑? 如何处理?
1.2 如果怀疑是食物中毒,应如何处理?

据医师对每位患者的询问,发现所有患者在 8 月 12 日都有食用过居住在该辖区的个体商贩李某出售的自制酱牛肉,故医师立即向区卫生行政部门报告此情况,怀疑食物中毒。区卫生行政部门派医师深入医院和患者家庭,了解发病等情况,并采集了大量的有关食物、餐具及患者分泌物样品,进行相关项目的分析。

讨论:
1.3 按食物中毒的调查处理原则,你认为食物中毒的调查应包括哪些工作?
1.4 要确诊为何种类型的食物中毒,需要做哪些工作?

据疾控中心的调查报告,此次食物中毒的原因与发病人员食入李某自制的酱牛肉有关。

8 月 11 日晚,李某将濒于死亡的牛拉回家中,在自家院内屠宰剥皮,然后在一简易的棚子里加工制作酱牛肉,卫生条件很差,生熟制品使用过未经消毒处理的同一工具和容器。从 8 月 12 日早晨到下午共加工 3 锅 100 多斤酱牛肉,并置于盛过生肉的筐内,放在气温 35℃ 左右的院子内,12 日晚在路边出售。

此次食物中毒调查报告中还有下述一些资料:

(1)发病率:进食酱牛肉者 207 人,发病 186 人,发病率 89.9%,住院及门诊观察患者 145 人,占发病人数的 78.0%。

(2)潜伏期:186 例中毒患者中,潜伏期最短的为 3 小时,最长的为 84 小时,71% 的患者在 12~30 小时内发病。

(3)临床症状:患者主要症状为头疼、头晕、发热、腹泻、腹痛、恶心、呕吐;个别患者休克昏迷。患者发热最低 37.5℃,最高 40℃;76% 的体温为 38℃～39℃;大便多为水样便,带有黏液,腹部有压痛。

(4)治疗与病程:重者静脉点滴或肌内注射庆大霉素、维生素 C、氢化可的松,轻型患者口服黄连素(小檗碱)。大部分患者 2~5 日痊愈,个别患者病程达 2 周。预后良好,无后遗症。

讨论:
1.5 你认为此次事件是何种性质的食物中毒? 据上述材料,能否确定是何种化学物或细菌引起的食物中毒?
1.6 造成此食物中毒的原因是什么?
1.7 对此类食物中毒的处理,关键应注意哪些方面?
1.8 如何防止类似中毒事件的发生?

案例二

某年夏季某日下午 3 时左右,某厂陆续发生以腹痛、呕吐、腹泻及发烧为主要症状的患者,至夜间 11 时左右达到高峰,直至次日清晨 7 时才没有新的病例出现,发病人数共达 120 人。

患者中大部分最先出现腹部绞痛,随后发生恶心、呕吐,多为 1~3 次,个别患者在 5 次以上,继之发生频繁腹泻,多在 1~8 次,个别患者一昼夜达 32 次。大便为水样,伴有黏液和血液;半数患者发烧,体温 37~39℃之间。

讨论:

2.1 若你是工厂卫生所的医师,此时应做什么?

2.2 此时你能判断是食物中毒还是职业性中毒么? 若要准确判断,还需要做哪些工作?

由于厂卫生所的医师怀疑与食物中毒有关,因此当时把情况向辖区内的卫生防疫站报告,并要求防疫站医师到厂内协助处理患者和进行现场调查。初步调查结果如下:

全部患者当日早、中、晚餐均在厂内用餐,但在厂内仅进中餐或晚餐者则无一人发病,早餐有腌黄瓜、黄鱼,吃其中之一者也发病,但仅吃稀饭与馒头未发病。对烹调过程调查发现:该食堂在一个月前买鲜黄瓜 200 余斤,自来水冲洗后用 15 斤盐于缸内腌制,厨师于前一日晚取黄瓜未冲洗,就用当天切过黄鱼的刀板,将黄瓜切成小块,放于盆内,盖上纱罩,置于室温 27~28℃的厨房内过夜,次日早餐出售。进一步追问厨师得知,当时买来的黄瓜放在曾放过海蟹的筐内用水冲洗。

炖黄鱼为前一日晚餐所剩,盛过剩余黄鱼的盆曾盛过生鱼,临用时曾用自来水冲洗片刻。晚餐未能售出的黄鱼,用盛过生鱼的盆盛置,于 27℃的室内过夜,此日早餐厨师将鱼放入锅内加热不足 10min,即取出售卖。

讨论:

2.3 此事件是否为食物中毒,若是,其属何种性质的食物中毒?

2.4 是哪一餐引起的中毒? 导致中毒的食物可能是什么?

调查者对可疑食物、患者呕吐物、腹泻物及血液进行了取样化验,并将阳性细菌进行了血凝集试验和动物试验,其结果如下:

(1)在可疑食物咸黄瓜、缸内腌黄瓜、炖黄鱼汤中及在患者粪便中均分离出沙门菌属、葡萄球菌及条件致病菌,但在含盐培养基中分离出大量副溶血性弧菌。

(2)在分离的菌株与 6 名中毒患者病后第 2 日的血清做定量凝集反应,其滴定度最低为 40 倍,最高为 160 倍,而健康人血清滴定度仅为 10 倍~20 倍,盐水对照完全不凝集。

(3)将此培养菌株制成 1×10^8 个菌/ml 的生理盐水溶液,取 0.5ml 进行小白鼠腹腔内注射,24h 内动物全部死亡。

讨论:

2.5 引起此次食物中毒的主要原因有哪些?

2.6 对该厂食堂应采取哪些措施来预防食物中毒的再次发生?

案例三

2006 年 9 月 29 日上午 10 时,某学校医务室陆续接到由老师带来或自行就诊的学生约 20 多名,经询问情况,约 13 名学生出现腹痛、恶心、呕吐症状。

该学校共有 26 个班,学生总数 1237 人,食堂仅提供课间餐,就餐时间为上午 9:00,当天就餐人数为 1062 人,学生就餐场所为各班教室;出现症状的学生均集中在两个班级。该两个班共有学生 88 名,两个班级分设在不同楼层。初步判定病例数为 13 名。患者主要症状为呕吐,多为 2～5 次,个别出现腹痛、发热、头晕、头痛、视力模糊、手脚麻痹等症状,无腹泻。无危重、死亡病例。当日课间餐,食品为三鲜冬瓜汤、扬州炒饭。

患者集中发病时间为当日 10～11 时之间,最早发病时间是 10 时 15 分。

经校医室向学校主管领导汇报,学校领导召集各班主任会议,说明情况,要求各班主任按正常教学进程上课,并密切观察全体学生的身体状况,稳定学生情绪,发现不适者及时送校医室诊治,避免引起不必要的"羊群反应"。校医密切观察病情,对患病学生按情况轻重进行分类处理,症状稍重由专门老师护送,用校车送医院处理,症状轻微经对证处理后在校医室观察,如中毒学生较多,情况紧急时,可打 120 请医院派人来校急救,采取抢救措施。

该校将情况向上级教育部门和卫生行政部门报告后,卫生部门到校食堂进行调查,经调查发现,9 月 29 日课间餐扬州炒饭所用的米饭为 9 月 28 日晚蒸煮,后用塑料盆盛装后于食堂就餐大厅内的就餐台上存放,至 9 月 29 日早上 7 时加入火腿、青豆、玉米,分锅炒制,于 8 时制作完成后食用。

经过实验室检查学生用饭盒、留样食品、患者呕吐物、腹泻物,细菌检测培养结果显示为葡萄球菌肠毒素引起的食物中毒。

讨论:

3.1 该事件是否应怀疑食物中毒?

讨论:

3.2 该校医务室医生应采取什么处理措施?

讨论:

3.3 至此,该事件的主要原因是什么?是否可以确认为食物中毒,如果是,可能的原因是什么?

3.4 如果要确认食物中毒,还需要哪些证据支持?

讨论:

3.5 葡萄球菌肠毒素食物中毒的特征是什么?

3.6 在此次事件中有哪些处置不当的经验教训?

3.7 如何预防再次发生这类事件?

实训三　职业中毒案例讨论

一、目的要求

掌握常见的职业中毒类型、特点；职业中毒的诊断、报告和治疗处理原则。

二、职业中毒的调查处理及其法律依据

(一)职业中毒的调查处理

1. 职业中毒事件的报告

发生或者可能发生急性职业病危害事故时,用人单位应当立即采取应急救援和控制措施,并及时报告所在地安全生产监督管理部门和有关部门。安全生产监督管理部门接到报告后,应当及时会同有关部门组织调查处理;必要时,可以采取临时控制措施。卫生行政部门应当组织做好医疗救治工作。

用人单位和医疗卫生机构发现职业病患者或者疑似职业病患者时,应当及时向所在地卫生行政部门和安全生产监督管理部门报告。确诊为职业病的,用人单位还应当向所在地劳动保障行政部门报告。接到报告的部门应当依法作出处理。

2. 现场调查的目的

查清职业中毒原因,确认是否为职业中毒,控制可能造成职业危害事故的设备或材料,防止中毒事件影响进一步扩大。

3. 现场调查任务

协助抢救患者;停止作业,采取现场控制措施,撤离作业人员;了解中毒概况、确定中毒原因;现场监督、调查取证,并按规定报告有关部门。

4. 按照相关法律规定对责任单位实施相应处罚

(二)职业中毒的法律依据

《中华人民共和国职业病防治法》、《突发公共卫生事件应急条例》、《职业病危害事故调查处理办法》等。

三、职业中毒案例讨论

案例一

上海市某县一皮鞋厂女工俞某,女,21岁,因月经过多,于1985年4月17日至卫生院门诊,诊治无效。4月19日到县中心医院就诊,遵医生嘱咐于4月21日又去该院血液病门诊就医,因出血不止,收入院治疗。骨髓检查诊断为再生障碍性贫血。5月8日因大出血死亡。住院期间,曾有一位医师怀疑该病员的疾病与职业病有关。但未进一步确诊。

讨论:

1.1 引起再生障碍性贫血的最常见毒物是什么?哪些工种的工人接触该毒物?

1.2 为什么怀疑该患者疾病与职业有关?应采取哪些措施证实这种关系?

5月9日举行遗体告别仪式,参加仪式的同车间工人联想到自己也有类似现象。其中两名女工于5月10日至县中心医院就诊分别诊断为上消化道出血和白血病(以后也均诊断为再生障碍性贫血)。未考虑职业危害因素。

上述两位患者住院后,医师告诉家属病难治好,至此车间工人都感到惶恐不安。乡党委和工厂领导重视此事,组织全体工人去乡卫生院检查身体,发现周围血白细胞数减少者较多。乡卫生院即向县卫生防疫站报告。

此后,县卫生防疫站向上海市卫生防疫站报告。由市卫生防疫站、上海第二医科大学附属第九人民医院和上海市劳动卫生职业病研究所等开展调查研究。结果发现:

该厂制帮车间生产过程为:鞋帮坯料→用胶水黏合→缝制→制成鞋帮。制帮车间面积56m²,高3m,冬季门窗紧闭。制帮用粘胶含纯苯91.2%。每日消耗苯9kg以上,均蒸发在此车间内。用甲苯模拟生产过程,测车间中甲苯空气浓度为卫生标准(100mg/m³)的36倍。而苯比甲苯更易挥发,其卫生标准比甲苯低2.5倍,为40mg/m³,故可推测生产时,苯的浓度可能更高。

经体检确诊为苯中毒者共18例,其中包括生前未诊断苯中毒的死亡者一例。制帮车间14例,其中重度慢性苯中毒者7例。

经防疫站调查该厂于1982年4月投产。投产前未向卫生防疫站申报,所以未获必要的卫生监督。接触苯作业工人均未获就业前体格检查。对该厂无职业的卫生宣传教育,全厂干部和工人几乎都不知道粘合用的胶水有毒,对于中毒症状就更没有听说过。全部中毒者均有苯中毒的神经系统症状。但仅7人在中毒死亡事故发生之前就诊,其余11人直至事故发生后由该厂组织体检时才就医,致使发生症状至就诊的间隔时间平均长达半年左右。

该厂接触苯作业工人无定期体检制度。上述7名在事故发

讨论:

1.3 如果你在一个月内连收三名来自同一小厂的再生障碍性贫血病例,你有何想法?如何证实你的想法?

1.4 该院医师未考虑到职业危害因素,推测会造成什么后果?

讨论:

1.5 试述职工卫生工作中三级预防的范畴。乡党委和厂领导组织工人体检属哪一级预防?

1.6 乡卫生院向县卫生防疫站报告的意义是什么?

讨论:

1.7 简述慢性苯中毒的主要临床表现。发生慢性中毒后应采取什么控制措施?

1.8 欲了解发生此事件中卫生方面的问题,还需作哪些调查?

讨论:

1.9 指出造成此重大事故的主要原因。

1.10 如何防止再发生这类严重事故?

生前即因苯中毒症状就诊者,平均就诊 2.14 次,分别被诊断为贫血、再生障碍性贫血、白血病,或无诊断而只给对症处理药物。

事故发生后由职业病防治机构对全厂职工普遍进行体格检查,治疗中毒患者,并进行随访。

案例二

2009 年 8 月某县蓄电池加工生产私营企业,数名工人陆续发生不同程度的,以食欲缺乏、腹胀、脐周闷痛、便秘等消化系统症状为主,伴有头晕、记忆力减退、全身乏力、四肢酸软、肢端麻木等神经系统综合症状,引起工人极大的恐慌。相关部门得知情况后,立即组织全体员工前往省职业病防治中心进行职业健康体检,结果表明,在 200 多名工人中有 37 例职工患有不同程度的慢性铅中毒,并及时于 2009 年 8 月收住职业病防治中心。

经分析住院患者资料:所有住院患者 37 例,其中男 36 例,女 1 例;年龄 22~46 岁,平均 36.6 岁;工龄 1.5~2 年;外来务工人员 24 例,当地农民工 13 例;有吸烟史 25 例,烟龄 1~30 年不等,20~40 支/日。血铅值 613~1091μg/L,平均 724.9μg/L;红细胞锌原卟啉 11.8~27.4mg/g Hb,平均 15.3mg/g Hb。

37 例患者入院后均行驱铅药物治疗,以及复方氨基酸 250ml 营养支持,连续 3 天停药 4 天为 1 疗程,同时辅以护肝、补钙、补充维生素类、营养神经等对症治疗。且于第 1 疗程的第 1 天驱铅后收集 24 小时尿进行诊断性尿铅测定,结果为 831~3928mg/L,平均 1376.5mg/L。经 2 个疗程治疗后,15 例患者尿铅及临床症状均恢复正常,22 例患者尿铅尚未降到正常。由于患者均为农民工,家庭经济来源困难,主动要求出院。在劝阻无效的情况下,准予出院,带药口服二巯丁二酸钠胶囊 0.5mg,每日 3 次,连续 3 天停药 4 天为一疗程,依据尿铅值继续给药口服驱铅 1~3 个疗程。嘱其三个月后复查血铅,并加强职业防护。

经调查发现这是一家乡镇企业,为了追求经济利益、尽量减少经营成本,忽视劳动安全和劳动卫生工作,职业病防治积极性不高,生产力水平低下,技术落后,防护措施简陋。而农民工的流动性、临时性、多变性,使得劳动用工管理和职业病防治工作落实不到位。

通过综合干预措施,患者对铅中毒有了充分的认识,积极配合治疗,增强了自我防护和自我保健意识。三个月后,37 例患者复查血铅正常。一年后体检,仅 2 名患者再次发生轻度铅中毒。

讨论:

2.1 当有单位出现这种情况时,用人单位应该做哪些工作?

2.2 职防所根据哪些情况进行了铅中毒的诊断?

2.3 哪些工种会受到铅的毒作用?

讨论:

2.4 对于慢性铅中毒患者应如何进行治疗?

2.5 药物治疗的同时还应教育患者注意哪些问题?

讨论:

2.6 分析此次事故发生的原因是什么?

2.7 为了杜绝类似的事情再次发生,应采取哪些措施?

讨论:

2.8 发生了慢性铅中毒后,应采取哪些处理措施?

实训四　计量资料的统计描述

一、实训目的

掌握描述数据分布集中趋势、离散趋势指标计算方法,医学参考值范围的正态分布法的计算。

二、实训内容

1.测得 16 名某作业男工人的血红蛋白含量(g%)资料如下,求均数、标准差。

14.8　15.4　15.5　13.7　14.4　14.1　14.4　15.1

15.3　14.2　14.8　14.9　14.3　12.8　13.4　15.6

2.测得某地 100 名 30~40 岁健康男子血清总胆固醇值(mg/dL):

202 165 199 234 200 213 155 168 189 170 188 168 184 147 219 174 130 183 178 174
228 156 171 199 185 195 230 232 191 210 195 165 178 172 124 150 211 177 184 149
159 149 160 142 210 142 185 146 223 176 241 164 197 174 172 189 174 173 205 224
221 184 177 161 192 181 175 178 172 136 222 161 131 170 138 248 153 165 182
234 161 169 221 147 209 207 164 147 210 182 183 206 209 201 149 174 253 252 156

(1)请编制频数分布表;

(2)计算均值和中位数,并说明用哪一个指标比较合适;

(3)计算百分位数 P_5、P_{95}。

3.某菌苗接种后 2 周,受试者的血清凝集效价如下。计算平均凝集效价。

凝集效价	例数
1:20	6
1:40	9
1:80	21
1:160	7
1:320	5
合计	48

4. 某地 100 名正常成年女子的血清总胆固醇测量值近似服从正态分布,均数为 4.06mmol/L,标准差为 0.654mmol/L。

(1)试估计该地正常成年女子血清总胆固醇的 95%医学参考值范围;

(2)试估计该单位正常成年女子血清总胆固醇在 4.00mmol/L 以下者及 5.00mmol/L 以下者各占正常女子总人数的百分比。

(3)某成年女子血清总胆固醇为 5.72mmol/L,该女子血清总胆固醇值是否正常?

5.已知某地 200 名正常成人血铅含量值(μmol/L),见下表。

(1)请描述该资料的分布特征;

(2)试估计该地正常成人血铅含量平均数;

(3)计算 95%医学参考值范围。

某地 200 例正常成人血铅含量（μmol/L）频数分布

血铅含量	频 数（f）	累积频率（%）
0.00～	7	3.5
0.24～	49	28.0
0.48～	45	50.5
0.72～	32	66.5
0.96～	28	80.5
1.20～	13	87.0
1.44～	14	94.0
1.68～	4	96.0
1.92～	4	98.0
2.16～	1	98.5
2.40～	2	99.5
2.64～	1	100.0
合计	200	100.0

实训五　计量资料的统计推断

一、实训目标

掌握标准误的计算及意义，总体均数可信区间估计方法，掌握 t 检验的应用条件、各种形式的 t 检验计算。正确理解两类错误。

二、实训内容

1. 某市场出售一批番茄汁罐头，罐头内维生素 C 含量（mg/100g）是未知的。今从中抽取 9 瓶罐头，经测定维生素 C 含量（mg/100g）如下：

16　22　21　23　18　20　20　19　15

请计算：

（1）这批罐头内维生素 C 平均含量（mg/100g）；

（2）计算 95% 可信区间。

2. 根据大量调查结果，已知在平原地区某年龄组正常人收缩压平均为 114mmHg。今测量支援某高原地区同年龄的工作人员 25 人，平均收缩压为 180mmHg，标准差为 10mmHg。问高原条件是否影响人的收缩压？

3. 对 8 名某病患者用某药治疗，测得治疗前后的血沉（mm/h）值，结果见下表，问该药对血沉是否有影响？

治疗前后血沉(mm/h)比较

患者号	治疗前	治疗后
1	10	6
2	13	9
3	6	3
4	11	10
5	10	10
6	7	4
7	8	2
8	8	5

4.25 例糖尿病患者随机分成两组,甲组单纯用药物治疗,乙组采用药物治疗合并饮食疗法,2 个月后测空腹血糖(mmol/L)如下表,问两组患者血糖值是否相同?

两组患者血糖值比较

甲组血糖值	乙组血糖值
8.4	5.4
10.5	6.4
12.0	6.4
12.0	7.5
13.9	7.6
15.3	8.1
16.7	11.6
18.0	12.0
18.7	13.4
20.7	13.5
21.1	14.8
15.2	15.6
	18.7

5.某医生对正常成年男性面部上颌间隙进行了测定,见下表,问不同身高正常男性其上颌间隙是否不同?

不同身高正常男性上颌间隙(cm)

身高（cm）	例数	均数	标准差
161～	116	0.2189	0.2351
172～	125	0.2280	0.2561

实训六　计数资料的统计描述

一、实训目标

掌握相对数常用指标(率、构成比、比)的计算及意义,率的标准化法应用意义及标准化率的计算。

二、实训内容

1. 抽样调查某单位 2840 名成年人某病的发病情况,见下表,请填补表内空白。

某单位 2840 名成年人某病的发病及年龄分布情况

年龄组	受检人数	病例数	患者构成比(%)	发病率(%)
20~	1045	9		
30~	443	13		
40~	702	91		
50~	637	102		
60~	13	12		
合 计	2840	227		

2. 某医院现有工作人员 900 人,其中男性 760 人,女性 140 人,在一次流感中发病者有 108 人,其中男性患者 79 人,而女性患者 29 人。试计算:

(1)该院总流感发病率;

(2)男、女流感发病率;

(3)男、女患者构成比。

3. 试比较下表甲、乙两厂石棉肺发病率。

甲、乙两厂石棉肺发病率(‰)

年龄(岁)	甲厂			乙厂		
	接触人数	患者数	发病率(‰)	接触人数	患者数	发病率(‰)
<45	400	4	10.0	800	10	12.5
≥45	600	18	30.0	200	10	50.0
合 计	1000	22	22.0	1000	20	20.0

实训七 计数资料的统计推断

一、实训目标

掌握率的抽样误差的计算,率的 u 检验适用条件及计算,四格表卡方检验专用和校正公式计算,配对四格表卡方检验的计算、行×列表卡方检验的计算。

二、实训内容

1. 抽样调查某校 200 名 10 岁学生的牙齿情况,其中患龋者 130 人,请计算该校 10 岁学生患龋率的 95% 的可信区间。

2. 某医师观察两种降血脂药 A 和 B 的临床疗效,观察 3 个月后,按照患者的血脂下降程度分为有效与无效,结果如下,

A 药:治疗 150 人,120 人有效;

B 药：治疗 100 人，60 人有效。

问两种药物的降血脂效果是否不同？（请用 u 检验回答）

3. 某省甲、乙两地区花生受黄曲霉毒素 B_1 污染的情况见下表，问：两地区的污染率有无差别？

甲、乙两地区花生受黄曲霉毒素 B_1 污染情况

地区	污染	未污染	合计
甲	26	15	41
乙	14	30	44
合计	40	45	85

4. 将 56 份白喉杆菌咽喉涂抹标本分别接种于甲、乙两种不同的培养基中，观察生长情况，结果如下，问两种培养基对白喉杆菌的培养结果是否相同？

两种培养基对白喉杆菌的培养结果

甲培养基	乙培养基		
	阳性	阴性	合计
阳性	22	18	40
阴性	2	14	16
合计	24	32	56

5. 某研究人员欲研究某新药治疗失眠的效果，将 122 名患者随机分成三组，分别服用该新药、传统治疗失眠药、安慰剂，并跟踪观察三组患者的治疗情况，结果见下表，试问三种药物的疗效是否一样？

三组患者治疗情况比较

组别	有效	无效	合计	有效率(%)
新药	6	42	48	12.5
传统药	11	26	37	29.73
安慰剂	29	8	37	78.38
合计	46	76	122	37.70

实训八　统计表与统计图

一、实训目标

掌握统计表和统计图的基本结构要求，各种统计图的适用条件。

二、实训内容

1. 两个治疗组的对比情况，结果如下表。试修改此表。

两组比较（原表）

并发症	西药组			中西药结合组		
	例数	结果		例数	结果	
		良好	死亡		良好	死亡
出血	25	19	6	15	14	1

2. 某地居民粪便中蠕虫卵检查结果，请绘制适宜统计图。

	阳性率（%）
钩 虫	31.36
蛔 虫	86.39
鞭 虫	16.51

3. 某医院胸膜炎患者的年龄分配，请绘制适宜统计图。

患者年龄	各组人数占全部患者的百分比（%）
10—	4.1
15—	13.5
20—	44.6
30—	27.1
40—	8.9
50—	1.8
合计	100.0

4. 某地 2000～2006 年新生儿死亡率（‰），请绘制适宜统计图。

年份	新生儿死亡率
2000	10.01
2001	11.65
2002	9.79
2003	8.66
2004	9.01
2005	7.32
2006	5.86

实训九　病例对照调查资料分析

一、实训目标

掌握病例对照研究的基本原理，整理资料和分析资料的基本方法，病例对照研究常用指标的计算方法和意义。

二、实训内容

1. 某年某市某口腔医院进行了一项关于"吸烟与口腔黏膜白斑之间关系"的研究。对照选自该医院门诊的非口腔黏膜白斑就诊者。病例和对照均为同性别、年龄相差在 2 岁以内的该市居民,并且近 10 年来一直居住在该市。结果为:病例与对照均吸烟者共 45 对;均不吸烟者 20 对;病例吸烟而对照不吸烟者共 25 对;病例不吸烟而对照吸烟者共 10 对。

(1)该资料是何种性质的资料? 整理资料并以表格形式体现。

(2)如何分析吸烟与口腔黏膜白斑之间的关系?

2. 某医院进行饮酒与冠心病关系的病例对照研究,结果 $\chi^2 = 84.29, P < 0.05, OR = 6.11$。已知吸烟与冠心病有关,调查中发现多数饮酒者也吸烟,将上述研究资料按是否吸烟分为两组,其结果如下:

吸烟与不吸烟者中饮酒与冠心病的关系

饮酒史	吸烟			不吸烟		
	病例	对照	合计	病例	对照	合计
+	69	191	260	102	190	292
−	9	257	266	20	138	158
合计	78	448	526	122	328	450

(1)上述分析的结果有什么意义?

(2)计算各层间 OR 值,说明其意义。

3. 某医院选取男性老年痴呆症患者作为研究对象,选择排除痴呆、脑血管病及其他中枢神经系统疾病患者的男性作为对照组,分析家族痴呆史及体育锻炼与老年痴呆的关系。

痴呆家族史		病例组	对照组
	有	10	4
	无	52	119
合计		62	123

体育锻炼		病例组	对照组
	多	48	112
	少	14	11
合计		62	123

(1)该研究设计是什么类型?

(2)试分析家族痴呆史及体育锻炼与老年痴呆的关系。

实训十 突发公共卫生事件案例分析

一、实训目的

了解突发公共卫生事件时预防措施在各诊疗环节中的应用,掌握隔离、消毒、个人防护方法及突发公共卫生事件的预警、监测及报告,以便有效控制其传播蔓延。

二、实训原理

突发公共卫生事件往往起病急,传播迅速。预防和控制突发公共卫生事件最重要最关键的一步是及时、迅速的发现突发事件的先兆,即能够起到预警的作用。预警是在缺乏确定的因果关系和缺乏充分的剂量-反应关系证据的情况下,促进调整预防行为或者在环境威胁发生之前即采取措施的一种方法。预警给人们提供事件可能发生的有效信息,指导有关部门和社会公众及时采取相应的防范措施。

三、实训方法

1.针对突发公共卫生事件的临床预防措施提出问题,学生讨论。

2.观看录像,了解相应措施的实际应用,使学生从中得出答案,教师组织、引导、总结,指导今后在实际生活中的应用。

四、实训内容

2003 年 3 月 12 日,某医院门诊来了两位患者,她们是一对母女。母亲,42 岁,采购员。临床症状:干咳、寒战、全身乏力 3 天,发热 2 天,体温 39℃,白细胞 2.1×10^9/L。胸片:两下肺纹理增粗,模糊,右心膈角片状密度增高影,边界模糊。抗生素治疗效果不明显。女儿,8 岁。临床表现:咳嗽、发热一天,体温 38.2℃。白细胞 3.7×10^9/L。经询问母亲就诊 8 日前刚从 Y 城市出差回来,该城市当时正有 SARS 流行。

讨论:

1.如果你怀疑她们是 SARS 患者,该如何处理?

2.该医院应采取什么措施加以控制?

3.当地政府该如何做?

五、实训作业

请写出实习报告,说明你将采取哪些具体措施来预防和控制突发公共卫生事件。

附表

附表 1 标准正态分布曲线下的面积 $\varphi(-u)$ 值

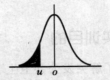

u	.00	.01	.02	.03	.04	.05	.06	.07	.08	.09
−3.0	.0013	.0013	.0013	.0012	.0012	.0011	.0011	.0011	.0010	.0010
−2.9	.0019	.0018	.0018	.0017	.0016	.0016	.0015	.0015	.0014	.0014
−2.8	.0026	.0025	.0024	.0023	.0023	.0022	.0021	.0021	.0020	.0019
−2.7	.0035	.0034	.0033	.0032	.0031	.0030	.0029	.0028	.0027	.0026
−2.6	.0047	.0045	.0044	.0043	.0041	.0040	.0039	.0038	.0037	.0036
−2.5	.0062	.0060	.0059	.0057	.0055	.0054	.0052	.0051	.0049	.0048
−2.4	.0082	.0080	.0078	.0075	.0073	.0071	.0069	.0068	.0066	.0064
−2.3	.0107	.0104	.0102	.0099	.0096	.0094	.0091	.0089	.0087	.0084
−2.2	.0139	.0136	.0132	.0129	.0125	.0122	.0119	.0116	.0113	.0110
−2.1	.0179	.0174	.0170	.0166	.0162	.0158	.0154	.0150	.0146	.0143
−2.0	.0228	.0222	.0217	.0212	.0207	.0202	.0197	.0192	.0188	.0183
−1.9	.0287	.0281	.0274	.0268	.0262	.0256	.0250	.0244	.0239	.0233
−1.8	.0359	.0351	.0344	.0336	.0329	.0322	.0314	.0307	.0301	.0294
−1.7	.0446	.0436	.0427	.0418	.0409	.0401	.0392	.0384	.0375	.0367
−1.6	.0548	.0537	.0526	.0516	.0505	.0495	.0485	.0475	.0465	.0455
−1.5	.0668	.0655	.0643	.0630	.0618	.0606	.0594	.0582	.0571	.0559
−1.4	.0808	.0793	.0778	.0764	.0749	.0735	.0721	.0708	.0694	.0681
−1.3	.0968	.0951	.0934	.0918	.0901	.0885	.0869	.0853	.0838	.0823
−1.2	.1151	.1131	.1112	.1093	.1075	.1056	.1038	.1020	.1003	.0985
−1.1	.1357	.1335	.1314	.1292	.1271	.1251	.1230	.1210	.1190	.1170
−1.0	.1587	.1562	.1539	.1515	.1492	.1469	.1446	.1423	.1401	.1379
−0.9	.1841	.1814	.1788	.1762	.1736	.1711	.1685	.1660	1635	.1611
−0.8	.2119	.2090	.2061	.2033	.2005	.1977	.1949	.1922	.1894	.1867
−0.7	.2420	.2389	.2358	.2327	.2296	.2266	.2236	.2206	.2177	.2148
−0.6	.2743	.2709	.2676	.2643	.2611	.2578	.2546	.2514	.2483	.2451
−0.5	.3085	.3050	.3015	.2981	.2946	.2912	.2877	.2843	.2810	.2776
−0.4	.3446	.3409	.3372	.3336	.3300	.3264	.3228	.3192	.3156	.3121
−0.3	.3821	.3783	.3745	.3707	.3669	.3632	.3594	.3557	.3520	.3483
−0.2	.4207	.4186	.4129	.4090	.4052	.4013	.3974	.3936	.3897	.3859
−0.1	.4602	.4562	.4522	.4483	.4443	.4404	.4364	.4325	.4286	.4247
−0.0	.5000	.4960	.4920	.4880	.4840	.4801	.4761	.4721	.4681	.4641

附表 2 t 界值表

$P(2)$是双侧尾部概率，$P(1)$是单侧尾部概率

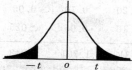

u	$P(2)$: 0.50 $P(1)$: 0.25	0.20 0.10	0.10 0.05	0.05 0.025	0.02 0.01	0.01 0.005	0.005 0.0025	0.002 0.001	0.001 0.0005
1	1.000	3.078	6.314	12.706	31.821	63.657	127.321	318.309	636.619
2	0.816	1.886	2.920	4.303	6.965	9.925	14.089	22.327	31.599
3	0.765	1.638	2.353	3.182	4.541	5.841	7.453	10.215	12.924
4	0.741	1.533	2.132	2.776	3.747	4.604	5.598	7.173	8.610
5	0.727	1.476	2.015	2.571	3.365	4.032	4.773	5.893	6.869
6	0.718	1.440	1.943	2.447	3.143	3.707	4.317	5.208	5.959
7	0.711	1.415	1.895	2.365	2.998	3.499	4.029	4.785	5.408
8	0.706	1.397	1.860	2.306	2.896	3.355	3.833	4.501	5.041
9	0.703	1.383	1.833	2.262	2.821	3.250	3.690	4.297	4.781
10	0.700	1.372	1.812	2.228	2.764	3.169	3.581	4.144	4.587
11	0.697	1.363	1.796	2.201	2.718	3.106	3.497	4.025	4.437
12	0.695	1.356	1.782	2.179	2.681	3.055	3.428	3.930	4.318
13	0.694	1.350	1.771	2.160	2.650	3.012	3.372	3.852	4.221
14	0.692	1.345	1.761	2.145	2.624	2.977	3.326	3.787	4.140
15	0.691	1.341	1.753	2.131	2.602	2.947	3.286	3.733	4.073
16	0.690	1.337	1.746	2.120	2.583	2.921	3.252	3.686	4.015
17	0.689	1.333	1.740	2.110	2.567	2.898	3.222	3.646	3.965
18	0.688	1.330	1.734	2.101	2.552	2.878	3.197	3.610	3.922
19	0.688	1.328	1.729	2.093	2.539	2.861	3.174	3.579	3.883
20	0.687	1.325	1.725	2.086	2.528	2.845	3.153	3.552	3.850
21	0.686	1.323	1.721	2.080	2.518	2.831	3.135	3.527	3.819
22	0.686	1.321	1.717	2.074	2.508	2.819	3.119	3.505	3.792
23	0.685	1.319	1.714	2.069	2.500	2.807	3.104	3.485	3.768
24	0.685	1.318	1.711	2.064	2.492	2.797	3.091	3.467	3.745
25	0.684	1.316	1.708	2.060	2.485	2.787	3.078	3.450	3.725
26	0.684	1.315	1.706	2.056	2.479	2.779	3.067	3.435	3.707
27	0.684	1.314	1.703	2.052	2.473	2.771	3.057	3.421	3.690

u	P(2): 0.50 P(1): 0.25	0.20 0.10	0.10 0.05	0.05 0.025	0.02 0.01	0.01 0.005	0.005 0.0025	0.002 0.001	0.001 0.0005
28	0.683	1.313	1.701	2.048	2.467	2.763	3.047	3.408	3.674
29	0.683	1.311	1.699	2.045	2.462	2.756	3.038	3.396	3.659
30	0.683	1.310	1.697	2.042	2.457	2.750	3.030	3.385	3.646
31	0.682	1.309	1.696	2.040	2.453	2.744	3.022	3.375	3.633
32	0.682	1.309	1.694	2.037	2.449	2.738	3.015	3.365	3.622
33	0.682	1.308	1.692	2.035	2.445	2.733	3.008	3.356	3.611
34	0.682	1.307	1.091	2.032	2.441	2.728	3.002	3.348	3.601
35	0.682	1.306	1.690	2.030	2.438	2.724	2.996	3.340	3.591
36	0.681	1.306	1.688	2.028	2.434	2.719	2.990	3.333	3.582
37	0.681	1.305	1.687	2.026	2.431	2.715	2.985	3.326	3.574
38	0.681	1.304	1.686	2.024	2.429	2.712	2.980	3.319	3.566
39	0.681	1.304	1.685	2.023	2.426	2.708	2.976	3.313	3.558
40	0.681	1.303	1.684	2.021	2.423	2.704	2.971	3.307	3.551
50	0.679	1.299	1.676	2.009	2.403	2.678	2.937	3.261	3.496
60	0.679	1.296	1.671	2.000	2.390	2.660	2.915	3.232	3.460
70	0.678	1.294	1.667	1.994	2.381	2.648	2.899	3.211	3.436
80	0.678	1.292	1.664	1.990	2.374	2.639	2.887	3.195	3.416
90	0.677	1.291	1.662	1.987	2.368	2.632	2.878	3.183	3.402
100	0.677	1.290	1.660	1.984	2.364	2.626	2.871	3.174	3.390
200	0.676	1.286	1.653	1.972	2.345	2.601	2.839	3.131	3.340
500	0.675	1.283	1.648	1.965	2.334	2.586	2.820	3.107	3.310
1000	0.675	1.282	1.646	1.962	2.330	2.581	2.813	3.098	3.300
∞	0.6745	1.2816	1.6449	1.9600	2.3263	2.5758	2.8070	3.0902	3.2905

附表 3 F 界值表

（方差齐性检验用，$P=0.05$，双侧）

n_2	n_1														
	2	3	4	5	6	7	8	9	10	11	12	13	15	17	19
1	799	864	899	922	937	948	957	963	969	977	985	993	1001	1010	1018
2	39.0	39.2	39.2	39.3	39.3	39.3	39.4	39.4	39.4	39.4	39.4	39.4	39.5	39.5	39.5
3	10.0	15.4	15.1	14.9	14.7	14.6	14.5	14.5	14.4	14.3	14.2	14.2	14.1	14.0	13.9
4	10.6	9.98	9.60	9.36	9.20	9.07	8.98	8.90	8.84	8.75	8.66	8.56	8.46	8.36	8.26
5	8.43	7.76	7.39	7.16	6.98	6.85	6.76	6.68	6.62	6.52	6.43	6.33	6.23	6.12	6.01
6	7.26	6.60	5.23	5.99	5.82	5.69	5.60	5.52	5.46	5.37	5.27	5.17	5.06	4.96	4.85
7	6.54	5.89	5.52	5.28	5.12	4.99	4.90	4.82	4.76	4.67	4.57	4.47	4.36	4.25	4.14
8	6.06	5.42	5.05	4.82	4.65	4.53	4.43	4.36	4.29	4.20	4.10	4.00	3.89	3.78	3.67
9	5.71	5.08	4.72	4.48	4.32	4.20	4.10	4.03	3.96	3.87	3.77	3.67	3.56	3.45	3.33
10	5.46	4.83	4.47	4.24	4.07	3.95	3.85	3.78	3.72	3.62	3.52	3.42	3.31	3.20	3.08
11	5.26	4.63	4.27	4.04	3.88	3.76	3.66	3.59	3.53	3.43	3.33	3.23	3.12	3.00	2.88
12	5.10	4.47	4.12	3.89	3.73	3.61	3.51	3.44	3.37	3.28	3.18	3.07	2.96	2.85	2.72
13	4.96	4.35	4.00	3.77	3.60	3.48	3.39	3.31	3.25	3.15	3.05	2.95	2.84	2.72	2.59
14	4.86	4.24	3.89	3.66	3.50	3.38	3.28	3.21	3.15	3.05	2.95	2.84	2.73	2.61	2.49
15	4.76	4.15	3.80	3.58	3.41	3.29	3.20	3.12	3.06	2.96	2.86	2.76	2.64	2.52	2.39
16	4.69	4.08	3.73	3.50	3.34	3.22	3.12	3.05	2.99	2.89	2.79	2.68	2.57	2.45	2.32
17	4.62	4.01	3.66	3.44	3.28	3.16	3.06	2.98	2.92	2.82	2.72	2.62	2.50	2.38	2.25
18	4.56	3.95	3.61	3.38	3.22	3.10	3.00	2.93	2.87	2.77	2.67	2.56	2.44	2.32	2.19
19	4.51	3.90	3.56	3.33	3.17	3.05	2.96	2.88	2.82	2.72	2.62	2.51	2.39	2.27	2.13
20	4.46	3.86	3.51	3.29	3.13	3.01	2.91	2.84	2.77	2.68	2.57	2.46	2.35	2.22	2.08
21	4.42	3.82	3.47	3.25	3.09	2.97	2.87	2.80	2.73	2.64	2.53	2.42	2.31	2.18	2.04
22	4.38	3.73	3.44	3.21	3.05	2.93	2.84	2.76	2.70	2.60	2.50	2.39	2.27	2.14	2.00
23	4.35	3.75	3.41	3.18	3.02	2.90	2.81	2.73	2.67	2.57	2.47	2.36	2.24	2.11	1.97
24	4.32	3.72	3.38	3.15	2.99	2.87	2.78	2.70	2.64	2.54	2.44	2.33	2.21	2.08	1.93
25	4.29	3.69	3.35	3.13	2.97	2.85	2.75	2.68	2.61	2.51	2.41	2.30	2.18	2.05	1.91
26	4.26	3.67	3.33	3.10	2.94	2.82	2.73	2.65	2.59	2.49	2.39	2.28	2.16	2.03	1.88
27	4.24	3.65	3.31	3.08	2.92	2.80	2.71	2.63	2.57	2.47	2.36	2.25	2.13	2.00	1.85
28	4.22	3.63	3.29	3.06	2.90	2.78	2.69	2.61	2.55	2.45	2.34	2.23	2.11	1.98	1.83
29	4.20	3.61	3.27	3.04	2.88	2.76	2.67	2.59	2.53	2.43	2.32	2.21	2.09	1.96	1.81
30	4.18	3.59	3.25	3.03	2.87	2.75	2.65	2.57	2.51	2.41	2.31	2.19	2.07	1.94	1.79

n_2	2	3	4	5	6	7	8	9	10	11	12	13	15	17	19
31	4.16	3.57	3.23	3.01	2.85	2.73	2.63	2.56	2.49	2.40	2.29	2.18	2.06	1.92	1.77
32	4.15	3.56	3.22	2.99	2.84	2.71	2.62	2.54	2.48	2.38	2.27	2.16	2.04	1.90	1.75
33	4.13	3.54	3.20	2.98	2.82	2.70	2.61	2.53	2.47	2.37	2.26	2.15	2.03	1.89	1.73
34	4.12	3.53	3.19	2.97	2.81	2.69	2.59	2.52	2.45	2.35	2.25	2.13	2.01	1.87	1.72
35	4.11	3.52	3.18	2.96	2.80	2.68	2.58	2.50	2.44	2.34	2.23	2.12	2.00	1.86	1.70
36	4.09	3.50	3.17	2.94	2.78	2.66	2.57	2.49	2.43	2.33	2.22	2.11	1.99	1.85	1.69
37	4.08	3.49	3.16	2.93	2.77	2.65	2.56	2.48	2.42	2.32	2.21	2.10	1.97	1.84	1.67
38	4.07	3.48	3.14	2.92	2.76	2.64	2.55	2.47	2.41	2.31	2.20	2.09	1.96	1.82	1.66
39	4.06	3.47	3.13	2.91	2.75	2.63	2.54	2.46	2.40	2.30	2.19	2.08	1.95	1.81	1.65
40	4.05	3.46	3.13	2.90	2.74	2.62	2.53	2.45	2.39	2.29	2.18	2.07	1.94	1.80	1.64
42	4.03	3.45	3.11	2.89	2.73	2.61	2.51	2.43	2.37	2.27	2.16	2.05	1.92	1.78	1.61
44	4.02	3.43	3.09	2.87	2.71	2.59	2.50	2.42	2.35	2.25	2.15	2.03	1.91	1.77	1.60
46	4.00	3.41	3.08	2.86	2.70	2.58	2.48	2.40	2.34	2.24	2.13	2.02	1.89	1.75	1.58
48	3.99	3.40	3.07	2.84	2.68	2.56	2.47	2.39	2.33	2.23	2.12	2.01	1.88	1.73	1.56
50	3.97	3.39	3.05	2.83	2.67	2.56	2.46	2.38	2.32	2.22	2.11	1.99	1.87	1.72	1.54
60	3.92	3.34	3.01	2.79	2.63	2.51	2.41	2.33	2.27	2.17	2.06	1.94	1.81	1.67	1.48
80	3.86	3.28	2.95	2.73	2.57	2.45	2.35	2.28	2.21	2.11	2.00	1.88	1.75	1.60	1.40
120	3.80	3.23	2.89	2.67	2.51	2.39	2.30	2.22	2.16	2.05	1.94	1.82	1.69	1.53	1.31
240	3.75	3.17	2.84	2.62	2.46	2.34	2.24	2.17	2.10	2.00	1.89	1.77	1.63	1.46	1.20
∞	3.69	3.12	2.79	2.57	2.41	2.29	2.19	2.11	2.05	1.94	1.83	1.71	1.57	1.39	1.00

附表 4 χ^2 分布界值表

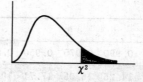

ν	0.995	0.990	0.975	0.950	0.900	0.750	0.500	0.250	0.100	0.050	0.025	0.010	0.005
1	···	···	···	···	0.02	0.10	0.45	1.32	2.71	3.84	5.02	6.63	7.88
2	0.01	0.02	0.02	0.10	0.21	0.58	1.39	2.77	4.61	5.99	7.38	9.21	10.60
3	0.07	0.11	0.22	0.35	0.58	1.21	2.37	4.11	6.25	7.81	9.35	11.34	12.84
4	0.21	0.30	0.48	0.71	1.06	1.92	3.36	5.39	7.78	9.49	11.14	13.28	14.86
5	0.41	0.55	0.83	1.15	1.61	2.67	4.35	6.63	9.24	11.07	12.83	15.09	16.75
6	0.68	0.87	1.24	1.64	2.20	3.45	5.35	7.84	10.64	12.59	14.45	16.81	18.55
7	0.99	1.24	1.69	2.17	2.83	4.25	6.35	9.04	12.02	14.07	16.01	18.48	20.28
8	1.34	1.65	2.18	2.73	3.40	5.07	7.34	10.22	13.36	15.51	17.53	20.09	21.96
9	1.73	2.09	2.70	3.33	4.17	5.90	8.34	11.39	14.68	16.92	19.02	21.67	23.59
10	2.16	2.56	3.25	3.94	4.87	6.74	9.34	12.55	15.99	18.31	20.48	23.21	25.19
11	2.60	3.05	3.82	4.57	5.58	7.58	10.34	13.70	17.28	19.68	21.92	24.72	26.76
12	3.07	3.57	4.40	5.23	6.30	8.44	11.34	14.85	18.55	21.03	23.34	26.22	28.30
13	3.57	4.11	5.01	5.89	7.04	9.30	12.34	15.98	19.81	22.36	24.74	27.69	29.82
14	4.07	4.66	5.63	6.57	7.79	10.17	13.34	17.12	21.06	23.68	26.12	29.14	31.32
15	4.60	5.23	6.27	7.26	8.55	11.04	14.34	18.25	22.31	25.00	27.49	30.58	32.80
16	5.14	5.81	6.91	7.96	9.31	11.91	15.34	19.37	23.54	26.30	28.85	32.00	34.27
17	5.70	6.41	7.56	8.67	10.09	12.79	16.34	20.49	24.77	27.59	30.19	33.41	35.72
18	6.26	7.01	8.23	9.39	10.86	13.68	17.34	21.60	25.99	28.87	31.53	34.81	37.16
19	6.84	7.63	8.91	10.12	11.65	14.56	18.34	22.72	27.20	30.14	32.85	36.19	38.58
20	7.43	8.26	9.59	10.85	12.44	15.45	19.34	23.83	28.41	31.41	34.17	37.57	40.00
21	8.03	8.90	10.28	11.59	13.24	16.34	20.34	24.93	29.62	32.67	35.48	38.93	41.40
22	8.64	9.54	10.98	12.34	14.04	17.24	21.34	26.04	30.81	33.92	36.78	40.29	42.80
23	9.26	10.20	11.69	13.09	14.85	18.14	22.34	27.14	32.01	35.17	38.08	41.64	44.18
24	9.89	10.86	12.40	13.85	15.66	19.04	23.34	28.24	33.20	36.42	39.36	42.98	45.56
25	10.52	11.52	13.12	14.61	16.47	19.94	24.34	29.34	34.38	37.65	40.65	44.31	46.93
26	11.16	12.20	13.84	15.38	17.29	20.84	25.34	30.43	35.56	38.89	41.92	45.64	48.29
27	11.81	12.88	14.57	16.15	18.11	21.75	26.34	31.53	36.74	40.11	43.19	46.96	49.64
28	12.46	13.56	15.31	16.93	18.94	22.66	27.34	32.62	37.92	41.34	44.46	48.28	50.99

ν	\multicolumn{13}{c}{P}												
	0.995	0.990	0.975	0.950	0.900	0.750	0.500	0.250	0.100	0.050	0.025	0.010	0.005
29	13.12	14.26	16.05	17.71	19.77	23.57	28.34	33.71	39.09	42.56	45.72	49.59	52.34
30	13.79	14.95	16.79	18.49	20.60	24.48	29.34	34.80	40.26	43.77	46.98	50.89	53.67
40	20.71	22.16	24.43	26.51	29.05	33.66	39.34	45.62	51.80	55.76	59.34	63.69	66.77
50	27.99	29.71	32.36	34.76	37.69	42.94	49.33	56.33	63.17	67.50	71.42	76.15	79.49
60	35.53	37.48	40.48	43.19	46.46	52.29	59.33	66.98	74.40	79.08	83.30	88.38	91.95
70	43.28	45.44	48.76	51.74	55.33	61.70	69.33	77.58	85.53	90.53	95.02	100.42	104.22
80	51.17	53.54	57.15	60.39	64.28	71.14	79.33	88.13	96.58	101.88	106.63	112.33	116.32
90	59.20	61.75	65.65	69.13	73.29	80.62	89.33	98.64	107.56	113.14	118.14	124.12	128.30
100	67.33	70.06	74.22	77.93	82.36	90.13	99.33	109.14	118.50	124.34	129.56	135.81	140.17

主要参考文献

[1]邵靖方,严启之.预防医学[M].上海:上海医科大学出版社,1994.

[2]晏志勇,吴苇.预防医学[M].北京:北京出版社,2008.

[3]陆涛.健康教育[M].北京:高等教育出版社,2006.

[4]袁聚祥,毕力夫.预防医学[M].3版.北京:北京大学医学出版社,2007.

[5]金泰廙.职业卫生与职业医学[M].北京:人民卫生出版社,2007.

[6]刘紫萍.预防医学[M].北京:高等教育出版社,2008.

[7]孙要武.预防医学[M].4版.北京:人民卫生出版社,2009.

[8]钟才高.预防医学[M].北京:北京大学医学出版社,2009.

[9]杨柳清.预防医学基础[M].武汉:华中科技大学出版社,2010.

[10]方积乾.卫生统计学[M].5版.北京:人民卫生出版社,2003.

[11]马斌荣.医学统计学[M].5版.北京:人民卫生出版社,2008.

[12]郭秀花,范群.医学统计学[M].江苏:江苏科学技术出版社,2011.

[13]傅华.预防医学[M].4版.北京:人民卫生出版社,2005.

[14]何廷尉.预防医学与社会医学[M].成都:四川科学技术出版社,1995.

[15]黄子杰.预防医学[M].2版.北京:人民卫生出版社,2010.

[16]黄吉武.预防医学[M].3版.北京:人民卫生出版社,2005.

[17]杨凤池.医学心理学[M].吉林:吉林科学技术出版社,2000.

[18]杨克敌.环境卫生学[M].6版.人民卫生出版社,2007.

[19]孙贵范.预防医学[M].北京:人民卫生出版社,2010.

[20]施榕.预防医学[M].北京:高等教育出版社,2004.

[21]周宜开.环境医学概论[M].北京:科学出版社,2006.

主要参考文献

[1] 陈灏珠, 钟南山. 内科学[M]. 上海: 上海科学技术大学出版社, 1994.

[2] 陈孝平, 吴在. 外科学[M]. 北京: 人民卫生出版社, 2005.

[3] 杨宝峰. 药理学[M]. 北京: 高等教育出版社, 2006.

[4] 贾建平, 崔丽英. 神经病学[M]. 3版. 北京: 北京大学医学出版社, 2007.

[5] 全国临床执业医师资格考试[M]. 北京: 人民卫生出版社, 2007.

[6] 柏树令. 系统解剖学[M]. 北京: 高等教育出版社, 2008.

[7] 李春光. 诊断学[M]. 4版. 北京: 人民卫生出版社, 2000.

[8] 钟文昭. 临床医学[M]. 北京: 北京大学医学出版社, 2009.

[9] 张爱华. 临床检验基础[M]. 北京: 中国医药大学出版社, 2010.

[10] 关祥珠. 卫生法律学[M]. 3版. 北京: 人民卫生出版社, 2008.

[11] 王春林. 医学物理学[M]. 7版. 北京: 人民卫生出版社, 2008.

[12] 李玉林. 病理学[M]. 7版. 北京: 人民卫生出版社, 2008.

[13] 张建江. 临床检验[M]. 3版. 北京: 科学技术文献出版社, 2011.

[14] 曹雪涛. 医学免疫学[M]. 6版. 北京: 人民卫生出版社, 2005.

[15] 刘秉正. 基础医学[M]. 成都: 四川科学技术出版社, 1998.

[16] 黄家驷. 外科学[M]. 2版. 北京: 人民卫生出版社, 2010.

[17] 童坦君. 医学细胞生物学[M]. 3版. 北京: 人民卫生出版社, 2005.

[18] 陈阅增. 医学考试指导[M]. 吉林: 吉林科学技术出版社, 2006.

[19] 陈国强. 医学生理学[M]. 6版. 北京: 人民卫生出版社, 2007.

[20] 叶任高. 内科学[M]. 北京: 人民卫生出版社, 2010.

[21] 陈主初. 病理生理学[M]. 北京: 高等教育出版社, 2001.

[22] 陈慰峰. 分子医学基础[M]. 北京: 科学出版社, 2006.